纪念上海市医学会百年华诞

上海市医学会麻醉科专科分会编年史

上海市医学会麻醉科专科分会　组织编写

主编　邓小明　袁红斌　于布为

U0352165

人民卫生出版社

图书在版编目（CIP）数据

上海市医学会麻醉科专科分会编年史 / 邓小明，袁红斌，于布为
主编. —北京：人民卫生出版社，2017
ISBN 978-7-117-24516-6

Ⅰ. ①上…　Ⅱ. ①邓…②袁…③于…　Ⅲ. ①麻醉学－医
学会－编年史－上海　Ⅳ. ①R614

中国版本图书馆 CIP 数据核字（2017）第 081878 号

| 人卫智网 | www.ipmph.com | 医学教育、学术、考试、健康，购书智慧智能综合服务平台 |
| 人卫官网 | www.pmph.com | 人卫官方资讯发布平台 |

上海市医学会麻醉科专科分会编年史

主　　编：邓小明　袁红斌　于布为
出版发行：人民卫生出版社（中继线 010-59780011）
地　　址：北京市朝阳区潘家园南里 19 号
邮　　编：100021
E - mail：pmph @ pmph.com
购书热线：010-59787592　010-59787584　010-65264830
印　　刷：北京画中画印刷有限公司
经　　销：新华书店
开　　本：889×1194　1/16　印张：19
字　　数：389 千字
版　　次：2017 年 5 月第 1 版　2017 年 5 月第 1 版第 1 次印刷
标准书号：ISBN 978-7-117-24516-6/R・24517
定　　价：175.00 元

打击盗版举报电话：010-59787491　E-mail：WQ @ pmph.com
（凡属印装质量问题请与本社市场营销中心联系退换）

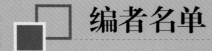

编者名单

主编

邓小明　袁红斌　于布为

审校

孙大金　庄心良　杭燕南　朱也森　薛张纲

编委（按姓氏拼音排序）

仓　静　陈莲华　陈俊峰　顾卫东　葛圣金　郭　旋　黄绍强

姜　虹　李金宝　李　泉　李士通　李文献　李颖川　李　正

刘志强　吕　欣　陆智杰　缪长虹　石学银　宋建钢　王爱忠

王英伟　闻大翔　徐　辉　徐美英　薛庆生　杨立群　俞卫锋

张富军　张光明　张马忠　张晓庆　赵　璇

秘书

何星颖　卞金俊

序　言

　　在上海市医学会成立 100 周年庆典之际，上海市医学会麻醉科专科分会及专家委员会一起共同努力撰写了《上海市医学会麻醉科专科分会编年史》，于后人言，这本书无疑是一笔宝贵的财富。通过对上海市麻醉学发展史的回顾，我们能够据以了解与重温上海市麻醉发展的点点滴滴，从中吸取经验和教训，进而继承与弘扬先辈们在上海市麻醉发展中做出的智慧与成果，使我们乃至后人能站在巨人的肩膀上，让上海市的麻醉学发扬光大。

　　麻醉学科在 100 多年的发展历史中从起初单纯的临床麻醉，发展成为集临床麻醉、疼痛诊疗、危重病监护治疗、急救复苏为一体的临床专科。如今的麻醉学科更肩负模拟教学、临床医师培训、跨界科研等多项重任。上海是我国的金融、科技、医学的发展中心，上海麻醉事业的发展引领并推动着全国麻醉事业的发展。上海的医学教育培养了大量的优秀人才，遍布海内外，不仅使上海市的麻醉学科有了长足的进步，也促使中国的麻醉学事业不断发展和壮大。回顾历史可以看到，无论是心脏手术的麻醉，还是器官移植手术的麻醉，都是上海在全国最早开展的。上海各大中型医院麻醉学科都为上海乃至全国的麻醉发展做出过重要贡献。上海的麻醉药物研制、仪器设备制造和创新同样推动着全国麻醉学科的发展。上海现代麻醉事业的起步、成长和蓬勃发展，自始至终凝聚着一代又一代上海麻醉从业人员的辛勤劳动与付出。通过《上海市医学会麻醉科专科分会编年史》这本书，不但可以使我们了解上海麻醉界的先辈艰苦创业的历程，体验前人的坎坷历程，而且还能使我们传承他们的治学精神——严谨、求实、团结、奋进。同时编者也希望中国麻醉学者能够从本书中开拓视野、着眼现实、把握并推动中国麻醉学科发展的新方向。

　　《上海市医学会麻醉科专科分会编年史》的撰写是一项鉴古知今的重要工作，为此，上海医学会麻醉科专科分会先后召开了专家座谈会和全体委员会议，并走访了各方面专家和领导，力求实事求是，尽量求证全面而准确的记录历史。各医院麻醉科新老主任和专家以严肃、认真、负责、谨慎的态度，翔实记录了各自医院的史实，并提供了大量珍贵的图片资料，最后由上海市医学会麻醉科专科分会进行认真审稿。在此，谨向所有为《上海市医学会麻醉科专科分会编年史》编纂做出努力的同道，表示衷心的感谢！

上海市医学会麻醉科专科分会第十届委员会主任委员

邓小明

二〇一七年四月二十五日

目　　录

附录

第一篇
上海市麻醉医学发展概况

第一章
上海市医学会麻醉科专科分会简史

　　1915年2月,中华医学会在上海成立(图1-1)。其后,中华医学会上海分会(初期称上海支会)于1917年4月2日在上海成立,这是全国第一个地方医学会。分会初创时,会址设在池浜路(现改为慈溪路,图1-2),当时会员仅13人。支会除参加总会的活动外,每年举行一次年会,此外还举办一些学术报告会和讲座。1932年4月,博医会与中华医学会合并,会员增多,实力增强,上海分会也随之进行了改组。1937年4月1日至4月8日,中华医学会第十二次大会在上海召开,参会成员19名,并宣布成立外科学会,选出第一任会长牛惠生。1937年7月7日,抗日战争爆发,上海沦陷,总会迁往重庆,中华医学会上海分会部分理事也随总会内迁,留沪人员继续维持会务活动,到1940年会员发展到592人。1945年抗日战争胜利后,总会与分会部分理事由重庆返回上海,与留沪人员会合。1949年12月15日中华医学会上海分会举行了新中国成立后的第二次年会,改选了理事会,本市许多医学专家、教授担任了理事,在学会中发挥了重要作用。至1950年会员增加到791名,分科学会也增加到13个。

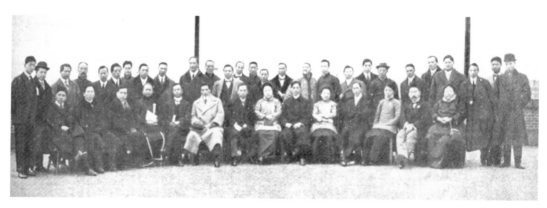

图1-1　中华医学会第一次全体会议

　　早在20世纪50年代,吴珏教授就在上海以短期学习、长期进修的形式为我国培养了一批麻醉专业骨干,后来陆续成为全国各地的学科带头人。此后,吴珏教授主编的《临床麻醉学》和谢荣教授主编的《麻醉学》相继出版,推动了我国麻醉学科的发展和麻醉年轻队伍的成长,上海的麻醉学术交流也逐步开展起来。最初麻醉医师与外科医师一起参加中华医学会上海分会外科专科学会的学术活动。随着参加人数的增多,外科专科学会于1956年成立了麻醉小组，小组组员有吴珏、李杏芳、王景阳、徐振邦、孙大金、王志增、金熊元和庄心良等。麻醉小组的第一次活动是在广慈医院（现为瑞金医院）举办的学术讲座，由吴珏教授主讲"休克"相关内容。当时各个医院除值班医师外，所有的麻醉医师、进修医师都参加了这次活动，可谓座无虚席。20 世纪 60 年代初，吴珏教授和王景阳教授参与了外科学会组织的《休克》一书的编写。

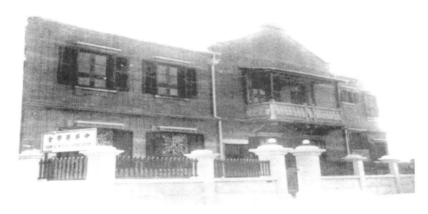

图 1-2 池浜路（现改为慈溪路）会址

1966 年"文化大革命"开始，学会组织被撤销，学会活动全部中断，不少理事特别是一些老专家受到严重迫害。1976 年 10 月，"文化大革命"宣告结束，学会重又获得新生。1977 年与 1978 年，中华医学会上海分会在全市接连召开了 22 个学科年会，盛况空前，许多医学专家为能重新登上学术讲台而激动万分。1979 年 3 月 20 日，上海分会和其他三个兄弟学会一起召开理事扩大会议，正式恢复理事会活动。1980 年上海麻醉学会正式成立，吴珏教授担任首届主任委员，李杏芳教授与王景阳教授为副主任委员，其他委员包括金熊元教授、孙大金教授、庄心良教授、伍祖馨教授和徐振邦教授。

在医学会领导下，上海麻醉学会成立后开展了一系列学术活动，许多活动一直延续至今。

一、学术报告与病例讨论

从 20 世纪 60 年代初开始，在上海麻醉学会还只是上海外科学会下的麻醉小组时，就已经开始举办每月一次的学术报告会或病例讨论，时间一般定在星期六下午，由医学院附属医院和市卫生局直属大医院麻醉专家讲课。每期均有一个专题，如大量输血、小儿麻醉等专题，或硬膜外麻醉后截瘫等病例讨论，参加学术活动的医师每人都能拿到一份学术资料。1986 年之前，吴珏教授是逢场必到，并设法把会议开得有声有色，使出席会议者都有较大的收获，当之无愧地成为了麻醉界的表率。在这样的良好学术氛围下，全市参加的医师很多，从主任医师、主治医师到住院医师和进修医师，还常常有上海郊区和江苏、浙江的麻醉同仁参加，医学会大礼堂经常是座无虚席。

此后的数十年，麻醉学术活动非常活跃，从不间断。20 世纪 90 年代后期，由于手术患者日益增多，麻醉医师相对不足，日常工作十分繁忙，因此，参加学术活动的医师有所减少。为了适应这一特殊情况,从 2005 年开始,上海麻醉学会的学术交流活动改为每季度一次,时间定于周六,每次半天或一天,由全市各大医院麻醉科轮流承办,地点也就定于承办医院内,类似的这种学术活动形式一直持续至今。

2016 年起每季度的学术活动都围绕一个当前麻醉热点话题展开,老中青麻醉医师学术争鸣更为热烈,对提高上海市麻醉专业水平和医疗质量起到了重要作用。

二、麻醉学习班

吴珏教授自美国学成归来之后,对培养麻醉医师充满了热情。在中山医院麻醉科成立之初,他就开始招收进修医师,中山医院曾单独举办过两届麻醉技术员进修班,随后上海外科学会麻醉小组也举办了若干次麻醉学习班。早期的麻醉学习班颇具特色,每周上课 1～2 次,每年 2 期,由全市各大医院的麻醉学专家授课,参加对象多为上海市区各大医院和郊县医院的住院医师以及来自于全国各地的麻醉进修医师。早期麻醉学习班由上海市第一人民医院庄心良教授负责,授课地点在虹口区科委,学习结束后颁发结业证书。这样的学习班,既没有讲课报酬,也不收学员学费,是全市各大医院的麻醉学专家无私奉献的成果,吴珏教授、王景阳教授、孙大金教授、庄心良教授、金熊元教授、邹学超教授、杭燕南教授等都曾任学习班的授课专家。20 世纪 80 年代上海市麻醉学会成立后,麻醉学习班逐渐演变为每年一期,由上海医学会组织,为期一周,学习班的授课质量亦逐渐提高(图 1-3)。

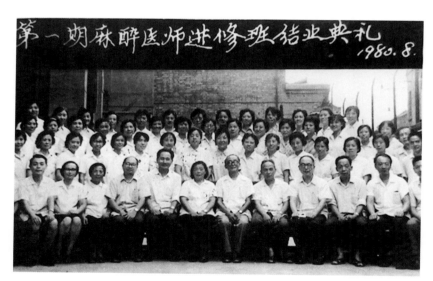

图 1-3　第一期麻醉医师进修班结业典礼

除定期的麻醉学习班外,上海市麻醉学会还不定期开办麻醉专题学习班,如水电解质和酸碱平衡、呼吸功能和麻醉期间呼吸和循环的监测等短期进修班。20 世纪 90 年代后,越来越多的国外先进观念、技术和仪器设备引进国内,上海市麻醉学会也组织了越来越多的新仪器设备推广会与国外同行交流会。

近年来，学会每年定期组织多期麻醉新知识新技术进展继续教育学习班，其中每年以上海市医学会麻醉科专科分会举办国家级继续教育项目《麻醉学新进展》。这些都促进了上海乃至全国麻醉同道的知识更新。

三、住院医师培训和考核

上海市麻醉住院医师培训起步较早，走在全国前列。上海市麻醉学会在组织全市麻醉住院医师培训学习的同时，先后由中山医院的肖常思教授和仁济医院的杭燕南教授负责拟定上海市麻醉住院医师培训教学大纲，并发动全市各大医院麻醉科专家建立了 1000 道考试题库，为每年住院医师考核做了充分准备。经卫生部考试中心考试结果分析，试题难易度恰当，住院医师反映良好。上海市麻醉住院医师培训教学大纲还成为了全国麻醉住院医师培训教学大纲的参考。

2013 年上海市在全国率先启动了住院医师规范化培训制度，中山医院、华山医院、瑞金医院、仁济医院、新华医院、长海医院、长征医院、上海市第一人民医院、上海市第六人民医院、上海市第九人民医院 10 家医院为首批上海市麻醉住院医师培训基地和上海市麻醉医师专科培训基地，承担麻醉专业住院医师规范化培训的任务和每年上海市麻醉专业住院医师临床技能考核。住院医师规范化培训制度的实施，对于提高麻醉专业住院医师执业水平提供了有益的实践路径。2014 年 4 月 18 日，上海市医师学会麻醉科医师分会正式成立，于布为教授出任第一届会长，麻醉医师培训、考核、维权成为上海市医师学会麻醉科医师分会的主要工作。上海市医学会和医师学会下的两大麻醉科专科分会，互相协作，互相支持，携手共创上海麻醉学科发展的未来。

四、麻醉质量控制

1999 年经上海市原卫生局批准，由原卫生局局长刘俊教授大会宣布并授牌，正式建立上海市麻醉质量控制中心，挂靠在第一人民医院，质控中心主任为第一人民医院麻醉科主任庄心良教授。2002 年开始编写上海市麻醉质控手册，制定上海市麻醉科基本装备标准、各类麻醉监测和复苏室的设备基本要求统一全市麻醉记录单及书写规范，为上海市麻醉安全与质量提高做出了贡献，并在全国介绍了上海麻醉质控的经验，得到同行的高度评价。2009 年，李士通教授接任第二任上海市麻醉质控中心主任至今。

五、上海市和全国麻醉学术年会

1964 年，全国麻醉学第一次会议在南京召开（史称南京麻醉会议，后经中华医学会认定此次会议为第一次会议，但似乎并未获得广泛共识。多数人仍认为哈尔滨会议为第一次学术会议，因为所有该次会议的文集均称为第一次会议，同时成立了中华医学会麻醉学分会）。在吴珏教授和李杏芳教授带领下，王景阳教授、方兆麟教授、孙大金教授、庄心良教授、金熊元教授、王志增教授和王鞠武教授等参加了这一次会议（图1-4）。1978年吴珏教授带领上海多位麻醉专家参加了在黑龙江省哈尔滨市举行的第一次全国麻醉学术年会及中华医学会麻醉学分会的成立大会，吴珏教授当选副主任委员（图1-5A）。

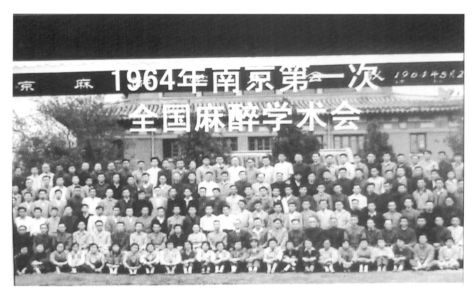

图1-4   1964年南京第一次全国麻醉学术会议全体代表合影

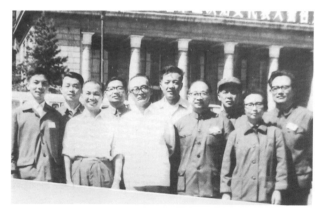

图1-5A   1979年上海代表参加第一次全国麻醉年会合影于哈尔滨北方大厦前

从左到右，前排：武国光（血研所），方兆麟（中山），吴珏（中山），孙大金（仁济），张小先（仁济）。后排：孙正庭（六院），金雄元（新华），王鞠武（瑞金），王景阳（长海），庄心良（一院）。

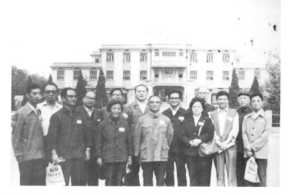

图1-5B   1983年在江西共青城召开第三次麻醉学术年会的上海代表

1980年上海市麻醉学会成立之后，每年举行上海市麻醉学术年会。此后还举办了若干次分科麻醉学术会议，如1989年举办了第一次全国心胸麻醉学术会议。1990年在上海召开了"全国口腔麻醉学术会议"，成立了中华医学会麻醉分会口腔麻醉学组，王鞠武任组长。1994年4月上海嘉定上海大学校园内举办了第六届全国麻醉学术年会，来自全国各地近800人参加了会议，交流论文623篇，来自美国、英国、澳大利亚、以色列等国家和中国台湾、香港地区的教授和学者作了专题报告。为了迎接第六次全国麻醉学术会议在上海召开，在孙大金教授指导下，杭燕南教授组织编写了《当代麻醉与复苏》。该次会议首次设立中华医学会麻醉学分会青年委员,于布为当选首届全国青年委员。1998 年全国麻醉学会改革,将 4 年一届的全国麻醉学术会议改为年会制度。2000 年在上海举办了长江流域麻醉学术会议,2004 年举办了华东六省一市麻醉学术会议,2009 年于布为教授当选中华医学会麻醉学分会第十届主任委员,并在上海成功举办第 17 次全国麻醉学术年会(图 1-6);2011 年举办了第八次全国麻醉学与复苏进展学术会议。

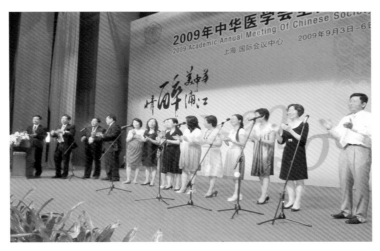

图 1-6　中华医学会第 17 次全国麻醉学术年会

在总结历届上海以及华东地区麻醉会议经验的基础上,上海市医学会麻醉科专科分会按照上海市医学会的意见,从 2012 年起将每年主办的上海市麻醉年会更名为东方系列会议。在时任上海市麻醉学分会前任主任委员于布为教授的提议下,将围术期医学纳入麻醉学范畴,经全体常委讨论通过,将会议正式定名为"东方麻醉与围术期医学大会"(OCAP)。作为上海市医学会东方系列品牌会议的新成员之一,OCPA2012 会议规模盛大,来自上海和全国其他 14 个省市以及美国、日本等众多国内外麻醉学与围术期医学专家参会,注册人数达 1117 名。在中华医学会麻醉学分会和上海市医学会的指导支持下,通过麻醉界同仁的通力协作,本次大会获得了圆满成功(图 1-7)。

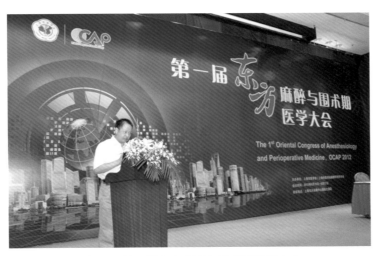

图 1-7　第一届东方麻醉与围术期医学大会

至 2016 年底，东方麻醉与围术期医学大会一共举办了 5 届，跨越了李士通、俞卫锋、邓小明主任委员领导的三届麻醉科专业委员会。会议规模和学术水平不断创新高。欧洲麻醉学会（ESA）主席、美国麻醉医师学会（ASA）代表、美国麻醉医师考核委员会执委、美国华人麻醉学院（ICAA）主席、东亚（日本麻醉学会及韩国麻醉学会会长）、新加坡及港、澳、台、地区和 CSA、CAA 等国际国内著名麻醉学术组织的领导及著名学者，纷纷到会作大会主题演讲。这些会议上依然可见王景阳、孙大金、庄心良、杭燕南、朱也森等老一辈著名专家活跃于学术活动现场的身影。

2014 年 4 月 19 日，中国医师协会麻醉学医师分会年会在上海隆重拉开了帷幕。为期两天的盛会，为全国麻醉医师带来了一场丰盛的学术饕餮盛宴。全国共 3000 余名麻醉科医师参加了本次大会。中国医师协会会长张雁灵、国家卫生计生委医政医管局医疗机构服务处处长焦雅辉等出席大会开幕式并致辞。本次大会设有一个主会场，14 个分会场。与会专家、学者就麻醉学科临床、基础领域中科研成果、经验总结、麻醉质量控制，以及学科建设、自律维权、人文教育、培训考核等方面进行了充分交流，共有 100 多个专题报告，内容精彩纷呈（图 1-8）。

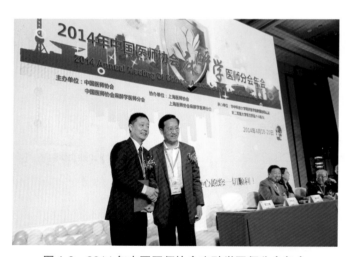

图 1-8　2014 年中国医师协会麻醉学医师分会年会

2016 年 1 月上海市医学会麻醉专业委员会完成换届，邓小明教授接任主任委员，缪长虹教授为候任主任委员，仓静、石学银、姜虹、徐美英教授为副主任委员，王英伟、袁红斌和薛庆生教授为秘书。分会紧紧围绕学术引领和学术交流的总目标，在学会组织建设、学术交流引领、麻醉安全质量、指南专家共识、区县麻醉协作、人才梯队培养、科研团队协作、科普推广宣传九个方面展开工作。同年成功举办了"第五届东方麻醉与围术期医学大会"，并启动了"精英计划"与"共筑计划"。进入 2017 年，在邓小明主任委员的积极推动下，分会积极落实基层麻醉学科和人才建设，10 家市级医院分别与 10 家区县医院签订了共筑计划，旨在推动上海麻醉学科整体水平的提高和能力的建设。

　　在学会的带领下,上海的麻醉学者着眼现实、把握方向,着力推动麻醉学科发展为"围术期舒适医学"的主导学科、保障医疗安全的关键学科、提高医院工作效率的枢纽学科、协调各科关系的中心学科,为使麻醉科成为社会熟知和认可的重点学科而继续努力奋斗。

附:上海市麻醉学会历届委员名单

历届委员会成员名单

第一届委员会名单(1980年)

主 任 委 员　吴　珏

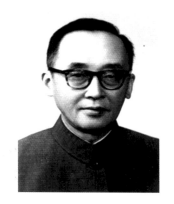

副主任委员　李杏芳　王景阳

委员兼秘书　金熊元

委　　　员　孙大金　庄心良　伍祖馨　徐振邦

第二届委员会名单(1984年)

主 任 委 员　吴　珏

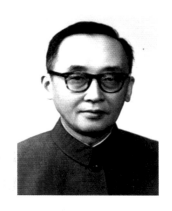

副主任委员　孙大金　王景阳

委员兼秘书　金定炼

委　　　员　王鞠武　伍祖馨(女)　庄心良　邹学超　金熊元
　　　　　　徐振邦

第三届委员会名单(1989年)

顾　　　问　吴　珏

主 任 委 员　孙大金

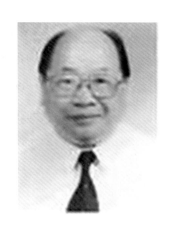

副主任委员　肖常思　庄心良

委员兼秘书　金定炼　徐惠芳(女)

委　　　员　王景阳　伍祖馨(女)　刘树孝　沈建南　邹学超
　　　　　　金熊元　蒋　豪　潘银英(女)

第四届委员会名单（1994 年）

主 任 委 员　孙大金

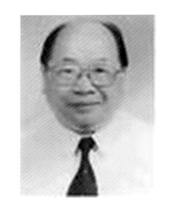

副主任委员　肖常思　庄心良　徐惠芳（女）

委员兼秘书　金熊元　杭燕南

委　　　员　蒋　豪　邹学超　沈建南　潘银英（女）　高天华

　　　　　　宋建云（女）　夏宗龙　于布为　王新华　朱也森

第五届委员会名单（1998 年）

顾　　　问　孙大金

主 任 委 员　庄心良

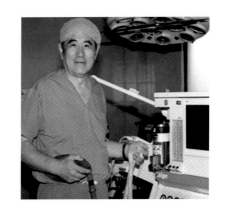

副主任委员　徐惠芳（女）　杭燕南　蒋　豪

委员兼秘书　于布为　薛张纲

委　　　员　朱也森　高天华　王新华　夏宗龙　李士通

　　　　　　邓小明　江　伟　王祥瑞　马家骏　杨旅军

　　　　　　俞卫峰　徐美英（女）　尤新民　周守静（女）

　　　　　　李　中　赵如明

第六届委员会名单（2002 年）

顾　　　问　孙大金

主 任 委 员　蒋　豪

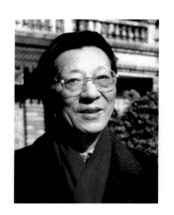

副主任委员　于布为　杭燕南　朱也森　庄心良

委员兼秘书　薛张纲　江　伟

委　　　员　徐惠芳（女）　徐美英（女）　王祥瑞　李士通　李明星

　　　　　　杨旅军　尤新民　陈俊峰　陈武荣　汪春英（女）

　　　　　　王谊生　傅舒昆（女）　邓小明　陈锡明　王新华

　　　　　　周守静（女）　俞卫峰　余大松

第七届委员会名单（2006.9.6）

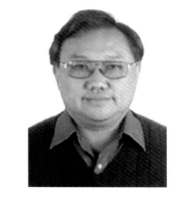

顾　　　　　问	孙大金　庄心良　杭燕南
名誉主任委员	蒋　豪
主 任 委 员	于布为

副 主 任 委 员　李士通　薛张纲　朱也森　王祥瑞

委员兼秘书　尤新民　俞卫锋

委　　　　　员　江　伟　邓小明　傅舒昆（女）　徐美英（女）　杨旅军

　　　　　　　　陈俊峰　王新华　汪春英（女）　陈武荣　李明星　石学银

　　　　　　　　李　正　李　中　杜冬萍（女）　梁伟民　王姗娟（女）

　　　　　　　　彭章龙　王莹恬（女）　陈　煜（女）

青 年 委 员　闻大翔　姜　虹（女）　陈莲华（女）　仓　静（女）

第八届委员会名单（2009.12.28）

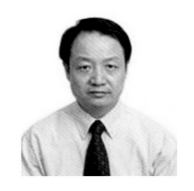

顾　　　　　问	孙大金　蒋　豪　庄心良　杭燕南　朱也森
名誉主任委员	于布为
主 任 委 员	李士通

副 主 任 委 员　王祥瑞　俞卫锋　梁伟民　薛张纲

委员兼秘书　江　伟　石学银

委　　　　　员　尤新民　王英伟　王姗娟（女）　王莹恬（女）　邓小明

　　　　　　　　余大松　张富军　李文献　李　正　杜冬萍（女）

　　　　　　　　汪春英（女）　陈武荣　陈俊峰　姜　虹　徐美英（女）

　　　　　　　　徐　辉　傅舒昆（女）　缪长虹　谭志明

青 年 委 员　仓　静（女）　刘志强　张马忠　张　莹（女）　李明星

　　　　　　　　杨立群　闻大翔　袁红斌　曹　晖

第九届委员会名单（2012.10.29）

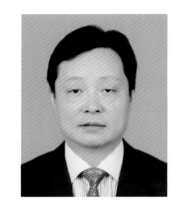

顾　　　　问	孙大金　庄心良　杭燕南　朱也森　薛张纲
名誉主任委员	于布为
前任主任委员	李士通
主　任　委　员	俞卫锋

候任主任委员　邓小明

副　主　任　委　员　王祥瑞　石学银　徐美英（女）

委员兼秘书　王英伟　姜　虹（女）　缪长虹

委　　　　员　仓　静（女）　王珊娟　王爱忠　王莹恬（女）　王清秀（女）

刘志强　江　伟　张马忠　张晓庆　张富军　李文献

汪春英（女）　朋立超　郑吉建　赵　璇（女）　徐　辉

郭　旋　梁伟民　傅舒昆（女）　葛圣金

青　年　委　员　王建光　王　炫　吕　欣　张光明　李金宝　杨立群

闻大翔　袁红斌　顾华华（女）　薛庆生

第十届委员会名单（2016.1.11）

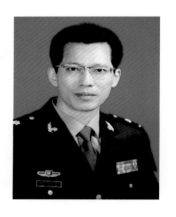

顾　　　　问	孙大金　庄心良　杭燕南　于布为　薛张纲　朱也森
前任主任委员	俞卫锋
主　任　委　员	邓小明

候任主任委员　缪长虹

副　主　任　委　员　仓　静（女）　石学银　姜　虹（女）　徐美英（女）

委员兼秘书　王英伟　袁红斌　薛庆生

委　　　　员　王爱忠　刘志强　吕　欣　宋建钢　张马忠　张光明

张晓庆　张富军　李士通　李文献　李　正　李金宝

李　泉　李颖川　杨立群　陆智杰　陈俊峰　陈莲华（女）

赵　璇（女）　闻大翔　徐　辉　郭　旋　顾卫东　黄绍强

葛圣金

附: 青年委员会名单

主 任 委 员	邓小明
副主任委员	卞金俊　张　军　罗　艳(女)
秘　　　书	苏殿三
委　　　员	方　浩　孙玉明　许平波　何　斌　吴镜湘　张晓光　李胜华　邹　最　陆志俊
	林福清　姚俊岩(女)　胡　蓉(女)　夏建华　徐子锋

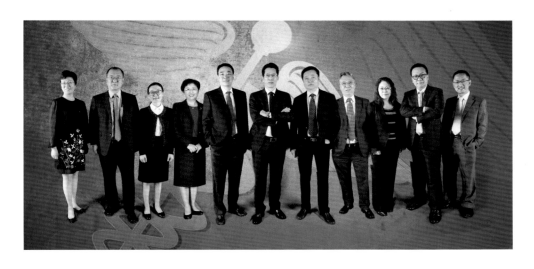

第二章
百年上海孕育辉煌麻醉

上海—这座有百年以上历史的中国第一大城市，是近代和现代中国的经济文化中心，医药卫生事业（包括医疗仪器和制药工业）非常发达。19世纪初就开始有西方医学传入，麻醉技术也从此时萌芽。1950年前后，李杏芳和吴珏教授先后从美国归来，开创了上海麻醉医学的新纪元。

第一节　百年发展轨迹

1843年11月17日，根据《南京条约》和《五口通商章程》的规定，上海正式开埠。从此，在黄浦江中来往船只变得熙熙攘攘的时候，上海开埠的同年同月，英国基督教会伦敦总部派遣传教士兼医师洛克哈脱（Weillium Lockhart，目前通译：洛克哈特）来到黄浦江畔开创医疗慈善事业。1844年2月初（清朝道光二十四年）洛克哈脱正式创建上海第一家西医医院—仁济医院的前身"雒氏医馆"，由于患者众多，几经搬迁和扩大，于1846年7月定居山东中路并定名为仁济医馆。1844—1856年的13年间，仁济医院共诊治内科、外科、骨科、妇科和眼科等19万患者，其中也有肿瘤患者，并开展了各类手术。有手术就必须有麻醉，早在1849年仁济医院就在氯仿麻醉下开展了外科手术，由此推测上海的麻醉应从此时开始。此后，英、法、美、日、俄等资本主义国家及国内各地商帮纷纷涌入上海，经济发展，人口骤增，医疗手术迫切。相继有迄今已百年以上的老医院如公济医院（现第一人民医院）、广慈医院（现瑞金医院）等迅速建立起来。据不完全统计，上海具有100年以上历史的医院有6家，50年以上历史的则有7家，见表2-1。随着医院外科和妇产科的发展，西方麻醉技术也逐渐传入，为以后尤其是解放初期（20世纪50年代）麻醉学的第一次发展打下了良好的基础。

还有上海南洋医院（现为上海交通大学医学院附属瑞金医院卢湾分院，1918年成立，距今也已有99年历史）。上海胸科医院即由上海南洋医院院长顾凯时先生于1956年南洋医院公私合营后带领南洋医院麻醉科、手术室、胸外科医护人员创办。

表 2-1　上海 100 年及 50 年以上历史的医院名录

医院现名	医院前身	建院年份	距今年数（年）
仁济医院	仁济医院	1844	173
第一人民医院	公济医院	1864	153
同仁医院	同仁医院	1866	151
第六人民医院	西人隔离院	1904	113
瑞金医院	广慈医院	1907	110
华山医院	沈敦和筹建医院 中国红十字会总医院暨医学堂	1907	110
第九人民医院	伯达利医院	1920	97
中山医院	中山医院	1937	80
长海医院	华东人民医学院附属医院	1949（新中国成立前即有国防医学院附属医院）	68
长征医院	宝隆医院（急症外科医院）	1950	67
新华医院	新华医院	1958	59
胸科医院	宏仁医院	1957	60
耳鼻喉科医院		1952	65

19 世纪末和 20 世纪初，随着西方医学传入上海，为满足西医外科手术的需要，麻醉也逐渐开展起来，但还没有专职麻醉医师。当时从事麻醉的医务人员，大多数是护士（修女，即嬷嬷），她们在手术医师的指导下开展工作。由于知识缺乏和药物设备简单，麻醉意外发生率很高。局麻药主要是普鲁卡因，全麻药只有硫喷妥钠和乙醚。没有气管导管和麻醉机。

1947 年李杏芳教授随同她的丈夫、著名外科专家董方中教授，放弃在美国优越的工作和生活，从美国回到上海，并带来了配备氧化亚氮和环丙烷等麻醉气体的 Ohio 麻醉机，以及气管导管等麻醉器械，在当时英国人创办的仁济医院从事临床麻醉工作。她是上海交通大学医学院麻醉学科的创始人，从 1954 年开始，重点培养了四位麻醉专业骨干：即孙大金、王志增、金熊元和王鞠武教授，分别成为仁济、瑞金、新华和第九人民医院的麻醉科主任。在以后的岁月里，他们都逐步成为国内著名的麻醉学专家。

1950 年 10 月，吴珏教授冲破重重阻力经海道自美返回祖国。在长达 62 年的从医、执教生涯中，为全国各地培养了大量的临床麻醉工作者。其中著名的有史济湘教授（1952 年学习后组建瑞金医院麻醉组，后任麻醉科副主任，1958 年转到瑞金医院烧伤科工作，曾主持中国首例大面积烧伤患者邱财康的抢救工作，后成为中国著名烧伤专家）、王景阳教授、李德馨教授、刘俊杰教授、金士翱教授、陈本禄教授、徐启铭教授、应诗达教授和况铣教授等老一代麻醉学家。

1954 年 2 月上海首例二尖瓣闭合分离术获得成功，仁济医院李杏芳教授开创了中国心脏内手术麻醉的先河。1956 年普鲁卡因复合麻醉在我国应用，成为以后 30 余年内中国全身麻醉的主要方法。1956 年 5 月和 1957 年 1 月，分别在国内首先开展低温下外伤性腹主动脉瘤同种主动脉移植术、先天性心脏病肺动脉瓣狭窄直视切开术的麻醉。1958 年上海第一人民医院五官科医师首先在扁桃体摘除术中开展了针刺麻醉研究。1959年9月在全市心血管外科的协作下，采用国产人工心肺机进行了房间隔缺损修补术、室间隔修补术的麻醉。20世纪50年代末和60年代初，由中山医院和仁济医院提供国外样机，上海医疗设备厂（前陶根记医疗器械厂，后更名为上海医疗器械四厂）生产了简易麻醉机，后来改进为我国自制的103麻醉机。1962年，王景阳教授与上海医疗器械四厂合作，生产了野战空气麻醉机。1964年在南京召开的第一次全国麻醉学术会议上，上海的麻醉学术论文占了相当篇幅。1977年和1978年4月上海瑞金医院黄宗明教授分别完成了国内首例肝脏和心脏移植术的麻醉。

20世纪80年代，我国麻醉医师开始走出国门，赴欧美和日本等发达国家学习。1984年后恩氟烷、异氟烷等吸入麻醉药及北美德尔格麻醉机、呼吸机和监护仪等药品和先进医疗设备进入中国市场，国际交流日渐频繁，学术气氛日益浓厚，技术进步日新月异。上海对新药、新仪器和新技术的引进方面走在了全国前列，也推动了上海麻醉学科自身的发展。在麻醉和重症监测治疗方面如动脉直接测压、中心静脉压和肺动脉压及心排出量测定等技术逐步开展。20世纪80年代末，麻醉期间脉搏氧饱和度和呼气末二氧化碳监测在各大医院开始启用，以静、吸复合为主的全身麻醉比率也大幅度增多，麻醉安全性也大大提高。

中国的改革开放给麻醉学的发展提供了良机。1989年5月，卫生部发出"关于将麻醉科改为临床科室"的12号文件通知，使麻醉科的学科建设有法可依，鼓舞了麻醉医师的工作信心，并促进了上海麻醉学科的发展。

1995—2001年，麻醉学科受到上海市政府的重视，上海交通大学医学院附属仁济医院、上海市第一人民医院、复旦大学附属中山医院和上海第六人民医院通过竞争共建上海市医学领先专业麻醉学重点学科建设，2002年杭燕南、庄心良、蒋豪和徐惠芳教授主编出版了《当代麻醉学》。同时进行了麻醉与呼吸为主题的多中心研究，并由中山薛张纲教授发表论文。2015年上海市卫计委又启动对麻醉学科的支持，仁济、中山、瑞金、长海、肿瘤医院和上海儿童医学中心，又共同进入重点薄弱学科建设，学科建没和科研经费总共过1000万元人民币。

上海一贯重视麻醉医师临床能力的培养和临床经验的总结。1954年上海医科大学中山医院吴珏教授编辑出版了我国第一本中文麻醉学专著《临床麻醉学》。1972年上海市麻醉医师老中青结合编写了《实用麻醉学》，编委有吴珏、李杏芳、庄心良、金熊元、梁正煊、陈雄斌、孙大金、邹学超、徐振邦。编写该书周期比较长，最后由吴老、梁正煊、庄心良定稿，于1978年由上海科技出版社出版，深受全国麻醉学者欢迎，发行达5万余册，这为普及和提高上海乃至全国麻醉学术水平发挥了积极的作用。同期出版的还有王景阳教授主编、吴珏教授审定的《临床麻醉问题的处理》一书，为临床麻醉医师处理复杂危重疑难患者的麻醉提供了可随时查阅和对照处理病情的参考书。1984年4月谢荣任主编，吴珏、李杏芳、尚德延为副主编，汇集北京、上海、武汉等地的学者编写和出版了《中国医学百科全书麻醉学分卷》。

20 世纪 90 年代初，于布为教授在上海长海医院主持建立了国内首个集临床麻醉、术后恢复和 ICU 于一体的完全现代化的麻醉手术中心，拉开了全国麻醉手术系统现代化的序幕。此期上海率先引进了许多麻醉新药、新技术和新仪器，如全麻药有丙泊酚、七氟烷和地氟烷；肌松药有阿曲库铵、维库溴铵和罗库溴铵；局麻药有罗哌卡因，以及镇痛药有吗啡控释片和曲马多等。麻醉方法上有静脉麻醉联合用药，全麻复合硬膜外阻滞及脊麻和硬膜外联合阻滞等临床应用。心电图、无创血压、脉搏血氧饱和度及呼气末二氧化碳等成为常规监测目，漂浮导管、静脉血氧饱和度监测、脑氧饱和度监测、BIS 麻醉深度监测等均为国内领先应用，术后镇痛如硬膜外注药镇痛和患者自控镇痛（PCA）普遍开展，术后恢复室的建立和麻醉科参与或主管 ICU 工作，进一步提高了麻醉质量和安全性。中山医院麻醉科 2002 年完成上海市首例"成人－成人"与首例"成人－儿童"亲属活体供肝肝移植术麻醉、亚洲首例"心－肝"联合移植术麻醉。2003 年瑞金医院麻醉科完成了上海市首例腹腔内多脏器移植麻醉。

20 世纪 90 年代起我国麻醉专业发展迅速，学术交流数量之多和质量之高前所未有。世界著名的麻醉学专家如美国加州大学旧金山分校的 Ronald Miller 教授、斯坦福大学的 Shafer Steven 教授、荷兰的肌松药专家 Cru 教授、美籍华人犹他大学的 K.C. Huang 教授、芝加哥大学的林重远教授、加州大学洛杉矶分校的李清木教授，以及中国台湾和香港许多麻醉学专家如中国台湾长庚医院的谭培炯教授等被邀请来上海讲学和参加学术交流。同时许多上海麻醉医师赴美、英、法、日、荷兰等发达国家参观、进修学习和参加美国、欧洲和亚太地区的麻醉学术会议，促进了上海麻醉医学的迅速发展并与世界接轨。

许多医师在上海进修后成为全国各级医院的麻醉科主任、教授以至各省市麻醉学科带头人，其中著名或有相当成就的麻醉医师包括：王景阳、刘树孝、刘俊杰、闵龙秋、况铣、谭培森、文俊、王忠懋、陈本禄、王宗朝、李德馨、曹子恩、陈小文、杨建平、刘保江、高玉华、应诗达、李刚、吴言钧、徐启明、连庆泉、任永功、佘守章、胡振快、崔书扬、李立环等。

上海老一辈专家为中国麻醉事业发展做出了卓越贡献。为此，吴珏（2006）、孙大金（2007）、庄心良（2010）、王景阳（2013）、杭燕南（2015）教授先后获得中国医师协会麻醉学医师终身成就奖。

第二节 21 世纪上海麻醉学发展进入快车道

上海各大医院麻醉科的医疗任务十分繁重，除了常规手术病例之外，许多大医院还要进行高难的手术麻醉。如中山医院的成人心脏手术麻醉、肝脏手术麻醉、上海儿童医学中心的小儿心脏手术麻醉每年都有数千例。上海的移植手术虽然在全国最早开展，但与广州、杭州和北京比较，较晚。但近几年已迎头赶上，瑞金、市一、中山、仁济、长征、长海医院等许多大医院都能开展肝移植手术。近几年来，仁济医院肝移植手术每年达到 500 多例，其中小儿肝移植有 200 余例。中山、胸科、长海和肺科医院的心肺移植麻醉都做得很成功。中山医院 2009 年完成上海首例"达芬奇 S"机器人辅助腹腔镜肾脏手术麻醉，2010 年完成全国首例经皮支架主动脉瓣置换手术麻醉，2015 年完成全国内首例经心尖"瓣中瓣"TAVI 手术麻醉。各大医院的日间手术麻醉和无痛诊疗手术更是多至不知其数。实践锻炼人，实践出真知，为各种麻醉新药和先进的麻醉技术的临床应用积累了丰富经验。

2003 年庄心良、曾因明、陈伯銮主编的《现代麻醉学》（第 3 版）出版，2014 年邓小明、姚尚龙、于布为、黄宇光主编的《现代麻醉学》（第 4 版）出版，同年刘进与邓小明共同负责出版了我国第一部《中国麻醉学指南与专家共识（2014 版）》，于布为负责的《中国麻醉快捷指南（2014 版）》随后出版。邓小明、曾因明等主译的国际麻醉界著名专著《米勒麻醉学》（第 6 版，第 7 版，第 8 版）先后于 2006 年、2011 年、2016 年出版。邓小明教授作为全国高等医药院校麻醉学专业第四届教材编审委员会主任委员，集全国麻醉界精英，组织修订的第四轮国家卫计委"十三五"规划教材《麻醉解剖学》、《麻醉生理学》、《麻醉药理学》、《麻醉设备学》、《临床麻醉学》、《危重病医学》、《疼痛诊疗学》（供麻醉学专业用）及其数字教材和学习指导与习题集于 2016 年出版，其中邓小明为《危重病医学》主编、俞卫锋、缪长虹、王英伟、熊源长分别为《麻醉药理学》、《危重病医学》、《临床麻醉学》、《疼痛诊疗学》副主编；同年开始组织我国麻醉科住院医师规范化培训教材《麻醉学》与《麻醉学基础》的编写工作。邓小明与曾因明等连续主编了国家麻醉学专业继续医学教育教材《麻醉学进展》系列，目前共 7 部。2016 年熊利泽与邓小明主编出版了中华医学会《中国医学发展系列研究报告》系列丛书的首发本《麻醉学进展（2015）》。俞卫锋教授担任《Anesthesiology》（中文版）主编。2017 年邓小明教授接任中华医学会《国际麻醉学与复苏杂志》总编辑。近年来于布为、薛张纲、邓小明、俞卫锋、杭燕南等教授还主编了许多专著，如当代麻醉学（第 2 版）、当代麻醉药理学丛书、肝胆麻醉和围术期处理等。上海麻醉学专家主编/主译出版的麻醉学专著不论数量和质量在全国均名列前茅，这些著作和期刊成为麻醉医师的重要参考书，为提高我国麻醉从业人员的水平发挥了重大作用。

随着麻醉学科医疗、教学、科研改革的不断深入，越来越多的奖项、论文、基金及专利不断涌现。越来越多的上海市麻醉学教授出任麻醉学术团体主任委员、副主任委员。除老一辈专家外，2009—2012 年于布为教授当选中华医学会麻醉学分会第 10 届主任委员，薛张纲（2003—2015年）、邓小明（2015 年）、俞卫锋（2015 年）分别当选副主任委员。2014—2017 年俞卫锋教授当选中国医师协会麻醉学医师分会会长，于布为教授当选为副会长。2014 年邓小明教授当选为中国高等教育学会医学教育专业委员会常委兼麻醉学教育学组组长。

进入 21 世纪，于布为教授提出了"理想麻醉状态"和"精确麻醉管理"、"舒适化医疗"、"麻醉无禁忌"等系列麻醉新理念，由此而建立的"日间手术麻醉"，"麻醉门诊"等实践也被国内广泛接受，这些创新的理论和实践不仅提升了麻醉学科的服务能力和水平，也使患者，兄弟科室，乃至社会受益。在探索建立的麻醉与围术期医学科，以及由此形成的新型医院安全舒适保障群的建设道路上，从根本上改变了麻醉学科的传统面貌，促进了医学和社会的发展。

近年来，上海麻醉界人才建设成绩喜人。于布为、俞卫锋教授分别获得第一届和第三界中国医师协会麻醉学分会（CAA）"中国杰出麻醉医师"奖。于布为、邓小明、徐美英教授2016年获得"仁心医者-上海市杰出专科医师奖"，石学银、邓小明教授分别获得上海市领军人才，俞卫锋、王英伟、缪长虹、姜虹、袁红斌教授分别获得上海市优秀学科/技术带头人。更多的年轻麻醉医师崭露头角，他们活跃在麻醉的医教研各个方面，多人获得上海市银蛇奖、上海市科技启明星、上海市浦江人才、上海市卫计委优秀青年等人才计划。

近十年来，上海市科技成果斐然，其中上海交通大学医学院附属第九人民医院姜虹教授领衔的课题组项目《头颈颌面部手术麻醉策略与围术期脏器保护的研究和应用》获得2016年度上海市科技进步奖一等奖。

第二篇

上海市各大医院发展简介

第三章
复旦大学附属中山医院

第一节　成 立 背 景

复旦大学附属中山医院麻醉科是 1950 年由我国现代麻醉学奠基人、著名的临床药理学家和临床麻醉学家吴珏教授创建的，为中国最早成立的麻醉科之一。经过六十多年的发展，麻醉科的队伍不断壮大，形成了以临床麻醉、围手术期管理和疼痛治疗为特色的临床学科，在中国麻醉界享有较高的声誉。

吴珏教授 1912 年生于江苏江阴，1933—1938 年就读于国立上海医科大学医本科，1938—1946 年任国立上海医学院生理学和药理学助教。当时中国还没有专职的麻醉科医生、没有正式的教科书、没有专门的麻醉学会、没有麻醉学期刊。为了改变这样的状况，当时的教育部门决定选派人员赴北美培训，希望这些医生学成归国后能提高中国的麻醉学理论和技术水平。1947 年，吴老在国家公费留学考试中成绩优秀，被派赴美国威斯康新大学医学院附属医院，师从世界著名麻醉学家 Ralph M. Waters 专修临床麻醉。学成之后，吴老在美国犹德大学医学院附属医院盐湖城县医院任麻醉科主任，并参加两届药理学科的科研和教学活动，还成为了美国麻醉学会和国际麻醉镇疼研究协会会员。新中国诞生之后，吴老一直希望回到自己的祖国，他拒绝美国盐湖城方面的高薪聘请，终于在 1950 年 10 月携带一批麻醉器材，冲破重重阻力经海道自美返回祖国。当时一同赴美学习麻醉的共有 3 人，但仅有吴老一人最终回国继续从事临床麻醉工作，并在这一个领域倾注了全身心的精力和才华。

吴老回到祖国之后，在上海医学院附属中山医院建立了中国第一个独立的麻醉科，由他担任麻醉科主任。第二年，吴老编著了我国第一本中文麻醉学专著《临床麻醉学》。1952 年，在吴老的倡导下，确立了麻醉由专业医师主持的体制，并开始有计划地培养麻醉专业人员。1954 年正式成立了上海第一医学院麻醉教研室。1956 年吴老成为我国第一位麻醉学教授。他通过言传身教，潜心培养麻醉科医师，造就了一大批麻醉界骨干人才队伍，中山医院麻醉科也由此开始茁壮成长。

第二节　学科发展状况

中山医院麻醉科成立之后，在吴珏教授、肖常思教授、蒋豪教授和薛张纲教授的带领下，麻醉队伍逐渐壮大、麻醉方法日益改进、麻醉安全逐步提高。

新中国成立初期的条件十分艰苦，当时麻醉药物只有乙醚、硫喷妥钠和普鲁卡因三种，凭此来应付所有手术。吴珏教授凭借着他在麻醉学领域的深厚造诣，和无论取得怎样的成就一如既往的认真态度，带领着他的麻醉团队，在当时的艰苦条件下，为临床麻醉作出了巨大贡献。20 世纪 50 年代，复旦大学附属中山医院麻醉科从实验和临床两方面，明确了速效和长效局麻药合用，以及使用混合液的优点；在国内首创了静吸复合全麻、支气管内麻醉、硬膜外阻滞和连续硬膜外阻滞等技术，广泛开展静脉穿刺，并使中心静脉穿刺技术得到了不断完善。60 年代初，我们逐渐完善麻醉手术期间的各项监测，开展了体外循环和低温麻醉，为心脏外科提供了安全的手术条件，与此同时，我们也开始进一步探索和研究术中重要脏器的保护问题。1970 年，麻醉科已常规采用自制的套管针进行动、静脉穿刺，用于监测有创动脉压和中心静脉压，并进一步开展了肺动脉压、肺毛细血管楔压、心排出量和呼吸功能的监测，为危重患者和心血管手术患者的诊断和治疗提供了可靠的依据，减少了手术并发症，提高了治愈率。

从 20 世纪 80 年代中期开始，中山医院麻醉科进入了飞速发展的阶段。我们的主要研究方向为控制性降压、静脉营养导管的放置和维护以及硬膜外阻滞复合全身麻醉。这些研究均取得了可喜的成绩，其中控制性降压相关课题获得上海市科技成果奖。1986 年，我们为行全小肠切除术的女性患者放置了静脉营养导管并长期留置，该患者术后存活 30 年，并生育了一个健康的女儿，这在全国乃至全世界都是绝无仅有的。我们同期进行了硬膜外复合全身麻醉方法的探索和研究，不仅丰富了麻醉学理论，也为血管外科手术、肝脏手术、呼吸功能不全和心脏患者进行非心脏手术等提供了较好的麻醉方法。20 世纪 90 年代开始，麻醉科对节约用血技术进行了大胆的尝试和深入的临床和实验研究，提出急性非等容血液稀释的概念，既降低了手术中的用血量，又减少了围手术期并发症。1992 年麻醉科开设了疼痛门诊，治疗各种疾病引起的急、慢性疼痛，并广泛开展术后镇痛，为广大患者解除了痛苦。1996 年，麻醉科开始主管外科监护室工作，主要收治包括各种休克、创伤、严重感染、急性呼衰、心衰及多功能脏器衰竭等患者，为危重患者及复杂手术的术后管理提供了保障。1999 年，麻醉科建立了麻醉后恢复室（PACU），进一步增加了围手术期安全性。进入 21 世纪之后，为适应社会人口的老龄化，麻醉科将老年患者围手术期心肺脑功能的维护作为研究重点，通过大量的实验研究和临床实践，摸索出一整套术前评估和围手术期管理方法，使部分患有严重心肺疾病的老年患者重新获得了手术机会，深受兄弟科室与患者的欢迎。近十年来，麻醉科更是牢牢贯彻了"以人为本"的理念，将"提高手术患者的术后康复质量"作为工作的重中之重，通过多学科合作，采用一系列有循证医学证据的围手术期处理优化措施，减少手术患者生理和心理的创伤应激，达到了加快患者的术后康复、减少并发症、缩短住院时间、降低医疗费用的效果。如今，加速康复外科理论已惠及普外科、骨科、妇产科、肝外科、心胸外科等各个手术科室的患者。

2014年中山医院麻醉科成立了心脏外科、普胸外科、普外科、神经外科和矫形外科共5个麻醉亚专科。为使重症医学能有更好的发展，重症医学则从中山医院麻醉科中分离出来，成为了独立的科室。亚专科的成立进一步促进了麻醉学科的发展，提高了麻醉质量，加速了手术患者的术后康复。

如果说临床工作是麻醉科的堡垒，那么教学传承与科研创新就是麻醉学科发展的基石。吴珏教授曾经说过："合格的麻醉医生是半个外科医生加半个内科医生，在基础知识和理论方面比哪一科医生都强的医生。"他强调把每次麻醉都看作一次临床实践，从现象上升到理论，从知其然到知其所以然。这样优良的教学传统经由吴珏教授、肖常思教授、蒋豪教授，一直传到了薛张纲教授手中。1994年，在蒋豪教授的努力下，中山医院麻醉科建成了麻醉学博士点；1995年，蒋豪教授与薛张纲教授共同申请，使中山医院麻醉科成为了上海市医学领先专业重点学科，获得了多项科研基金资助，为深入、扩大科研创造了条件，也为全国各地培养了许许多多年轻有为的麻醉医生；1997年复旦大学中山医院麻醉科被认定为国家级成人教育基地；2004年被确定为中国医师协会和中华医学会"麻醉学住院医师规范化培训"试点科室；2008年成为卫生部第一批住院医师培训基地；2010年成为上海市住院医师规范化培训基地；2013年成为上海市专科医师规范化培训基地。迄今为止，我们已培养研究生191名，其中博士研究生68名，共毕业住院医师57名、专科医师6名。

除住院医师与专科医师培养外，从建科之初开始，我们培养了一批又一批麻醉进修医生，为全国各地输送了大量的临床麻醉工作者，许多麻醉进修医生后来成长为全国各大省市医院的麻醉骨干。1997年，麻醉科被认定为国家级成人教育基地。近年来，我们每年培养进修医师40名左右，每年举办国家级继续教育学习班3次，其他各类学习班5、6次，年累计学员约180人次，累计授课160余课时。

第三节　取得的主要成绩

中山医院麻醉科现有各级人员82人，其中教授、主任医师4人，研究员1人，副教授、副主任医师13人，主治医师29人，住院医师12人，主管技师1人，主管护师2人，护师6人，护士

14 人。

在这样一个有着悠久历史、不断成长壮大的大家庭里，麻醉医师们甘居幕后、甘当绿叶，在中山医院 53 间手术室里，协助普外科、骨科、胸外科、血管外科、肝外科、泌尿外科、妇产科、脑外科、五官科、眼科、整形外科、心胸外科及内镜等多个科室，完成了大量、复杂的手术。据统计，2016 年共完成各类手术的麻醉 39 866 例，其中心脏手术 4022 例，肝脏手术 3675 例，胸外科手术 4186 例。并协助外科医生们创造了多项"第一"：1953 年，首例体肺循环分流术；1954 年，首例动脉导管未闭缝合切断手术；1958 年，首例低温下房缺缝合术；1959 年，首例主动脉弓切除移植术……1991 年，国内首例儿童肾移植术；2000 年，中山医院首例、也是当时全国年龄最小（12 岁）的心脏移植手术；2001 年 4 月中山医院首例肝移植手术；2002 年，上海市首例"成人－成人"与首例"成人－儿童"亲属活体供肝肝移植术；2002 年，亚洲首例"心－肝"联合移植术；2004 年，国内首例母女完全依赖同一供肝生存的劈裂式肝移植；2007 年，中山医院首例"尸体供肝、活体供肾"联合移植手术；2009 年，上海首例"达芬奇 S"机器人辅助腹腔镜肾脏手术；2010 年，全国首例经皮支架主动脉瓣置换手术；2015 年全国内首例经心尖"瓣中瓣"TAVI 手术……

总之，中山医院麻醉科发展至今，取得了一些小小的成果，这些成果是众多"麻醉人"不为名、不为利，默默无闻辛勤努力的结果。医学还有很多未知的领域，我们的每一点进步都可能惠及身边每一位的患者，我们任重而道远。

附录一：现任主任简介

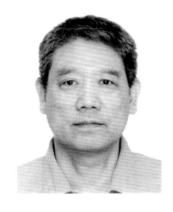

薛张纲教授，博士生导师，1982 年毕业于苏州医学院医学系，1985 年考入上海医科大学研究生院，师从我国著名麻醉学家吴珏教授和蒋豪教授。1988 年获硕士学位并进入中山医院麻醉科工作。现任复旦大学上海医学院麻醉学系主任、复旦大学附属中山医院麻醉科主任、麻醉与危重症医学教研室主任、中华医学会麻醉分会常委及区域阻滞学组组长、中国心胸血管麻醉学会副会长、上海医师协会麻醉科医生分会副会长、《中华麻醉学杂志》和《临床麻醉学杂志》副主编。曾任中华医学会麻醉分会第八、九、十及十一届副主任委员。他长期从事临床麻醉和危重症监测与治疗工作，具有丰富的临床经验。他先后主持国家自然科学基金面上项目、卫生部临床项目重点课题、上海市领先学科课题、上海市科委 GCP 重大专项及上海市"创新行动计划"基础研究重点科技项目等，发表论文百余篇。1994 年获首届上海市高尚医德奖，1996 年获上海医科大学首届高尚医德奖，2003 年获上海市卫生系统先进工作者称号，2003 年获全国卫生系统先进工作者称号。

现任科室领导班子成员合影

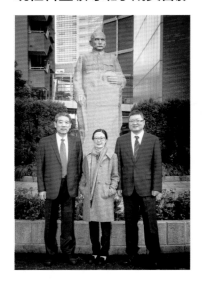

历任正副主任名单

年度	主任	副主任
1952 年		
1960 年	吴珏	方兆麟
1984 年		蒋豪
1988 年	肖常思	蒋豪
1992 年		兰凤英
1995 年	蒋豪	薛张纲
2000 年		薛张纲、姜桢、诸杜明
2001 年		姜桢、诸杜明
2002 年		姜桢、缪长虹、仓静、诸杜明
2005 年	薛张纲	缪长虹、仓静、诸杜明
2012 年		仓静、葛圣金、诸杜明
2014 年		仓静、葛圣金

附录二：全科合影

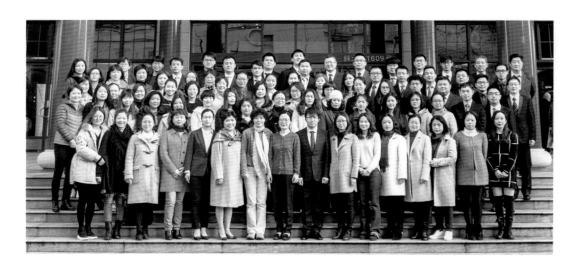

第四章
复旦大学附属华山医院

第一节 成 立 背 景

复旦大学附属华山医院麻醉科是上海市最早独立于外科系统的麻醉学专业科室之一。早在1946年，来自北京协和医学院的马月清医师是当时第一任麻醉专科医师；之后，由美国回国的陈化东医师负责主管中山医院和华山医院的麻醉工作。新中国成立后，由在美国受过正规麻醉训练的吴钰教授主持两家医院的麻醉工作。20世纪50年代初，原上海第一医学院附属医院出现一次较大的分化，中山医院改称为外科学院，华山医院改称为内科学院，并成立了神经外科，神经外科拥有一名麻醉护士，麻醉医师在两家医院同时执业。自1955年起，华山医院外科成立，中山医院徐振邦和董兆贤两位医师来到华山医院，成立华山医院麻醉组，隶属于大外科。1957年董兆贤医师支援重庆医学院，离开华山医院，徐振邦医师全面主持华山医院麻醉工作。此后，麻醉学专业人员队伍逐渐扩大。20世纪80年代初，华山医院正式建立了麻醉科，徐振邦教授担任第一任主任，此后设立了麻醉学硕士点，并同期开设了癌症镇痛门诊。80年代中期，潘银英教授担任麻醉科第二任主任，随着手术麻醉数剧增，麻醉科成员逐步壮大，本科生、研究生的进入使麻醉科医师比例大幅上升，改变了由麻醉护士唱主角的局面，设备也进一步改善，使科室得到进一步发展。

1994年起，梁伟民教授担任麻醉科副主任，全面负责科室医、教、研工作。1998年梁伟民教授获得美国宾州医疗执照，以客座教授身份在美国匹兹堡大学医疗中心（UPMC）附属Presbytarian医院从事临床麻醉工作，1999年8月回国，任麻醉科主任。2000年至2003年周守静教授任麻醉科主任。2003年12月至2015年7月，梁伟民教授担任麻醉科主任。2015年7月起由王英伟教授担任麻醉科主任，全面负责科室的医疗、教学以及科研工作。

第二节 科室发展和取得的主要成绩

医疗：通过几代人的励精图治，华山麻醉科队伍逐步壮大，拥有合理的人员梯队、规范化的管理、雄厚的技术力量以及先进的麻醉设施，目前已建设成为一个在管理、临床、教学、科研等多方面齐头并进的规范化科室，整体人员结构和设施配置都已位居国内先进行列。现有员工 105 名，其中正高职称 6 名，副高职称 11 名，中级职称 25 名。博士研究生导师 3 名，硕士研究生导师 4 名。科室拥有各类先进的麻醉设备包括：高端麻醉机和监护仪、经食管心脏多普勒超声、自体血回收仪、快速加温输液工作站、纤维支气管镜、可视喉镜、可视光棒、便携式 B 超、肌松监测仪、连续心排量监测仪、电生理监测仪及全自动血气电解质分析仪等。现共有手术室 68 间，其中总院住院部手术室 23 间，卫星手术室 4 间（包括术中磁共振手术室、DSA 手术室和外伤中心手术室共 4 间），浦东分院手术室 12 间，上房分院手术室 6 间，伽玛刀分院手术室 3 间，北院有住院部手术室 15 间，门诊手术室 5 间，目前开放住院部手术室 11 间。常规开展功能神经外科手术麻醉、心脑血管手术麻醉、移植外科手术麻醉、婴幼儿手术麻醉等高难度手术的麻醉，其中，ASA Ⅲ 级及以上的疑难重症患者麻醉比例一直名列上海市前茅，医疗工作的质和量一直稳居国内前列，麻醉手术量以每年 8% 的速度稳步提升，2016 年麻醉手术量达 4 万余例。科室本着"安全、同质"的医疗理念，大力提倡率先意识和创新意识，依托医院的重点特色外科专业，逐步形成了我们的麻醉亚专业，并在临床工作中重点支持各亚专科的发展，相继设立了唤醒麻醉、心胸麻醉、普泌麻醉、骨手运麻醉等亚专业学组，积极开展各项新技术和新业务，包括：超声联合神经刺激器引导下新入路的神经阻滞技术、术中唤醒麻醉技术与管理、围手术期神经电生理监测的麻醉管理、术中磁共振麻醉技术与管理、控制性室速在巨大颅内动脉瘤夹闭术中的应用、自体血液回输节约用血技术、围手术期目标导向性液体治疗、重症患者肝移植麻醉、婴幼儿气管内低流量禁闭麻醉、喉罩全麻等技术项目。

教学：2006 年我院麻醉科成为首批卫生部批准的麻醉专科医师培训基地，2009 年成为首批上海市麻醉专科医师培训基地，遵循麻醉住院医师培养细则对住院医师开展培训，并且依据科室确立的一套完整的员工培养考核体系，对基地学员及住院医师进行培训考核，并记录在科室教学档案。同时，我科拥有麻醉学专业的硕士点、博士点和博士后流动站，培养了一大批麻醉专科领域内的高、精、尖人才。常年给全科员工提供各种培训和实战机会，包括科室培训项目、院级培训项目、市级培训项目和国际间的合作交流培训。在科主任的带领下，我科针对各级医护人员开展了 English club，Research club，Journal club 等教学项目，已形成一支训练有素，德行兼备的人才梯队，为今后科室的蓬勃发展打好了坚实的基础。

科研：麻醉科始终坚持以建设一流学科为目标，瞄准医学基础研究和前沿科学问题，加强临床医学和基础医学的交叉渗透和结合。在几代人的共同努力下，逐渐形成了以"神经病理性疼痛分子机制"、"全麻药物对神经发育影响机制"、"麻醉药与脑保护 / 损伤机制"为主的基础研究方向，以"术中神经功能监测"为主要临床研究方向。

在"神经病理性疼痛分子机制"、"全麻药物对神经发育影响机制"及"麻醉药与脑保护 / 损伤机制"等研究领域先后获得国家 863 重点课题 1 项、科技部重点专项课题 1 项、国家自然科学基金 10 项、教育部高校博士点专项科研基金 1 项、上海市自然科学基金 1 项、上海市卫生局科研基金 2 项、上海市科委科研基金 3 项及上海市教委重点项目 2 项。在国内同行中较早开展术中神经功能监测，在麻醉药脑保护研究方面获得国家发明专利 2 项，卫生部 B 类课题《体感诱发电位监护在神经外科中的应用》获得卫生部科技进步奖。以第一作者或通讯作者在 Journal of Neuroscience、Molecular Pain、Neuroscience、Anesthesiology、Anesthesia&Analgesia 及 ANN NEUROL 等期刊共发表 SCI 论文 60 余篇，其中单篇最高影响因子为 11.1。

附录一：现任主任简介

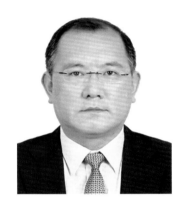

现任主任王英伟教授为医学博士、教授、博士生导师。任中华医学会麻醉学分会青年委员会副主任委员（10、11、12 届）、中国医师协会麻醉医师分会常务委员、中国高等教育学会麻醉学教育研究理事会常务理事、中国心胸血管麻醉学会器官保护分会副主任委员、中国研究型医院麻醉学分会常务委员、中华口腔医学会麻醉学分会常务委员、中华医学会麻醉学分会神经外科麻醉学组副组长、中华医学会麻醉学分会基础与应用研究学组秘书、中国药理学会麻醉药理分会委员。同时还担任上海市医学会麻醉学分会秘书、委员，上海市医学会医疗鉴定专家、上海市麻醉质控委员。王英伟教授曾在美国华盛顿大学麻醉学系及 Branes-Jewish 医院麻醉科进行基础研究及麻醉临床工作 3 年。目前主要从事临床麻醉、重症监测治疗、疼痛治疗等方面的工作，擅长疑难重危患者的麻醉处理，对小儿麻醉、移植外科、血管外科、神经外科和心胸外科麻醉具有丰富的临床经验。先后获得上海市科委"科技启明星"、上海市教委"曙光学者"、上海市科委"科技启明星后"、上海市卫生系统"银蛇奖"二等奖、国家教育部"新世纪优秀人才"、上海市卫生系统"优秀学科带头人"及上海市科委"优秀学术带头人"等荣誉。2005 年评为硕士生导师，2009 年评为博士生导师，迄今为止已培养硕士研究生 30 名，博士生 9 名。作为课题负责人主持国家 863 重点课题、科技部重点专项课题各一项，以及国家自然科学基金 5 项。发表 SCI 期刊论著 30 余篇，在国内专业期刊发表论著 100 余篇，主编出版专著 2 部，主译专著 1 部。

历任正副主任名单

徐振邦、潘银英、梁伟民、周守静、王英伟、曹晓莹、张军、顾华华

第五章
复旦大学附属儿科医院

第一节 成立背景

为适应开设小儿外科的需要，复旦大学附属儿科医院于1958年7月正式组建了隶属于外科的麻醉专业组，开展小儿临床麻醉工作。当时专职从事麻醉的仅刘莹争老师、李英医师二人，设施也很简陋。但在我国麻醉学创始人吴珏教授的细心呵护、专心指导与大力支持，及方兆麟、蔡祝辉等教授示范、指导下，刘莹争、李英艰苦创业，带领以后几年陆续到科的李立年、秦美珍、朱梅芳等老师，通过大量的临床实践，逐步摸索出一套具有我院特色的小儿麻醉方法。

20世纪70年代张学锋、汤顺荣、刘二林等人相继进科。1984年肖常思医师由中山医院调来我科工作，1985年麻醉专业组与外科脱离隶属关系，正式建立麻醉科，成为一个独立的科室，并由肖常思医师担任第一任麻醉科主任，开创了我院小儿麻醉的新时期。

20世纪90年代初，张学锋、汤顺荣先后赴日本进修学习，学成回国后，带来了国外先进的麻醉、监护技术和管理理念，将我院的小儿麻醉水平提高到一个新的高度，缩短了与国际先进水平的差距。以后随着王炫、王丽红等一批本科生的进科及硕士研究生的培养，从根本上提高了麻醉科的人员素质，使麻醉科的人才结构发生了质的变化。今天的麻醉科梯队结构合理，后备力量充足，仪器设备配置充分，麻醉监护手段齐全，小儿麻醉水平居国内领先。

第二节 学科发展状况

复旦大学附属儿科医院在国内是小儿吸入麻醉的倡导者。在我院小儿麻醉开创初期，便在中山医院吴珏教授的带领下进行乙醚开放麻醉，同期也运用过三氯乙烯和氯乙烷。

自1961年开始，将氯丙嗪与哌替啶作为强化剂应用于临床麻醉，取得了良好的效果。后将氯丙嗪改为异丙嗪，降低了氯丙嗪带来的副作用，使硫喷妥钠与强化剂组合的强化麻醉更为安全，与乙醚开放点滴麻醉一起成为当时主要的两种小儿麻醉方法。

1960年，气管插管术开始运用于小儿临床麻醉，应用T形管施行人工同期的半开放麻醉，随着去极化肌松药琥珀胆碱的应用，气管内乙醚吸入麻醉开始在我院的应用越来越多。

自1964年起，逐步在小儿临床麻醉开展臂丛神经阻滞，并在国内首次将骶管麻醉应用于小儿，并逐步成为我院下肢、会阴部、腹股沟手术的主要麻醉方法，几十年来积累了数十万例麻醉病例和丰富的临床经验，成为我院的特色麻醉之一。

1965年开始将氟烷应用于吸入麻醉，但并不普及，仅用于少数大手术或需术中降压的手术。

1966年，针刺麻醉开始试用于小儿手术，进入20世纪70年代初有了较大的发展，但由于其存在镇痛不全、肌紧张及牵拉反应三大缺点，自20世纪70年代中期渐渐被淡化。

在开始应用针麻的同时，腰麻与硬膜外麻醉也开始用于小儿，随着经验的不断积累，硬膜外麻醉逐步成为阑尾手术及年长儿手术的主要麻醉方法之一。

自20世纪70年代后期起，早已在成人麻醉中广泛应用的普鲁卡因或利多卡因＋琥珀胆碱＋哌替啶复合液静脉麻醉的方法开始引入我院，取代已使用十多年的乙醚吸入麻醉，成为主要的全身麻醉方法。

1977年，随着心胸外科手术的开展，全能麻醉机及多功能监护仪开始引进，从而小儿麻醉开始进入机械通气与麻醉监测的时代。开始应用大剂量阿片类镇痛药，配合低温和控制性降压技术，施行心内直视手术麻醉。与此同时，一些新的麻醉药、肌松药、镇痛药开始应用于临床。

20世纪90年代初期，非可燃性含氟麻醉药（安氟醚、异氟烷）及氧化亚氮配合非去极化肌松药的平衡麻醉技术开始普遍运用，并在国内小儿较早采用新鲜气体低流量禁闭麻醉。经皮氧饱和度、呼气末二氧化碳、麻醉气体、体温、有创无创血压等监测逐步普及，麻醉安全性得到了有力的保证，使小儿麻醉步入了现代麻醉的新时代，开始与世界接轨。

1997年起，率先在国内开展小儿术后硬膜外吗啡持续镇痛，取得了良好的效果，在此基础上，又逐步将静脉持续镇痛、患者自控镇痛（PCA）应用于临床，将麻醉的工作范围扩展至整个围手术期。

2000年开始使用喉罩，随着新型吸入麻醉药七氟烷的广泛使用，科室麻醉管理理念与世界接轨。2014年开始，地氟烷被引入国内小儿麻醉领域，科室成为最早使用该药物的单位之一。

第三节　取得的主要成绩

1. 医疗　几十年来，麻醉科的业务工作量有了长足的发展，从最初的每年几百例，增加到现在的每年近20 000例，麻醉患者的手术种类也由最初的斜疝、阑尾炎等简单手术，到目前的复杂先心、气道异物、胆道闭锁、癫痫、口腔颌面部整形等，以及合并有多种复杂情况的危重低出生体重儿，甚至极低出生体重儿。此外，腹腔镜手术、心血管介入疗法、CT、磁共振等的麻醉，都已成为麻醉的常见内容。

2．教育　培养博士及硕士研究生若干名，几十年来为全国及本市综合性医院培养了不少小儿麻醉医师，有的医生已成为当地的学科带头人或骨干。

3．科研与论文

（1）小儿术后镇痛：在国内率先开展小儿硬膜外持续吗啡镇痛，以后又逐步开展小儿静脉持续镇痛、患者自控镇痛（PCA）、预先镇痛，并进行了临床系列研究，发表了多篇论文，其临床应用及研究水平居国内领先水平，获院第一届临床成果二等奖。

（2）心血管手术的麻醉：在国内较早开展体外循环心内直视手术的麻醉，应用单腔中心静脉导管经颈内静脉穿刺监测左房压获院第二届临床成果三等奖。

（3）全科共发表SCI论文16篇，国自然基金一项。

附录一：现任主任简介

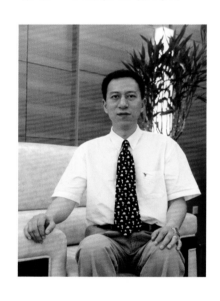

现任主任王炫，男，生于1968年11月21日，中共党员，硕士研究生导师。

1993年毕业于上海医科大学，2011年获得复旦大学儿科学博士学位。

1999年在复旦大学附属儿科医院完成上海市住院医师规范化培训后，晋升为麻醉科主治医师。其后在复旦大学附属儿科医院麻醉科历任副主任医师和主任医师。在儿科医院工作期间，分别于2000年和2006年，赴香港中文大学威尔斯亲王医院麻醉科以及加拿大不列颠哥伦比亚大学儿童医院麻醉科进修。

2010年3月开始担任复旦大学附属儿科医院麻醉科主任。

2011年成为硕士研究生导师，至今已培养2名硕士研究生毕业。

历任正副主任名单

1985年—1991年　肖常思（主任）

1991年—1994年　汤顺荣（主任）

1994年—2011年　张学锋（主任）

1994年—2009年　汤顺荣（副主任）

2009年—2011年　王炫（副主任）

2011年—至今　　王炫（主任）

附录二：全科合影

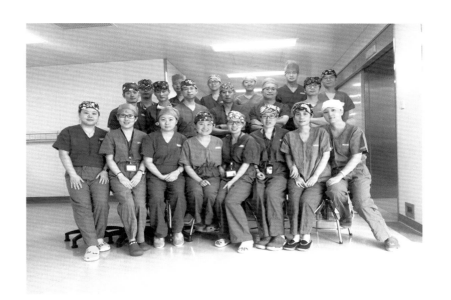

第六章
复旦大学附属耳鼻喉科医院

第一节　成立背景

复旦大学附属眼耳鼻喉科医院成立于 1952 年 7 月 1 日，是由中国红十字会第一医院（华山医院前身）及中山医院的眼科、耳鼻喉科合并建成的一所专科性教学医院；是全国范围内唯一一所集眼科和耳鼻喉科医疗、教学、科研为一体的三级甲等专科医院。

建院之初，正是建国初期医学教学改革、院系调整的困难时期，医疗卫生专业人员贫乏，麻醉医生更是稀缺，而初建的专科医院医疗任务繁重，大量手术急需麻醉医生的配合。在当时中山医院麻醉科主任、著名麻醉专家吴珏教授的大力支持下，医院从手术室护士中抽调了几位优秀护士，在中山医院麻醉科作临床麻醉专业培养一年后回院担当起初创时期繁重的麻醉工作。1970 年后，陆续有新生力量补充到麻醉专业队伍中，当时由 7 人组成的麻醉专业队伍还不能称之为麻醉科，只是在手术室护士长管理下的一个麻醉组。1989 年，卫生部发文把麻醉科由原来的医技科室改为临床科室，按照二级学科的要求与标准进行管理和建设，我院麻醉科也在同年正式成为独立的临床科室，由陈英子担任负责人。2010 年起至今由李文献担任麻醉科主任。

第二节　学科发展状况

六十五年来，在历届科室带头人的带领下，麻醉科已发展为涵盖临床麻醉、急救复苏、外科重症监护及疼痛治疗等多领域的现代化科室，成为医教研协调发展的、在眼科和耳鼻喉科专科麻醉方面居于国内领先地位的临床学科。

麻醉科现有医护人员 56 名，其中主任医师 1 名，副主任医师 7 名，主治医师 26 名，住院医师 7 名，麻醉护士 15 名；80% 以上的医师具有硕士或博士学位，拥有良好的人才梯队。麻醉科有实施全身麻醉的手术间约 16 间，设有麻醉后恢复室（PACU），兼管重症监护室（ICU）。每个手术间都配备了多功能麻醉机和监护仪，能够监测心电图、有创和无创血压、氧饱和度、呼气末二氧化碳和吸入麻醉药浓度。科室还拥有视频喉镜、纤维支气管镜、光棒、可视管芯、Frova 插管探条等困难气道处理设备，另有血气电解质分析仪、BIS 麻醉深度监测仪、肌松监测仪、便携式超声诊断仪及保温设备。

第三节　取得的主要成绩

麻醉科每年完成 5000 余例的眼科全身麻醉和 15 000 余例的耳鼻咽喉 - 头颈外科全身麻醉，喉罩麻醉、吸入麻醉和困难气道处理是科室的临床特色。科室自 2009 年开始使用喉罩，目前每年实施喉罩全麻约 13 000 余例，累计已实施喉罩全麻 70 000 余例，涵盖眼科、鼻科、耳显微外科和小儿咽喉科手术，是目前国内开展喉罩全麻下五官科手术数量最多的单位。由于科室对喉罩临床应用的积极推动，2011 年 LMA 新加坡莱吉喉罩有限公司授权我院麻醉科成为其"LMA 喉罩临床培训基地"。作为中华医学会麻醉学分会"吸入麻醉技术培训中心"，科室在吸入麻醉的规范化操作培训、Gasman 模拟软件应用以及吸入麻醉在困难气道中的应用等方面都拥有丰富的经验。在困难气道处理方面，科室依托大量病例和各种困难气道处理设备以及长期的气道培训，积累了丰富的口咽部新生物、头颈部放疗后张口受限等困难气道处理经验。硬支气管镜下气道异物取出、内镜下喉乳头状瘤摘除等气道急症手术以及喉软化症气道重建等特殊气道手术的麻醉都是科室的临床特色。科室作为主要执笔单位主持制订了我国第一个气道异物取出术麻醉的专家共识。2016 年协助上海麻醉专委会气道管理学组主办了"第一届上海市气道管理技能大赛"，2017 年和国际气道管理学会（IAMS）合办了"IAMS 气道培训（上海站）"，科室的困难气道处理和气道管理培训水平在业内都得到了肯定。

麻醉科目前有博士生导师 1 名，硕士生导师 1 名，作为复旦大学麻醉学博士点和硕士点以及"上海市住院医师规范化培训教学基地"，承担了研究生、住院医师和进修医生的教学和培训工作，目前有 7 名硕士研究生毕业，4 名硕士研究生和 1 名博士研究生在读。科室每年举办一次国家级继续医学教育学习班，已连续举办 7 次。作为"LMA 喉罩临床培训基地"和中华医学会麻醉学分会"吸入麻醉技术培训中心"，科室每年为全国各地的麻醉医生举办数次临床培训。科室参加翻译的译著有《耳鼻咽喉科手术麻醉》、《米勒麻醉学》（中文版）；参加编写部分章节的专著有《现代麻醉学》（第 3 版）、《当代麻醉学》（第 2 版）、《2013 年麻醉学更新》、《中国麻醉学指南与专家共识》（2014 版）、《吸入麻醉临床实践》、《麻醉学进展（2015）》。

科室开展的科研项目涉及麻醉药物对小儿和新生动物的神经发育影响、气道手术的呼吸管理、神经肌肉阻滞对面神经监测的影响等领域。获得国家自然科学基金面上项目 3 项、国家自然科学青年基金项目 1 项、市科委课题 4 项、上海市卫生和计划生育委员会科研课题 4 项，发表

SCI 论文 27 篇、核心期刊论文 39 篇,获得国家实用新型专利 7 项。

麻醉科能取得今天的成绩,是几代人不懈努力的结果,然而麻醉学科成为独立的临床学科仅二十余年,还是一个年轻的学科,仍需学科工作人员不断努力,才能不断完善和进步,使自己步入先进行列。我科目前的学科定位是:服务我院发展需求、眼科和耳鼻喉科麻醉水平国内领先、医教研整体协调发展的临床学科,我们将为此目标而不懈地努力。

附录一:现任主任简介

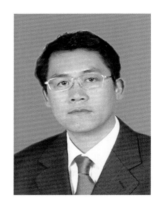

李文献,男,1966 年出生,博士,复旦大学附属眼耳鼻喉科医院麻醉科主任,主任医师,博士生导师,现任中华医学会麻醉学分会气道管理学组委员、中华医学会麻醉学分会五官科学组(筹)副组长、上海市医学会麻醉专委会气道管理学组组长、中国医师协会麻醉学医师分会委员、中国高等教育学会医学教育专业委员会麻醉学教育研究会理事、上海口腔麻醉学专业委员会副主任委员、上海市口腔医学会第二届理事会理事、中华医学会系列杂志《国际麻醉学与复苏杂志》编辑委员。

主要从事全身麻醉与认知功能障碍的基础与临床研究以及困难气道管理的临床研究。获得国家自然科学基金委面上项目 1 项、上海市科委项目 2 项;以第一作者或通讯作者发表学术论文 30 余篇,其中 SCI 收录论文 15 篇;获得国家级实用新型专利 5 项。共同主编《围手术期心血管药物》;共同主译《耳鼻咽喉科手术麻醉》;参加《临床麻醉学》、《米勒麻醉学·中文版》、《当代麻醉学(第 2 版)》、《2013 年麻醉学更新》、《中国麻醉学指南与专家共识(2014)》、《现代麻醉学(第 3 版)》、《吸入麻醉临床实践》、《麻醉学进展(2015)》等麻醉学专著的编写或编译。

现任科室班子成员合影

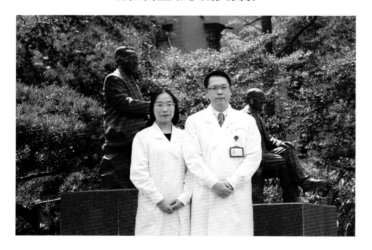

历任正副主任名单

	主任	副主任
1989—2005 年	陈英子	
2006 年	陈英子	陈莲华
2007—2008 年	陈莲华	
2009—2010 年 10 月	陈英子	李文献
2010 年 11 月—2012 年 12 月	李文献	
2013 年 1 月—至今	李文献	蔡一榕

附录二：全科合影

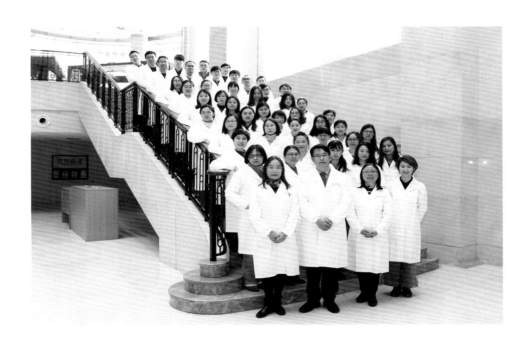

第七章
复旦大学附属肿瘤医院

第一节　成　立　背　景

复旦大学附属肿瘤医院麻醉科成立最初是隶属肿瘤医院外科的麻醉组。1957 年，第一任麻醉组长彭廉媛教授带领两名麻醉护士克服重重困难，在最初的两间手术室内为肿瘤医院外科保驾护航，创建了安全的临床麻醉管理。

1985 年 3 月 12 日肿瘤医院麻醉科正式建科，彭廉媛教授任麻醉科主任至 1988 年。此后近二十年我科由许静雯、邹静、刘亚玲、曹云开、谭志明先后任麻醉科主任，2003 年起随上海医科大学和肿瘤医院一起改名为上海复旦大学附属肿瘤医院麻醉科。2012 年缪长虹教授出任麻醉科主任，2014 年兼任重症监护室（ICU）主任至今。

第二节　学科发展状况

复旦大学附属肿瘤医院麻醉科目前共有两个手术中心、26 间手术室、疼痛门诊、术前评估门诊、内镜中心、海扶中心及 ICU。科室现有医护人员 80 人，其中教授 1 人，主任医师 2 人，副主任医师 11 人，主治医师 33 人，住院医师 17 人，麻醉科护士 14 人，规范化培训住院医师 3 人，博士硕士学位比例达 70% 以上。

麻醉科每个亚专业均有优秀的业务骨干，精益求精地完成各项临床麻醉工作，据申康医疗集团 2016 年数据显示全年手术室内手术数量达 3.6 万例，胰腺、大肠、食管、卵巢、前列腺、甲状腺及乳腺肿瘤手术数量居上海市第一，宫颈、肺、肝、肾、胃肿瘤手术数量居上海市 2～5 位，新开展的脑肿瘤手术数量居上海前十，从这一数据也充分说明了麻醉科的工作量。在完成大量常规手术麻醉同时，麻醉科配合外科成功完成许多复杂、疑难和危重患者手术，锐意进取，不断创新，广泛开展多项新技术、新项目，不断提高安全性和麻醉质量，五年来无严重医疗差错及任何医疗事故，为我院外科飞速发展提供了良好条件。

2013 年起，麻醉科同时负责 ICU 工作，ICU 拥有病床 13 张，平均每年收治包括休克、创伤、严重感染、急性呼衰、心衰和多功能脏器衰竭等各种患者近 400 例,危重患者抢救成功率达 85%。自 1988 年起即开设疼痛门诊,年门诊量近千例,治疗晚期癌痛等各种疾病引起的急慢性疼痛,效果良好,为广大肿瘤患者解除了痛苦。2016 年开设了术前评估门诊,为肿瘤患者围手术期的准备及处理提供指导。

麻醉科目前承担多项国家级和上海市自然科学基金科研项目,每年主持国家级继续医学教育项目:《围麻醉期疑难危重症管理进展培训班》,作为发起单位之一筹建"中国心胸血管麻醉学会",并为国家卫计委住院医师规范化培训基地。作为教育部博士硕士学位授予点,我科有博士生导师 2 名,硕士生导师 2 名,已总计培养 36 名硕士研究生、10 名博士研究生毕业,目前在招硕士研究生 6 名、博士研究生 7 名,2016 年起与徐州医科大学麻醉学院建立合作关系,承担培养大学生麻醉及相关学科实习任务。

在长期的临床和基础研究中,我科以麻醉与肿瘤免疫、麻醉与肿瘤转移复发为研究重点,凝练成若干具有自己特色的研究方向与技术,在麻醉与肿瘤免疫的基础与临床转化研究领域形成了优势,相关成果在 Br J Anaesth、AnesthAnalg 等权威刊物上发表多篇论著,被广泛引用,成果得到国内、国际认可。

第三节　取得的主要成绩

麻醉科临床业务近年来配合医院飞速发展,2016 年全年完成全院住院手术麻醉 36 477 例,承担乳腺外科日间手术 4000 例,内镜室无痛胃肠镜 8000 例,海扶中心麻醉 500 余例,连续 5 年麻醉手术量居全国五大肿瘤专科医院之首。

五年以来我科每年均获评肿瘤医院文明科室优胜奖,三次光荣承担国家卫计委援助摩洛哥外事任务。科室成员每年均获得医院"十佳"优秀员工、优秀住院医师、优秀主治医师、"十佳"医护人员、优秀共产党员等称号,2015 年荣获上海市卫计委重要薄弱学科建设项目。2016 年麻醉科团支部荣获复旦大学共青团"青年文明号",缪长虹主任获选上海市优秀学科带头人。

自 2008 年至今麻醉科共申请并获得上海市科委及市级课题 15 项,获国家自然基金 8 项,国家教委博士点基金 1 项。近 3 年累计发表麻醉与肿瘤免疫相关研究 SCI 论文 40 余篇,在缪长虹主任带领下,科室骨干参与全国高等医药院校教材《重症危重病医学》、《临床麻醉学》、《老年麻醉与围术期处理》及《当代麻醉学》编写。2016 年全科发表 SCI 10 篇(两篇 IF 5.0 以上),中华核心 4 篇,全科科研经费 452 万元。我科临床试验管理小组定期审核临床试验进度和入组标准,现有 20 余名医师及 3 名护士完成 GCP 培训,已完成全国性多中心的临床试验 2 项,现参与国际及全国性多中心试验各 1 项,临床科研项目蓬勃发展。

科主任缪长虹教授现任中国农工民主党上海市委委员、复旦大学副主委、中国心胸血管麻醉学会副会长(一级学会)、中国心胸血管麻醉学会胸科分会候任主任委员、上海市医学会麻醉学分会候任主任委员、中国高等教育学会医学教育委员会麻醉学教育研究会常务理事、中国医师协会麻醉医师分会常委、中国抗癌协会麻醉与镇痛专业委员会副主委、中国研究型医院学会麻醉学分会副主任委员、上海市医师协会麻醉学医师分会副会长、中华医学会麻醉分会委员、中国药理学会委员;《Anesthesiology》中文版副主编、《中华麻醉学杂志》、《国际麻醉学与复苏杂志》、《麻醉安全与质控》、《麻醉学大查房》、《JAPM》等杂志常务编委及编委。参加多部全国高等医学院校教材、中华人民共和国药典、国内多部麻醉学专著等编写,作为课题负责人先后承担国家级课题 4 项,其中国家自然科学基金 3 项、国家教委博士点基金 1 项,上海市卫生计生委重点学科建设项目 1 项及 973 子课题 1 项、上海市科委优秀学科带头人项目、上海市科委课题 3 项、上海市卫生局课题 1 项,在麻醉与肿瘤免疫和脓毒症领域进行了深入研究并拥有若干研究成果,发表文章 80 余篇,近三年以通讯作者发表 SCI 论文 20 余篇。

附录一:现任主任简介

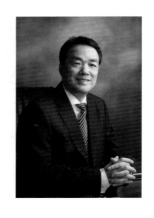

缪长虹,男,1966 年 1 月生,1995 年考入上海医科大学研究生院,师从著名的临床麻醉学家蒋豪教授,1998 年获上海医科大学麻醉学博士学位,2002 年起被聘为硕士研究生导师、复旦大学上海医学院麻醉学系授课副教授及中山医院麻醉科副主任,2003 年分别在美国哈佛大学医学院附属麻省总医院及华盛顿大学医学院附属 Barnes-Jewish 医院做访问学者,学习心胸外科、肝肺移植及大血管手术麻醉。2005 年晋升为主任医师、麻醉学系授课教授,2006 年被聘为博士研究生导师,2012 年 3 月作为人才引进到复旦大学附属肿瘤医院出任麻醉科主任,2014 年兼任重症监护室(ICU)主任至今。

缪长虹教授现任中国农工民主党上海市委委员、复旦大学副主委、中国心胸血管麻醉学会副会长(一级学会)、中国心胸血管麻醉学会胸科分会候任主任委员、上海市医学会麻醉学分会候任主任委员、中国高等教育学会医学教育委员会麻醉学教育研究会常务理事、中国抗癌协会麻醉与镇痛专业委员会副主委、中国研究型医院学会麻醉学分会副主任委员、中国医师协会麻醉医师分会常委、上海市医师协会麻醉学医师分会副会长、中华医学会麻醉分会委员、中国药理学会委员;《Anesthesiology》中文版副主编、《中华麻醉学杂志》、《国际麻醉学与复苏杂志》、《麻醉安全与质控》、《麻醉学大查房》、《JAPM》等杂志常务编委及编委。参加多部全国高等医学院校教材、中华人民共和国药典、国内多部麻醉学专著等编写,作为课题负责人先后承担国家级课题 4 项,其中国家自然科学基金 3 项、国家教委博士点基金 1 项,上海市卫生计生委重点学科建设项目 1 项及 973 子课题 1 项、上海市优秀学科带头人项目、上海市科委课题 3 项、上海市卫生局课题 1 项,总经费 500 万以上。在麻醉与肿瘤免疫和脓毒症领域进行了深入研究并拥有若干研究成果,发表文章 80 余篇,已培养 32 名硕士研究生和七年制学生毕业,10 名博士研究生毕业。目前在招硕士研究生 6 名、博士研究生 7 名,近三年以通讯作者发表 SCI 论文 20 余篇。

现任科室班子成员合影

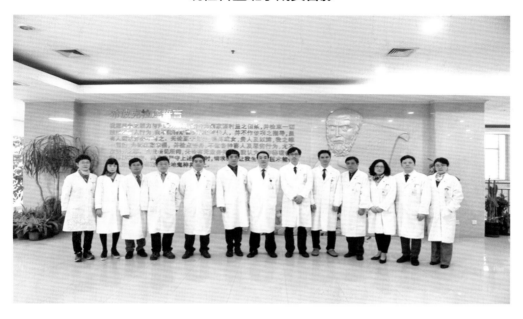

历任正副主任名单

1985—1988 年　　主任：彭廉媛；副主任：许静雯、邹静

1988—1990 年　　主任：（空缺）；副主任：许静雯、邹静

1990—1991 年　　主任：（空缺）；副主任：邹静、刘亚玲、曹云开

1991—2006 年　　主任：（空缺）；副主任：刘亚玲、曹云开

2006—2012 年　　主任：谭志明；副主任：刘亚玲、曹云开、张勇、尹华

2012 年—至今　　　主任：缪长虹；副主任：（空缺）

附录二：全科合影

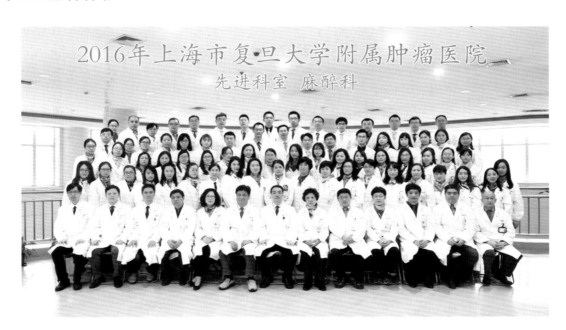

第八章
复旦大学附属妇产科医院

第一节 成立背景

复旦大学附属妇产科医院的前身"西门妇孺医院"是由美国人玛格丽特·威廉逊（Margaret Wiillianson）于1884年6月创建的一所基督教会主办的教会医院，为沪上首家妇婴医院。1985年更名为上海医科大学附属妇产科医院。1992年被国家卫生部、世界卫生组织、联合国儿童基金会首批命名为"爱婴医院"，同年市红十字会命名为上海市红十字医院，1995年通过国家三级甲等专科医院评审，是国家卫生部国际紧急救援中心网络医院。医院创建时因其屋顶呈红色，一百多年来，广大市民亲切地称其为"红房子医院"，2000年原复旦大学与原上海医科大学合并后改为现在的名字，2003年上海市卫生局批准"上海市红房子妇产科医院"为其第二冠名。

由于历史的原因，在相当长的时期内，妇产科医院麻醉科没有独立建制，隶属于妇科，人员以护士为主。麻醉科的工作仅限于完成一般的住院手术麻醉，由于当时硬件设施和技术力量等条件有限，麻醉的种类也几乎为清一色的硬膜外阻滞，其他的麻醉方式数量非常少，仅包括骶管阻滞和全身麻醉，到1999年气管内全麻的比例不足5%。麻醉科的科研工作也是一片空白。

由于当时技术力量薄弱，加上与中山医院同属一个系统，因此重大的手术经常请中山医院麻醉科会诊协助，这里面就包括文化大革命期间喧闹一时的张春桥妹妹死亡事件。1974年3月27日，张春桥的妹妹张佩瑛患有妇科疾病准备在妇产科医院手术，医院党总支在拟定"手术组名单"时，感觉负责麻醉科工作的叶景馨医生难以挑此重担，就向学校党委提出，要求派中山医院麻醉科主任方兆麟医师主持麻醉工作，当时方兆麟医生也是上海高干医疗小组的成员。3月30日，方医生特地从中山医院带了氧化亚氮瓶过来，结果当天发生意外，错把氧化亚氮当氧气使用，造成张佩瑛窒息死亡，之后妇产科医院被包围了几天几夜，所有与此事有关的医务人员都被一一审查，而方兆麟医生也被打成"反革命"，关入狱中直至四人帮倒台。

在上海市麻醉学会庄心良、蒋豪等老专家的关心下，2000年3月，麻醉科终于独立建科，在科主任黄绍强的带领下，麻醉科逐步开展了门诊手术麻醉（主要为无痛人流及妇科小手术）、分娩镇痛、小儿麻醉、术后疼痛治疗等工作，在妇产科的专科医院中于2000年率先开展了腰麻和腰麻硬膜外联合阻滞，到2002年腰麻硬膜外联合阻滞已经取代硬膜外阻滞成为主要的麻醉方式，这种变化一方面减少了椎管内麻醉的失败率，另一方面腰麻快速的起效也加快了手术的周转，提高了手术室的使用率，适应了当时手术工作量逐步增大的形势。其后随着妇科腹腔镜手术的发展，气管内全麻的比例越来越高，逐步成为妇科手术的主要麻醉方式。2005年，喉罩在全麻中开始得到应用，2006年，开展了急性等容性血液稀释和自体血回输工作。经过10年的发展，麻醉科由一个基础差、底子薄、只有几个人的科室逐步壮大起来，在科室人员结构、业务范围、专业素养和科研能力上都取得了较大的进步。近5年已经四次（2011、2013、2014、2015年）获得医院先进集体的荣誉称号，并先后被评为复旦大学和上海市青年文明号。

第二节　学科发展状况

复旦大学妇产科医院目前有黄浦和杨浦两个院区，其中杨浦院区于2009年10月底开张。因此麻醉科的业务包括两个院区妇科、产科及乳腺外科的住院及门诊手术麻醉、分娩镇痛、危急重症患者监护治疗等多领域，形成以腹腔镜手术麻醉、宫腔镜手术麻醉、高危产科麻醉、腰麻硬膜外联合阻滞为特色的科室。目前麻醉科内有医师40名，其中主任医师1名，副主任医师8名，主治医师18名，博士3人，硕士25人。2016年麻醉工作量达到45 000例，其中分娩镇痛占顺产的比例约为60%。自体血回输、超声引导的神经阻滞等技术已在临床常规开展。同时还负责医院ICU的工作，在各种类型的休克、DIC、急性肺水肿、呼吸功能衰竭等危重患者处理方面积累了丰富的经验。科室拥有各种先进的多功能循环、呼吸监护仪，有创监测已经是危重患者和盆腔根治手术的常规，纤维支气管镜、多种可视喉镜、麻醉深度监护仪、肌松监护仪、血气分析仪等先进设备为患者围手术期安全提供更全面丰富的技术保障。

本科室为复旦大学麻醉学的硕士点，承担着研究生的教学和培养工作，同时是复旦大学附属华山医院麻醉科住院医师规范化培养基地的教学基地和复旦大学附属中山医院麻醉专科医师培训基地的教学基地，承担着规培和专培医生的妇产科麻醉轮转培训工作。

2013年6月经中华医学会麻醉学分会和中国医师协会麻醉医师分会授牌，成为全国15家产科麻醉培训基地之一，承担着全国各地基层医院产科麻醉医生的培训工作。每年举办妇产科麻醉进展国家级继续教育学习班1期，全国产科麻醉基地培训活动两期，得到了大家的普遍认可。

第三节　取得的主要成绩

麻醉科注重跟踪国内、国际学科动态和最新进展，积极在临床实践中发现问题和思考问题，积极开展临床科研工作。已申请到的课题包括 1 项上海市自然科学基金、3 项上海市卫生局基金、1 项复旦大学上海医学院课题、2 项上海市麻醉学会青年基金和 1 项上海市疼痛学会青年基金，科研主要方向包括产科麻醉与分娩镇痛、妇科腹腔镜手术麻醉、围手术期疼痛治疗、麻醉药药理学等。近年来在国内核心以上的期刊发表论文 80 余篇，SCI 论文 20 篇，其中包括在麻醉学领域权威的期刊 Anaesthesia、Anesth Analg、Eur J Anaesthesiol 等发表文章。

附录一：现任主任简介

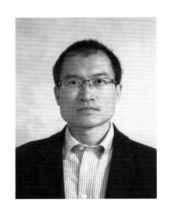

现任科主任黄绍强，副教授，主任医师，硕士研究生导师。1971 年出生，1994 年 7 月从上海医科大学毕业后至妇产科医院麻醉科工作至今，其间于 1995—1996 年至上海医科大学附属中山医院麻醉科进修，1996 年考入上海医科大学研究生院攻读麻醉学硕士学位，导师为上海医科大学附属华山医院梁伟民教授，1999 年毕业后回到妇产科医院麻醉科，2000 年起负责麻醉科工作至今，2002 年因工作出色被评为上海市卫生系统先进工作者，2006 年晋升副主任医师，2011 年被复旦大学批准为硕士研究生导师，2012 年晋升主任医师。近 5 年在核心以上期刊发表论文 60 多篇，其中 SCI 论文 10 篇。现任中华医学会麻醉学分会产科麻醉学组委员，上海市麻醉学会委员，妇产科麻醉学组组长，上海市麻醉医师协会委员。现任副主任为耿桂启、焦静。

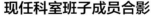

现任科室班子成员合影

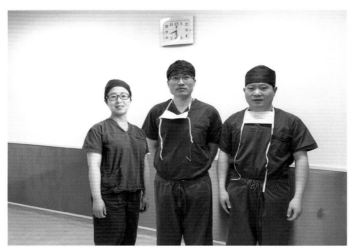

附录二：全科合影

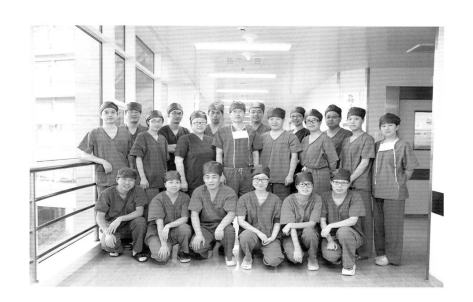

第九章
复旦大学附属华东医院

第一节　成立背景

华东医院前身为宏恩医院，上海解放后为了华东地区和长江以南各省的高级干部的医疗保健工作的需要，于1951年2月正式建院。1972年6月与延安医院合并仍称华东医院。2008年9月成为复旦大学附属医院。

华东医院创建时期，主要服务对象为上海市、华东局和其他周边省区的高级干部和驻沪的国外领事馆、办事处等机构的外籍人员以及来沪访问、路过等外籍人士。医院成立时没有麻醉医生，需要麻醉时则请中山医院麻醉科吴珏教授或方兆麟教授担当（两人均聘为华东医院麻醉顾问）。1957年陈雄斌医生从北京医学院毕业分配到华东医院任麻醉医生。当时由于麻醉和手术患者不多，陈雄斌平时在中山医院麻醉科进修，有手术则回医院为患者施行麻醉。至1965年建立麻醉组，麻醉从业人员发展为4人。70年代与延安医院合并时共有麻醉从业人员7人，同时工作范围也由单纯的干部医疗保健转为同时为普通市民进行医疗服务。麻醉组负责人陈雄斌医生团结全体麻醉人员，因陋就简、因地制宜，在当时各种仪器设备非常缺乏的情况下，开展了临床麻醉和各项监测工作，成功实施了各种危重患者、老年患者的麻醉和急救处理，取得了显著的社会效益。在文革结束后1987年建立麻醉科，隶属大外科，由陈雄斌医生担任科主任。

第二节　学科发展状况

1989年，卫生部文件正式确定麻醉科为二级临床学科，从此麻醉科的发展步入了新的阶段。在陈雄斌主任的领导下，华东医院麻醉科成员已发展至15人，医疗、教学和科研工作逐渐走上了规范建设之路。制定健全了科室各项规章制度，定期组织科室学习和病例讨论，为规范临床麻醉工作、控制业务质量、提高各级麻醉人员业务水平奠定了基础；陆续配备了进口麻醉机、监护仪，硬件的改善有力地保障了临床麻醉和其他工作的顺利开展。

麻醉科建科后，科主任由陈雄斌担任，赵长杰任副主任。1994年增聘杨旅军为麻醉科副主任。随着医院的快速发展，麻醉科在陈雄斌主任的带领下，抓住发展机遇，开拓前进，学科建设取得了显著成效。临床麻醉业务量稳步提高、麻醉质量不断上升、业务范围迅速扩展、科室硬件设施持续改善，科室成员学历结构进一步优化。在多年开展疼痛治疗的基础上，1988年正式开设了对外疼痛门诊，并在1997年麻醉科疼痛治疗获得上海市第二届临床医疗成果奖。麻醉科于1994年正式建立了麻醉后复苏室（PACU）。医院手术室由1989年的6间发展到本世纪初的14间。1998年底陈雄斌主任主动要求退居二线，杨旅军担任科主任，黄一鸣、郭乃良担任副主任。

自2015年起，华东医院麻醉科拥有层流手术室18间，术后恢复室2间8张床位，均配备统一的麻醉机和监护系统。在科主任杨旅军、副主任顾卫东领导下，已有医师27人。其中，高级职称7人，中级职称20人，初级职称4人，另有麻醉护士4人。

第三节　取得的主要成绩

一、临床特色

华东医院麻醉科的医疗特色是老年患者的临床麻醉和危重症的抢救复苏。全科室每年完成各种麻醉2万余例，其中65岁以上老年患者比例占80%以上，年龄最大的麻醉手术患者为103岁。可开展手术种类包括神经外科、心外科、普外科、骨科、胸外科、泌尿外科和妇产科等，开展的治疗包括各种无创、有创性检查的麻醉和镇痛。配有全自动自体血回输机，开展术中患者自体血液回输。目前我科已引进超声等可视化技术，并积极运用于各项操作及术中监测，丰富的临床经验结合新技术的运用，为各科挑战高难度手术保驾护航。

我科在20世纪80年代就在全国率先开展无痛内镜检查与治疗的探索和实践。在90年代成为麻醉科常规工作。至今，麻醉科已常规开展无痛气管镜检查、肿瘤患者无痛介入治疗，全麻下DSA检查与治疗等项目，是华东医院开展舒适医疗的"排头兵"。

二、教学与科研

华东医院在20世纪80年代起承担上海第一医学院医疗系本科见、实习带教任务和麻醉与复苏教学任务。现作为复旦大学附属医院，我科承担了复旦大学上海医学院的麻醉学教学工作，以及本科生、研究生的麻醉科实习轮转带教任务。作为上海市住院医师规范化培训基地，承担上海市麻醉科住院医师规范化培训工作，并承担徐州医科大学麻醉学院本科生带教实习工作。作为三级甲等综合医院，我科承担了全国各地麻醉科进修医师的教学培训工作。

在科研方面，我科积极开展麻醉学基础理论研究，在各种医学核心刊物发表论著、论文、综述等已近百篇。近年来，我科承担省部级开放课题2项、市科委课题2项；在国外杂志发表SCI

期刊论文 7 篇、国内核心期刊论文 56 篇；申请专利 2 项。

附录一：现任主任简介

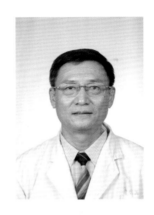

杨旅军，男，1982 年毕业于上海第一医学院（现复旦大学）医学系。毕业后分配于华东医院麻醉科工作至今，现任麻醉科主任，主任医师。1994 年任科副主任，1998 年底任科主任。1987 年至 1989 年赴摩洛哥王国塔扎省穆罕默德二世医院，参加援外医疗队工作。1992 年至 1993 年、1997 年至 1998 年先后以访问学者身份两次赴法国留学进修。在科室管理中重视人文关怀，强调医疗安全。对高龄老年患者和危重患者的麻醉、对疼痛治疗尤其是癌痛的处理具有丰富的临床经验。同时，能跟踪麻醉学的最新进展，努力提升科室人员的理论素养，着重提升年轻医师的医疗实践能力；在科研活动中坚持密切结合临床实际开展临床科研工作，参与编写多部医学专著，在医学核心刊物发表论著、论文 20 余篇。

历任正副主任名单

1957 年 8 月—1987 年　科室负责人　陈雄斌

1987—1998 年　科主任　陈雄斌

1998—2014 年　科主任　杨旅军　副主任　黄一鸣、郭乃良

2015—至今　科主任　杨旅军　副主任　顾卫东

附录二：全科合影

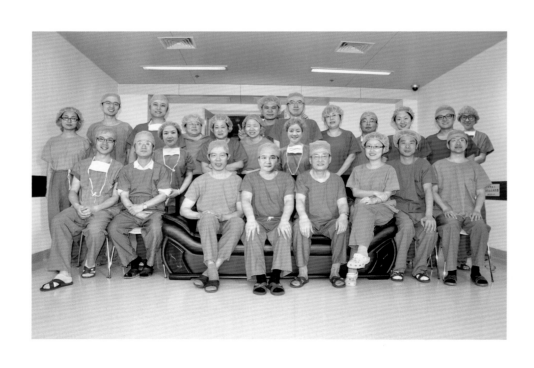

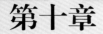

第十章
上海交通大学医学院附属瑞金医院

第一节　成立背景

瑞金医院麻醉的历史要追溯到 20 世纪 50 年代初。在新中国成立之前，医院最早的麻醉都是由天主教的嬷嬷（即修女）或外科医生自己完成的。但到了 1950 年，外籍天主教神父和嬷嬷陆续离开中国。为了保障医疗工作不受影响，医院安排当时的外科主治医生史济湘到上海中山医院跟随吴珏教授进行了为期一年的麻醉专科学习，并成为了吴珏教授的大弟子。

1952 年史济湘教授学成之后，就挑选了两名手术室护士组建了麻醉组。1955 年，史济湘从年轻护士中再抽调 8 位（时称"八大姐"）扩充麻醉组，再加上原来的两位，共称"十大姐"，使得瑞金医院成为了当时麻醉护士最多的一家医院。到了 1957 年，恰逢瑞金医院（当时称广慈医院）建院 50 周年，在 10 月 31 日正式成立了麻醉科，并任命院系调整之后从仁济医院调入广慈医院的李杏芳教授担任麻醉科主任，史济湘教授任麻醉科副主任。在李杏芳教授主持麻醉科工作之后，史济湘教授就逐渐将工作重心转移到了烧伤科，成为中国烧伤医学的奠基人和鼻祖。

李杏芳教授为湖南长沙人，1941 年到美国学习，就读和工作于西弗吉尼亚州亨廷顿市圣玛利亚医院，研习妇科学和麻醉科学。1947 年与丈夫外科学家董方中教授一起毅然回国，还带回了 Ohio 麻醉机、吸入药环丙烷和循环紧闭全麻的技术。根据李杏芳所带回来的麻醉机，上海方浜中路的一家私营工厂（后来改为上海医疗设备厂）仿造成功了国内首台麻醉机——陶根记麻醉机，之后经改良的 103 型麻醉机迅速风靡全国各大医院，从技术上和设备上开创了中国麻醉的新天地。

1957 年李杏芳教授担任麻醉科主任，在她的带领下，瑞金医院麻醉科临床学术逐步建立。心内直视手术、低温麻醉、不可逆出血性休克动物模型、心脏肝脏移植的动物实验和临床手术麻醉……都是李杏芳教授一生中抹不去的成就。1957 年李杏芳主任对肌肉松弛剂导致呼吸抑制的论著就被刊登在《中华外科杂志》首页。1964 年 8 月李杏芳教授率领的广慈麻醉科在南京召开的第一届全国麻醉学术会议上提交宣读了 9 篇高质量的原创论文，获得全国同道的一致好评，奠定了李杏芳教授和瑞金医院麻醉科在国内学术界的领先地位。作为新中国第一代麻醉人，李杏芳教授与上海中山医院的吴珏教授和北京的尚德延教授、谢荣教授、谭惠英教授一起并称"中国麻醉五大家"。1965 年李杏芳教授招收了沈阳医学院的王惠伯医生成为广慈麻醉科的第一位硕士研究生,可惜之后因"文化大革命"而中断了学业。晚年,李杏芳教授作为中国现代麻醉学科的奠基人之一,在回忆自己的一生时,曾这样说道:"我一生最大的骄傲就是没有发生一例麻醉意外。"

在李杏芳教授之后麻醉科历经了王志增、黄宗明、于布为三代主任的领导,一代又一代科室同仁不忘初心,薪火相传,风雨兼程,砥砺奋进,造就了从辉煌到卓越的不平凡发展历程。

从麻醉组建立至今 65 年的岁月长河里,瑞金麻醉科见证并书写了新中国麻醉史上的多项第一和首创:国内首次应用氟烷吸入全身麻醉;首次研究应用肌肉松弛剂及人工冬眠技术;麻醉保障国际首例大面积严重烧伤患者——邱财康的抢救成功;最先开展体外循环心内直视手术麻醉及针刺麻醉;国内首次将毒扁豆碱用于中药麻醉催醒并且获得成功;"文革"期间中药麻醉上海协作组组长单位、针麻上海上腹部协作组单位;首例且多例成功的肝脏移植麻醉和心脏移植麻醉;国内首例嗜铬细胞瘤手术的麻醉和首例胰腺移植手术的麻醉;首次提出并建立了"理想麻醉状态"和"精确麻醉管理"的理念和临床实践;首次提出"麻醉无禁忌"、"日间手术中心"、"麻醉门诊"、"麻醉治疗学"、"舒适医疗"的概念和实践;独立发表大陆首篇被《Anesthesiology》杂志配发专家述评的全麻机制论著;首次获得国家临床重点建设专科项目;首次成为中华医学会麻醉学分会在北京以外的全国主任委员单位;首次成为国家麻醉科专科医师培训专家组组长单位;2015 年上海卫计委建设的首批重要薄弱学科。自 2012 年以来上海复旦大学医院管理研究所麻醉专科声誉排行榜全国第三、四位,上海和华东地区第一的排名。这些首次和率先奠定了瑞金医院麻醉科在中国麻醉学界的领军地位。

第二节 学科发展状况

1996 年,于布为教授从长海医院被引进到瑞金医院麻醉科工作,并担任麻醉科主任至今。在于布为教授的带领下,瑞金医院麻醉科实现了新的跨越,在学科建设,人才培养,理念创新,技术引领,质控规范,指南建立等方面都走在全国的前列,形成了特色鲜明的瑞金风格,吸引了来自全国各地以及港,澳,台和海外等地区的广大麻醉医生前来学习交流。在于布为教授的带领下,瑞金医院麻醉科已经成为中国麻醉学科教,学,研和人才培养的重要基地。

截至 2017 年 4 月统计,瑞金医院麻醉科拥有博士生导师 1 名,硕士生导师 6 名,已经培养毕业了博士后 1 人,博士研究生 32 人,硕士研究生 100 人,上海市优秀博士论文 4 人,优秀硕士论文 1 人,获得国家自然科学基金 15 项,卫生部基金 1 项,中华医学会临床科研基金 1 项,上海市级基金 9 项,交通大学医学院自然科学基金 4 项,国家留学基金 6 人,医学会人才基金 6 人,上海市教委优秀教师培养基金 4 人。上海市医学科技二等奖 1 项，广州市科学技术进步奖 1 项，发表论文 300 余篇，其中 SCI 论文 50 余篇；共主编、主译各类图书 10 余本，主编杂志 1 本，主编报刊 1 份，获实用新型专利证书 6 份。

瑞金医院麻醉科目前在编医护人员 64 人，其中医生 55 人，护士 5 人，技师 4 人。医生中博士学历 17 人。主任医师 5 人，副主任医师 14 人。麻醉科住院医师基地培训的住院医师 30 人，年招收全国各地进修医师 40 多人，徐州医学院和潍坊医学院的实习医师 10 多人，在读硕士和博士研究生十多人，以及部分海外访问学者。目前有 16 人次在中华医学会，中国医师协会等国家和上海市的学术组织中担任委员或领导职务。

麻醉科全体同仁遵循着"医德高尚、医术高明、医风清廉、医态儒雅"的科室文化，精益求精，不懈追求，2016 年安全完成手术治疗的麻醉例数为 61 433 例，较 2015 年增长 15%，承担着分布在全院 12 处 67 间手术治疗室和 30 张苏醒室床位的繁重的临床麻醉工作，以及疼痛门诊，麻醉门诊评估及访视，急性疼痛治疗服务（APS），急救复苏，MDT，专科会诊等大量手术室外麻醉工作。

第三节　取得的主要成绩

在于布为教授的带领下，瑞金医院麻醉科近 20 年来在理论创新，技术引领，质控规范，培训定考，行业发展等方面一直是中国麻醉学界的引领者，也推动着具有"中国特色的麻醉与围术期医学学科"的建设，取得了许多重要的成果。

在理论创新方面：于布为教授提出的"理想麻醉状态"和"精确麻醉管理"，"舒适医疗"实践已经成为瑞金医院麻醉科的特色与优势。由此建立并提出的"麻醉无禁忌"，"日间手术麻醉"，"麻醉门诊"等新概念新实践也被国内广泛接受，这些创新的理论和实践不仅提升了麻醉学科的服务能力和水平，也使病人，兄弟科室，乃至社会受益，目前正在探索建立的麻醉与围术期医学科，以及由此形成的新型医院安全舒适保障群的建设将会根本改变麻醉学科的传统面貌，促进医学和社会的发展。

在技术引领方面，瑞金麻醉科建立了诱导期高容量液体填充策略和由此形成的容量监测与治疗的新体系。创立了脑电监测麻醉深度和围术期脑功能评价与防护技术体系，在预防和纠正围术期认知功能损伤方面发挥了重要的作用，也获得 2013 年上海市医学科技二等奖的奖励。创新了气道困难的预防策略，伤害性感受监测策略，"三明治"麻醉策略，深麻醉拔管策略等新型技术。这些新型的技术操作与策略体系也通过进修医生和访问学者等的交流向业内辐射，受到广泛好评。

在质控规范方面，瑞金医院麻醉科在于布为教授领导下主编了《2014 年中国临床麻醉快捷指南》，并且主持制定了"吸入麻醉操作指南"，"中心静脉置管"，"TCI 输注技术"等多项指南。规范了呼气末二氧化碳监测，肌松药物拮抗操作实践。瑞金医院麻醉科同时也是中华医学会麻醉学分会的 6 项临床技术培训中心。

在培训定考方面，瑞金医院麻醉科是上海市麻醉科住院医师规范化培训和专科医师培训专家组组长单位，最早主持制定了上海市的麻醉科住院医师规范化培训与专科医师培养和考核的标准。并且主持编写考核培训用的教材。瑞金医院麻醉科同时也是"中国基层医院麻醉科主任培训"基地，和上海中山医院联合连续举办了 7 期基层医院麻醉科主任培训班。瑞金麻醉科创立了住院医生麻醉科轮转制度，很好的培养了非麻醉学专业的住院医师，收到良好的效果。目前这样的培训模式已经被多地采纳并推广应用到全国。

在行业发展方面，于布为教授提出了中国麻醉学科发展的 5 项愿景，尤其是首次创新的"舒适医疗"概念，这些都被国内外和医疗管理部门一致认可，秉承发展，极大的推动了中国麻醉学科的整体进步。瑞金麻醉科在于布为教授的带领下主办了多次上海医学会麻醉学专科年会，沪新台港澳学术峰会，2010 年的首次中美麻醉学术辩论会。作为起草单位制定并发布了国内首个《手术室环境保护条例》和《麻醉医师劳动保护条例》。瑞金麻醉科主办了国内首份麻醉学报刊《医学参考报－麻醉学频道》和专业杂志《麻醉与监护论坛》，对于国际和国内的新知识，新进展交流传递发挥了重要的桥梁纽带作用。

瑞金医院麻醉科从辉煌走向卓越的发展历程只是中国麻醉学科，乃至中国社会快速发展的一个缩影，站在巨人的肩膀上，麻醉科的十六字科训"医德高尚、医术高明、医风清廉、医态儒雅"，一直鞭策着继往开来的瑞金麻醉人不忘初心，继续奋勇攀登医学的高峰！

附录一：现任科主任介绍

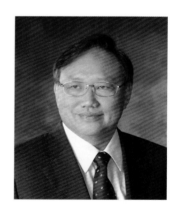

于布为，教授，主任医师，博士研究生导师，上海交通大学医学院附属瑞金医院麻醉科主任，瑞金医院卢湾分院院长。现任中华医学会麻醉学分会常委，中国医师协会麻醉医师分会副会长，上海医学会麻醉科专科分会顾问，上海医师协会麻醉医师分会会长，上海市卫生计划委员会麻醉科住院医师规范化培训专家组组长，上海医师协会麻醉科专科医师培训专家组组长，中华医学会理事，上海医学会理事，东亚麻醉联盟主席，世界麻醉学会联盟学术委员会委员，美国老年麻醉进展学会委员，德国麻醉与危重病学会名誉委员。曾任中华医学会麻醉学分会第十届全国委员会主任委员。目前是《麻醉与监护论坛》和《医学参考报麻醉学频道》主编，《中华麻醉学杂志》，《临床麻醉学杂志》，《上海医学》等杂志的副主编。

擅长临床麻醉和危重病抢救诊疗。创新性提出了"全身麻醉的哲学思考"，"理想麻醉状态"，

"精确麻醉管理","麻醉无禁忌","麻醉治疗学","舒适医学"等学术理念,并且建立了"理想麻醉状态"和"精确麻醉管理"的临床实践与规范。主编专业书籍十余部,发表SCI收录论文50余篇,作为项目负责人获得国家自然科学基金3项。科研研究集中在全身麻醉药物的作用机制,麻醉与记忆功能,疼痛的中枢机制等领域。

附录二：现任科室班子成员合影

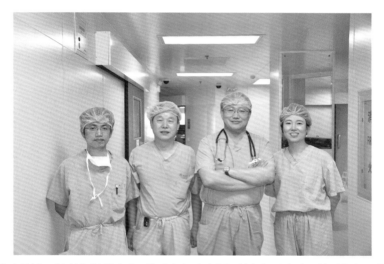

(从左到右：科副主任薛庆生、科副主任张富军、科主任于布为、科副主任罗艳)

附录三：全科合影

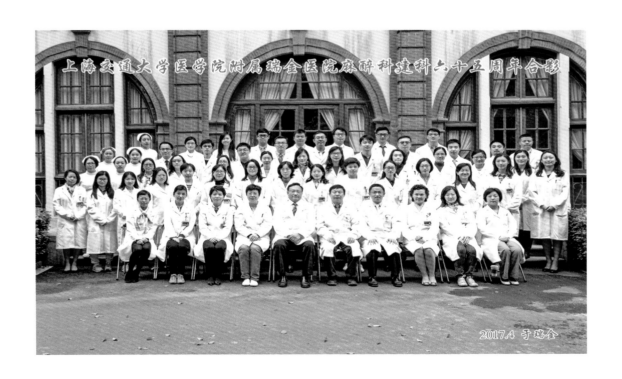

瑞金医院麻醉科历任主任名单：

1957 年，经上海第二医学院批准，将瑞金医院麻醉组改为麻醉科，并聘任

主　任：李杏芳　1957—1967 年

副主任：史济湘　1957—1959 年

　　　　王鞠武　1978—1984 年

1984 年 7 月，经院领导批准，聘任

主　任：王志增　1984 年 7 月—1988 年 1 月

副主任：黄宗明　1984 年 7 月—1988 年 1 月

1988 年 2 月，经院领导批准，聘任

主　任：黄宗明

副主任：席德忠，蔡慧敏

1991 年，聘任

副主任主持工作　蔡慧敏

1997 年 1 月，聘任

主　任：于布为

副主任：彭章龙　2002—2008 年

　　　　张富军　2005 年

　　　　薛庆生　2009 年

　　　　罗　艳　2011 年

2014 年 1 月，聘任

主　任：于布为

副主任：张富军

　　　　薛庆生

　　　　罗　艳

上海交通大学医学院附属瑞金医院卢湾分院

上海瑞金医院卢湾分院麻醉科成立于 1993 年。前身是成立于 1962 年的上海卢湾区中心医院麻醉组。现在，我院麻醉科已经发展成为集临床麻醉、科研、教学为一体的重要临床科室。曾多次获得卢湾区及院内先进集体的称号。

手术麻醉科是担负全院外科系统手术病人的临床麻醉及手术护理、院内急救复苏、重症监护治疗及疼痛治疗的临床科室。而随着四十多年的快速发展，目前麻醉科现设临床麻醉部、麻醉苏醒室。能够完成普外科、妇产科、骨科、泌尿外科、介入等各种手术的麻醉以及术后镇痛、分娩镇痛、无痛人流、无痛胃肠镜及其他有创检查。

疼痛门诊是麻醉科的一个重要分支，承担着麻醉前评估和慢性疼痛治疗的重要任务。慢性疼痛愈来愈成为影响健康的重要原因，诊疗范围包括：病理性神经痛治疗、颈肩腰背痛诊治和晚期肿瘤疼痛治疗。

科室人员结构合理，现有医护人员 21 人，高级职称 3 人，中级职称 10 人，初级职称 8 人，其中博士 1 人，硕士研究生 6 人，他们大都具有渊博医学知识和丰富的临床经验，能独立处理各种临床麻醉问题，为患者提供良好的医疗服务。

麻醉科的员工们不仅为我院开展高难度的手术提供了麻醉安全保证，而且还担负着医院和本区其他一、二级医院的相关会诊处理，受到了同行业的肯定。目前随着医学的不断发展，麻醉学科也有了突飞猛进的成长，而医院对于麻醉科的投入逐渐增大。本院麻醉科现配有先进的监护仪、麻醉机、可视喉镜、除颤仪、麻醉深度监测、纤支镜等设备。可开展气管内插管全身麻醉、微创腔镜手术麻醉、控制性降压等各类高难度麻醉技术，这些先进设备也为保障病人的麻醉顺利完成与术后麻醉恢复提供了坚实的保障。

在完成临床工作的同时，麻醉科在科研上也有一定成就，近十年来，共获得省部级，局级课题 10 余项，国内外发表论文 50 余篇，并选送 3 名优秀医生出国进修。

"壁立千仞无欲则刚，海纳百川有容乃大"展望未来，麻醉科全体上下不会为了现有取得的成绩而自满，不会为了实际工作中遇见的种种困难而停步，在区领导与院领导的支持鼓舞下，我们将更加努力奋斗，建设一个学习进取，重医疗、重教学、重科研的区级甚至市级先进科室。

第十一章
上海交通大学医学院附属仁济医院

上海交通大学医学院附属仁济医院建院已有173年，是上海历史最悠久的西医医院。现已发展为东、西、南、北四个院区。麻醉学科也不断壮大，医、教、研齐头并进，特色为：心血管麻醉、重症监测治疗、肝胆和移植外科麻醉、危重产科麻醉和麻醉药理研究。

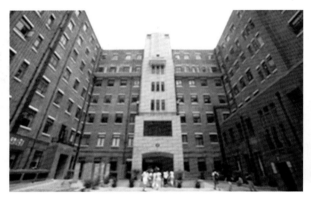
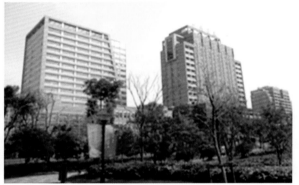
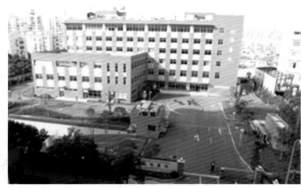
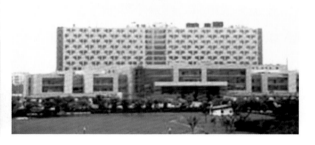

第一节　成　立　背　景

20世纪40年代初，仁济医院尚未设立麻醉科，也无专业麻醉医师。手术时的麻醉由病区实习医师在外科医师指导下完成，并由手术室护士协助。当时，麻醉方法以局麻为主，同时开展乙醚开放式点滴法和单次蛛网膜下腔阻滞，所用的局麻药为普鲁卡因和邦妥卡因。

1947年，李杏芳医师留美回国，主持仁济医院的麻醉工作，同时带来了一台Ohio麻醉机、全身麻醉药如环丙烷、金属和橡胶气管导管以及各种椎管内麻醉穿刺针等，利用这些简陋的设备，成功地在腹腔大手术中使用全身麻醉，为外科大手术患者提供了安全保障。李杏芳主任回国后培养了麻醉专职护士（杨学英、励云美），主要负责气管插管全身麻醉，以硫喷妥钠诱导，接着吸入乙醚达三期二级行气管插管。其他麻醉方法仍由实习医师在外科医师指导下进行。

至 1952 年，麻醉医疗任务增多，逐渐开展了气管内插管全身麻醉和蛛网膜下腔阻滞等。1954 年正式成立了麻醉科，李杏芳教授担任主任，成员有孙大金、杨学英、励云美、兰廷芸、殷根娣等。

第二节　学科发展状况

1957 年，由于院系调整，李杏芳教授调往广慈医院（现瑞金医院），麻醉科由孙大金医师负责，成员有张小先、王子芬、姚建玲等。麻醉科于 1958—1960 年先后开展了控制性降压、静脉强化麻醉、连续硬膜外阻滞及氟烷吸入麻醉，均取得成功。

1986 年，杭燕南任麻醉科副主任，孙大金主任开始招收硕士研究生。1982 年孙大金、张小先、许灿然和杭燕南教授，率先开展了右颈内静脉中心静脉穿刺插管测压、桡动脉穿刺插管测压，应用 Swan-Ganz 漂浮导管测定肺动脉压和心排出量等多项血流动力学指标监测。1987 年应用脉率血氧饱和度和 1989 年应用呼气末二氧化碳监测，及时发现心、肺，脑、肾等功能的变化，指导治疗，从而提高麻醉质量，1991 年达到 50 000 例手术无麻醉死亡、3000 例心脏手术无严重并发症的优异成绩。1990 年，杭燕南教授任麻醉科主任。1992 年，为迎接三级甲等医院评审，西院手术室由 7 间增至 11 间，手术量大大增加。

1988 年，麻醉科在仁济医院西院开设了疼痛门诊；2000 年在东院开设疼痛门诊，现每周一至五全天开诊，在带状疱疹治疗、腰腿痛治疗、术后镇痛、癌性镇痛等方面积累了丰富的临床经验。

1998 年申请并批准为上海市临床麻醉药理基地，1999—2000 年批准为卫生部临床药理试验基地麻醉专业组，由杭燕南和王祥瑞先后任负责人。临床药理试验基地麻醉专业组每年按 GCP 要求完成 10 余项新药临床试验。

1999 年东院建立由麻醉科管理的外科重症监护病房（SICU）。随着手术量增多，SICU 病床增至 14 张，由皋源医师负责工作，抢救了许多外科危重患者。

2001 年，王祥瑞教授任麻醉科主任。2001 年，杭燕南教授、王祥瑞主任带领的麻醉团队成功在仁济东院进行了第一例肝移植麻醉，近年每年实施肝移植麻醉 500 余例。现以俞卫锋主任、杨立群主任负责，主治医师为主的小儿肝移植麻醉专科团队，每年完成的小儿肝移植麻醉 200 余例处于世界领先地位。

2005 年 6 月，仁济医院东部外科大楼启用，手术室由原来 24 间增加到 38 间。自 2014 年 12 月起，俞卫锋教授担任麻醉科科主任，建立了 11 个亚专业组，建立麻醉诱导室增加复苏室与日间手术室,筹备建立高水准的麻醉实验室。仁济医院麻醉科现共有手术室 78 间,日间手术室 18 间。至 2016 年,仁济医院的年手术麻醉数达 9.26 万例,其中无痛诊疗(无胃痛肠镜和无痛人流)麻醉数达 30 000 余例,日间手术 1.8 万例,业务范围涉及临床医疗的各种诊疗过程。

第三节　取得的主要成绩

孙大金从 1983 年开始招收麻醉学硕士,1992 年与二医大药理学教研室金正均教授联合招收麻醉药理学博士。1997 年麻醉科被批准为博士学位授予点,杭燕南成为麻醉学博士研究生导师,张小先为硕士生导师。1999 年孙大金、杭燕南、王祥瑞为博士生导师,王珊娟、陈杰、皋源、闻大翔为硕士生导师。至今,又增加俞卫锋、杨立群、皋源为博士生导师,田婕、李佩盈、何征宇、何振洲为硕士生导师。

1993 年上海第二医科大学批准麻醉科成立麻醉药理和重症监测研究室,杭燕南任研究室主任。2009 年获批为国家中医药管理局三级实验室——针麻效应实验室,王祥瑞为第一任主任。

早于 1952 年上海第二医学院建院后,李杏芳教授就任担麻醉学的教学工作。1957 年仁济医院成立外总等教研室,麻醉学作为外科学总论内容之一,由孙大金、张小先、许灿然等任教,孙大金任外总教研室副主任。1994 年,上海第二医科大学麻醉学教研室在仁济医院成立,由杭燕南任教研室主任。同时,上海市卫生局委托上海第二医科大学,指定麻醉科负责开设麻醉专业大专班和本科班,共培养 45 名麻醉专业医师。2001 年,王祥瑞担任教研室主任,自 2003 年起,仁济麻醉科就被上海市教委指定承担“危重病医学”教材的编写和建设工作,“危重病医学”成为市教委重点课程项目和上海交通大学双语教学示范课程建设项目。2005 年,“创建临床模拟实训基地与医学教学实践”获上海市教学成果三等奖,“重症监测与治疗”获上海市教委课题资助。2008 年“麻醉与危重病医学”被评为上海市精品课程。

1995 年,仁济医院麻醉科成为牵头单位,被评为上海市卫生系统医学领先专业重点学科,孙大金教授为总负责人,杭燕南教授为仁济医院麻醉科负责人。1995—1998 年为第一期,1999—2001 年完成第二周期建设,以心脏患者和老年患者麻醉为主攻方向,有效地降低围手术期老年患者并发症发生率和死亡率。

2008 年 1 月,经上海交通大学医学院批准,仁济医院麻醉科牵头成立了上海交通大学医学院麻醉与危重病学系,王祥瑞教授任系主任。包括仁济、瑞金、九院、市一、儿中心、新华、三院、六院、国妇婴、胸科医院的医学院下所有附属医院的麻醉科等共同承担麻醉学的教学任务。现由俞卫锋教授任系主任。

仁济医院是上海市麻醉专业住院医师临床技能考核基地和上海市麻醉住院医师培训基地,负责每年上海市麻醉专业住院医师临床技能考核,并承担麻醉专业住院医师规范化培训的任务。

目前承担临床医学专业八年制外科学总论中麻醉部分 3 课时大课教学及 8 课时见习；临床医学专业五年制外科学总论中麻醉部分 4 课时大课教学，见习 3 学时；临床医学专业 12 级八年一贯制共计 30 学时的"危重病医学"选修课程教学；临床医学专业 12 级五年制英文班共计 30 学时危重病医学选修课程教学。2015 年 6 月，申请获得上海市交通大学医学院麻醉学专业学位研究生实践基地，2017 年开设新选修课《麻醉与危重病学》。

在精神文明建设方面，麻醉科多次被评为上海第二医科大学文明班组、院先进集体、医院先进党支部。2003 年被评为 2000—2002 年度上海市卫生系统先进集体。2004 年被评为 2001—2003 年度上海市劳模集体。

科研方面，至今获国家 973 课题 2 项、22 项国家自然科学基金、2 项卫生部科研基金、1 项教育部基金、其他 8 项省部级基金资助，1954 年至今麻醉科已发表论文 700 余篇，其中 SCI 收录 60 余篇。获得专利 11 项，其中发明专利 3 项。

自建科以来，仁济麻醉科编写了多本重要著作，获得了多项科研奖项：《麻醉机和呼吸器的理论和应用》（1987 年），《重症监测治疗与复苏》（1998 年），《心血管麻醉及术后处理》（第 1 版 1999 年），《实用临床麻醉学》（2001 年），《当代麻醉与复苏》（1994 年），《重症监护治疗手册》（1999 年），《当代麻醉学》（第 1 版 2002 年），《当代麻醉手册》（2004 年），《疼痛治疗技术》（2005 年），《疼痛治疗手册》（2007 年），当代麻醉药理学丛书（总主编）（分主编 4 本）（2008—2009 年）；《围手术期呼吸治疗学》（2002 年），《急性肺损伤 - 基础与临床》（2005 年），《循环功能监测学》（2005 年），《当代麻醉药理学丛书：围术期心血管治疗药》（2008 年），《当代麻醉药理学丛书：吸入麻醉药》（2008 年），《重症监测与治疗技术》（2011 年），《心血管麻醉和术后处理（第 2 版）》（2011 年），《当代麻醉手册（第 2 版）》（2011 年），《当代麻醉学（第 2 版）》（2013 年），《肌肉松弛药（第 2 版）》（2015 年），《肝胆麻醉和围术期处理》（2016 年），《老年麻醉与围术期处理》（2016 年），《当代麻醉手册（第 3 版）》（2016 年），《临床麻醉学理论与实践》（2017 年）。主译《循证临床麻醉学（第 2 版）》（2010 年），《肌筋膜疼痛和触发点手册 - 第 2 册译本》（2014 年）。

1976 年"血液稀释和电解质平衡液代血浆临床应用"上海市重大科技成果三等奖；1998 年"针刺与硬膜外复合麻醉用于胆囊切除术与单纯连硬麻醉比较研究"获上海市卫生局中医药科技进步三等奖。1999 年"心脏患者麻醉"获上海第二医科大学医疗成果奖；2001 年"围术期急性呼吸衰竭的防治"上海市科技进步三等奖；2001 年"针刺麻醉听神经瘤的规范化研究"教育部科技成果三等奖；2004 年"老年患者麻醉药的药代学和药效学研究"第 3 届上海医学科技三等奖；2005 年"复合针刺技术对围手术期缺血心肌保护作用及其机制研究"第 4 届上海医学科技三等奖；2006 年"针麻心脏手术心肺保护作用及机制研究"首届中国针灸学会科学技术二等奖；2007 年"手术患者循环功能调控新策路"上海市科技进步三等奖；2008 年"低氧耐受及呼吸道压力生物学效应与术后肺部并发症的关系"第 7 届上海医学科技奖三等奖。

附录一：现任主任简介

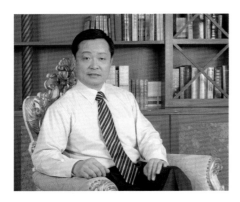

俞卫锋教授，上海交通大学医学院附属仁济医院、第二军医大学附属第三医院（东方肝胆外科医院）麻醉科主任、教授、博士生导师。上海交通大学医学院麻醉与危重病学系主任。1989 年师从于著名麻醉学家王景阳教授和著名的肝胆外科学家国家最高科技奖获得者吴孟超院士分别攻读硕士和博士学位。

现任中国医师协会麻醉学医师分会会长，中华医学会麻醉学分会副主任委员，上海市医学会麻醉专科委员会前任主任委员，世界麻醉医师联盟（WFSA）疼痛委员会委员等。《中华麻醉学杂志》、《临床麻醉学杂志》、《JAPM》副总编辑。

俞主任长期从事肝胆疾病的麻醉与围手术期处理的临床与基础研究，尤其是在吸入麻醉药肝毒性机制研究、围手术期肝保护与黄疸麻醉的基础临床研究、癌性疼痛的信号转导与基因治疗等方面一直处于国际领先水平。现在是国际麻醉界具有重要影响的著名肝胆麻醉专家之一，也是我国和上海市麻醉学的领军人之一。

主要学术成就包括：

1．坚持肝胆麻醉特色研究获得国内外学术界高度认可，成为国际著名的肝胆麻醉学家。打破综合医院麻醉科的垄断成为领军上海及全国麻醉学科的专科麻醉医师第一人。

2．肝脏麻醉研究

（1）在自身深入研究基础上制定的肝胆麻醉常规成为中国国家标准并被世界权威麻醉教科书推荐；

（2）独创性地提出吸入麻醉肝毒性一元化机制，为开发无毒麻醉新药奠定理论基础；

（3）麻醉药预处理的肝保护策略被世界麻醉权威法国 Beaussier 认为是开拓麻醉由纯保障走向治疗第一线工作范畴的革命性工作。

3．黄疸麻醉研究　　进行一系列有关黄疸与麻醉药中枢敏感性、心血管低反应性、麻醉药物的药代药效及疼痛瘙痒关系的研究，这些独创性研究成果的临床应用大大降低了黄疸患者的围手术期并发症的发生率和死亡率、大大缩短了患者的 ICU 停留时间及总住院时间、大大减少了住院费用。

4．癌痛成瘾机制与基因治疗研究

（1）基因治疗应用于癌痛及阿片成瘾治疗，已形成发明专利，基因药物有望为这两种顽症的有效治疗带来曙光；

（2）首创的转移性骨癌痛及胰腺癌痛模型为癌痛研究提供了很好的工具，被世界上广泛应用。

任硕士生导师 19 年，博士生导师 14 年来，共培养硕士生 52 名，博士生 48 名。主持与参与国自然 30 项，以第一负责人承担 17 项省部级以上课题，主编专著 10 部。共发表论文 257 篇，SCI 收录 66 篇，单篇最高 6.186 分（均指第一或通讯作者）。有四篇在世界最著名的麻醉学杂志《Anesthesiology》，一篇在疼痛主要专业杂志《Pain》上发表。获国家和军队科技进步二等奖各一项，另获总后勤部"科技新星"、上海市卫生系统"银蛇奖"、军队院校"育才奖"银奖、"上海市优秀学科带头人"、"上海市科技精英提名"、中国医师协会麻醉学分会（CAA）"中国杰出麻醉医师"、中华医学会麻醉学分会（CSA）"杰出研究奖"并入选国际华人麻醉学院（ICAA）"华人麻醉名人堂"等各种奖励。

现任科室班子成员合影

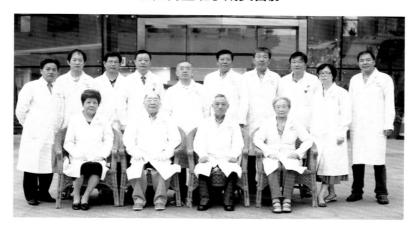

历届科主任名单

李杏芳（1947—1957 年）、孙大金（1957—1990 年）、杭燕南（1990—2001 年）、王祥瑞（2001—2014 年）、俞卫锋（2014—至今）

历届科副主任名单

张小先、许灿然、王珊娟、陈杰、皋源、何振洲、杨立群、苏殿三

附录二：全科合影

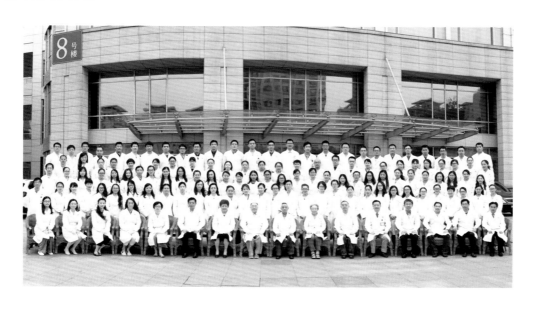

第十二章
上海交通大学医学院附属新华医院

第一节　成立背景

新华医院创建于1958年，是新中国诞生后在上海兴建的首家三级甲等综合性教学医院。上海交通大学医学院附属新华医院麻醉科有深厚的历史底蕴，在麻醉领域处于技术领先地位，自1958年创建以来，接受来自全国各地的各种常见病和疑难患者以及许多高龄患者、危重患者都得到适宜的麻醉和治疗。实施各种麻醉新方法，以适应各种手术要求。在心肺脑复苏领域积累小了丰富经验。经历几代人的不懈努力，新华医院麻醉科逐渐形成了小儿麻醉特色，在小儿麻醉专业技术和学术水平方面一直处于国内领先行列。

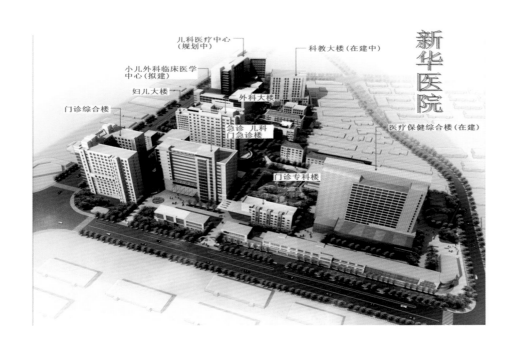

1958年，麻醉科手术室位于"工"字形病房大楼的北三楼，共有6间手术室。当时麻醉科人员共计3位，他们是：金熊元、励云美和孙述理。就在人员少、设备简陋的情况下，开始了麻醉工作。1958年金熊元任麻醉科第一任主任并开始了麻醉科的创建工作，为新华麻醉事业的发展作出了巨大贡献。开展了国内第一例"驼背伸直"手术麻醉，第一例腹腔镜手术麻醉，第一例 TURP 手术麻醉，第一例小儿体外循环心内直视手术麻醉……。1962 年，金熊元教授通过研究并发表了对小儿腹部大手术实施硬膜外复合全身麻醉的理论，这一创新性成果的提出早于国外整整 5 年。1972 年随着小儿外科迁回儿科大楼，儿科手术室重新开放，我科接受了一名来自阿尔巴尼亚的小儿麻醉进修医师，马家骏协助金熊元带教，很好地完成了任务，也为增进两国人民间的友谊作出了一定的贡献。1971 年我院成功抢救一名因电击伤自主循环停止 23 分钟的病例，该成果获得了国家科技大会奖。在总结经验的基础上，金熊元教授会同其他专家编写了国内第一部相关专著《心跳呼吸停止的抢救》受到同行广泛欢迎。

第二节　学科发展状况

我科在成长发展过程中，小儿麻醉专业得到了很大的发展，在与相关科室配合中，我科的小儿麻醉专业几乎达到了"全覆盖"程度，麻醉例数增加，麻醉安全性大大提高。连体儿分离手术、多种新生儿畸形纠治术、脊柱侧弯纠治术等复杂大手都显示出小儿麻醉实力，尤其是在与小儿心胸外科配合中，充分体现出"相互促进，相互提高"的发展方式，早期在全国首先使用和推广许多小儿麻醉新药和新方法，并积累丰富临床经验，如三氯乙烯小儿麻醉和小儿腋路臂丛阻滞。我科小儿麻醉实力也得到美国 HOPE 基金会的充分肯定，进一步提高了我科在国内麻醉界的地位，多次去外地兄弟医院开展小儿体外循环心内直视手术麻醉，更巩固了学术地位。小儿椎管内麻醉数万例无麻醉意外，推出按椎管长度合理应用局麻药，并得到广泛推广。自 1985 年全国首届小儿麻醉学术会议起，我科连续作为全国小儿麻醉学组副组长单位，先后协助举办了 4 届全国小儿麻醉学术会议。

1998 年我科从原小儿麻醉学专业医师中抽调包括副主任医师、主治医师和住院医师共计 6 名医师至新建的上海儿童医学中心工作，马家骏兼任主任，陈煜任副主任主持工作，为儿童医学中心的手术业务开展和麻醉科建设立下了汗马功劳。

第三节　取得的主要成绩

2003 年 7 月上海交通大学医学院附属新华医院外科大楼落成，拥有净化层流设备的现代化手术室 29 间，麻醉恢复室有床位 16 张，每间手术室均有中心气源，电源桥，通信设备以及全进口的手术床，手术灯。麻醉设备全是 Cicero EM，Julian，Fabius 和 Ohmeda 麻醉机，Datex，Agilent 多功能生理监护仪，可实施无创、有创、连续心排量、脑电双频指数、心电图、血氧饱和度、呼气末二氧化碳、肌松药、血气电解质等监测，有体外起搏器、纤支镜、GlideScope

视频喉镜、各种喉罩和各种加温装置。根据上海市重点工程建设以及我院十二五规划，3年内我院建造完成保健综合楼和小儿外科大楼并将增加17间手术室，因此我院手术间达到目前的46间。

2008年1月王英伟教授担任新华医院麻醉科主任。在王英伟主任的带领下，各级人员各司其责，麻醉科飞速发展，拥有先进的麻醉设备，雄厚的技术力量，健全的规章制度和诊疗常规，24小时全天候开放手术，为医院各手术科室提供了良好条件。2009年麻醉3万2千余例，成人临床科室齐全，开展各种手术的麻醉和监测，尤其在腹腔镜、胸腔镜等内镜手术、各种心脏手术、老年及疑难危重患者的手术、神经外科与骨科手术麻醉等方面具有丰富的临床经验和研究特色。麻醉科不仅能够自行开展高龄、危重患者的手术麻醉，而且能很好地配合手术医师开展外科特大手术及骨科、心胸科、儿科等手术麻醉，学科实力显著增强。2009年小儿麻醉年麻醉量超过1万人次，对新生儿、小儿先心、气道异物，困难气道、7例连体儿分离，亲体肝移植手术麻醉等属国内领先。

2008年1月开设疼痛门诊，开展外周、中枢神经的神经阻滞技术、慢性疼痛微创介入治疗（包括射频、神经毁损的介入治疗）以及臭氧治疗椎间盘突出症，治疗急慢性疼痛，取得满意的社会效果。2010年6月新华医院外科重症监护室（SICU）归属麻醉科统一管理，主要收治各手术科室（普外、胸外、骨科、神经外科、泌尿外科、妇科、耳鼻喉头颈外科、整形外科等）的急重症患者。SICU面积1200m²，设置病床28张，其中7张床位为移植、特殊患者应用，是目前全市规模最大的SICU之一。新华医院麻醉学科从此在专业上第一次得到了健全，为学科的进一步发展奠定了良好的基础。

现有在编医师（麻醉、SICU）共计60名，其中主任医师3名，副主任医师12名，主治医师28名。目前有博士生导师2名，硕士生导师3名。先后有数十名医师分别被派往美国华盛顿大学附属医院、得克萨斯州儿童医院、麻省总院、匹斯堡大学、以色列Ichilov医院、新加坡国立大学医院、中央医院以及香港玛丽医院麻醉科进修学习，并建立友好关系。科室每年至少邀请3名美国麻醉学领域知名的专家教授来科进行学术交流和学术讲座。

自1999年至今每年举办一期的国家级继续教育项目《小儿麻醉学进展》学习班，以其内容丰富，教学方式新颖，吸引了来自全国各地的麻醉同行。举办喉罩应用研究进展国家继续教育学习班共2期，另外我们还参与国家级继续教育项目"小儿先天性心脏病麻醉进展"学习班的讲课。承担上海交通大学医学院本科生、硕士生、夜大学学生，徐州医学院麻醉本科生的教学任务和临床实习带教。历年来金熊元招收了5名硕士研究生，马家骏招收了3名硕士研究生，他们分别是：郝复、金国光、梁菁、张毅、李纪昌、孙瑛、黄悦、陈依君。他们学成之后都成了本单位的业务骨干。近5年来科室培养硕士研究生30名，已毕业硕士研究生22名，其中3名研究生获得省部级以上课题，协助培养博士研究生3名，从2010年开始，麻醉科开始独立招收麻醉学博士研究生。每年为全国各大医院培养数十名进修医师，自建科以来共计培养国内外进修医师百余名，其中很多医生已成为当地乃至国内的学科带头人或业务骨干，如衡新华教授、熊源长教授等。

通过历史的积累与沉淀，逐步形成了以小儿麻醉、疼痛机制为主的临床和基础研究方向。尤其是近十年来，科室在科研方面有了重大的突破和飞跃。共计在国外权威学术杂志和国内核心期刊发表第一作者或通讯作者的学术论著150余篇，其中SCI收录50篇，包括国际著名的专业杂志如：《Journal of Neuroscience》、《Anesthesiology》、《Molecular Pain》、等。主编专著3部，副主编专著3部，参编专著5部。承担国家863重点攻关课题1项，国家自然科学基金10余项、上海市各类课题近20项、校院级基金课题10余项。

历年来我科先后参与了以下设备的研发：1. XH-1小儿呼吸机（绍兴三五仪表厂）2. BL-5半导体全身变温毯（上海机械学院）3. XM-1小儿麻醉机（上海医院设备厂）

主编或参编的专著有：心跳呼吸停止的抢救、实用麻醉学、小儿外科学（上册）、小儿麻醉手册、麻醉学新进展、呼吸器与麻醉机、当代吸入麻醉、现代麻醉学、现代吸入麻醉药的进展、小儿外科诊疗手册、当代麻醉与复苏、小儿心脏外科学、心血管麻醉和术后处理、当代麻醉学、当代麻醉手册、实用小儿麻醉学、实用临床麻醉学、婴幼儿麻醉学、小儿麻醉学进展、儿童局部麻醉等20部。

附录一：现任主任简介

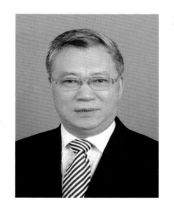

石学银，教授，博士生导师，主任医师，上海交通大学医学院附属新华医院麻醉科主任。担任中国研究型医院协会麻醉学分会副主任委员，中国心胸血管麻醉学会副主任委员，上海医学会麻醉专业委员会副主任委员，上海医师协会麻醉分会副会长，上海市口腔麻醉学会副主任委员，上海市中西医结合学会围术期专委会副主任委员，中华医师协会麻醉分会常委，中华口腔医学会麻醉专业委员会常委，中国医师协会麻醉学分会委员，亚太口腔麻醉学专业委员会委员。国家自然基金委评审专家，《中华麻醉学杂志》、《临床麻醉学杂志》、《国际麻醉与复苏学杂志》等杂志编委。以严重战创伤复苏和围手术期器官保护为主要研究方向，先后以第一或通讯作者发表SCI论文40多篇。以第一申请人承担国家自然科学基金面上项目4项，军队及省部级课题12项。以第一完成人获得军队科技进步二等奖、上海市科技进步二等奖以及教育部医疗成果二等奖各1项；取得国家专利7项，其中发明专利4项。2010年荣获上海市领军人才称号，2015年获首届"上海市仁心医师奖"提名奖。

现任科室班子成员合影

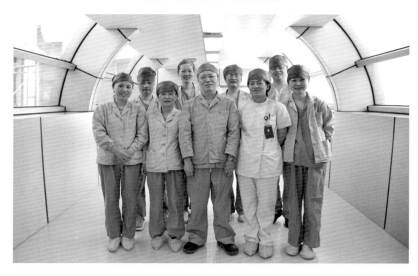

历任正副主任名单

金熊元、鲍泽民、马家骏、尤新民、王英伟、石学银

附录二：全科合影

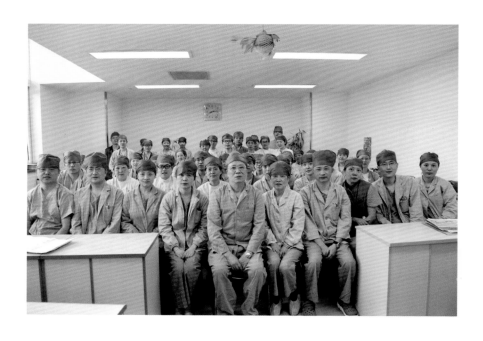

新华医院崇明分院麻醉科

第一节　成立背景

新华医院崇明分院的前身是崇明县中心医院，创建于 1915 年，是崇明地区规模最大、设施最先进，集医疗、教学、科研和管理为一体的现代化综合性教学医院。2009 年，上海市政府提出"5+3+1"工程，授权上海交通大学医学院附属新华医院全面负责崇明三级医院建设工作，改名为上海交通大学医学院附属新华医院崇明分院。2012 年，医院成功通过上海市三级乙等综合医院评审。

麻醉科在 80 年代以前只是隶属于外科的麻醉组，1982 年从外科独立创建麻醉科，首任科主任袁振新。2006 年以前麻醉科只有 6 间手术室，2006 年新手术室建成后拥有 10 间层流手术室，为创建三级乙等医院 2010 年新建外科大楼又新增 10 间现代化手术室。

第二节　科室发展状况

麻醉科创立之初只有一名麻醉医生，其余都是麻醉医士和麻醉护士，学历最高是大专，经过多年发展，特别是 2010 年后医院成为新华医院崇明分院并启动创建三级医院的进程后，麻醉科在人员资质、仪器设备和学术能力等方面得到快速提升，完全达到了三级医院的各种要求，是崇明区卫计委医学重点学科，医院创建三级医院重点临床学科。科室现有医务人员 21 人，主任医师 1 人，副主任医师 5 人，主治医师 6 人，住院医师 6 人，麻醉护士 3 人。其中硕士 5 人，博士 1 人；手术室护士 30 人，其中主管护师 14 人。

麻醉科目前每年完成手术近 10000 例，无胃痛、肠镜、无痛人工流产 13 000 余例，术后多模式安全镇痛 4000 余例，苏醒室 5000 余人次。主要医疗特色①老年患者麻醉：我区是一个长寿岛，高龄手术逐年增加。其中>60 岁的老年患者占 35% 以上，且近 3 年来>90 岁患者手术 140 余例无麻醉死亡和严重并发症；②危重患者急救与麻醉：科室拥有全区最齐全的抢救设备，医生具有最全面的抢救技能，如气道管理、心肺复苏、动静脉穿刺、生理功能监测、容量治疗、酸碱平衡、血管活性药物应用、呼吸机治疗等，保障了患者手术治疗与抢救的开展；③气道管理：熟练应用纤支镜、视可尼、可视喉镜、各种型号喉罩、双腔支气管。尤其对各种喉罩的应用积累了丰富的临床经验和研究特色，保证了患者的安全；④各种腔镜手术麻醉：对神经外科、心胸外科、普外科、泌尿外科、妇科、骨科、耳鼻咽喉科等各种腔镜手术麻醉有丰富的临床经验和围手术期的监测和处理。基本做到大手术不出岛；⑤无痛诊疗：开展门诊急慢性疼痛诊疗，大力开展无胃痛、肠镜、无痛人工流产、术后多模式安全镇痛等为无痛医院和舒适化医疗起到关键作用；⑥麻醉后苏醒室：为手术后患者提供苏醒场所，更好地保障手术患者的安全。

第三节 取得的主要成绩

科室目前参与国自然项目一项（81572859）承担上海市卫计委科研基金（201440273）一项，上海市卫计委青年科研基金（20154Y0099）一项，崇明县科委及科委启明星基金两项。科室主要研究方向有老年患者麻醉及药物机制，老年患者围手术期疼痛治疗，癌痛的临床治疗及钠通道作用机制等。近年共发表SCI论文2篇，医学核心期刊论文25篇。

附录一：现任主任简介

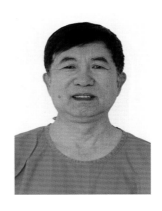

尤新民，男，1953年12月出生，主任医师。1978年9月上海交通大学医学院（原第二医科大学）医学系毕业分配到附属新华医院麻醉科工作。1994年晋升副主任医师任科副主任主持工作，2003年晋升主任医师任麻醉科主任，2007年任外科重症监护治疗病房（SICU）主任。2010年6月底受新华医院委派到新华崇明分院麻醉科任科主任至今。1989年10月—91年11月赴摩洛哥医疗队工作二年，2000年1~6月赴新加坡国立大学医院麻醉科进修。

1998年至2013年（第五届至第八届）任上海市麻醉专业委员会委员，第七届兼秘书，上海市医疗事件评审专家库成员，上海市医患纠纷人民调解专家咨询委员会委员、上海市医院等级评审专家，《中华麻醉学杂志》、《临床麻醉学杂志》、《世界临床药物》杂志编委或通讯编委，《复旦大学医学报》、《交通大学医学报》、《上海医学》等医学杂志为特约审稿专家。发表论文120余篇。2010年主编出版《围术期气道管理》，副主编《围术期液体治疗》，共参编十一部专著。2016年获"仁心医者：上海市杰出专科医师奖"提名奖。

现任科室班子成员合影

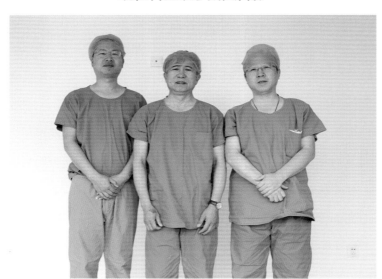

附录二：全科合影

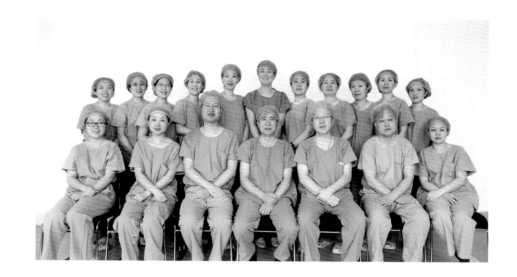

第十三章
上海交通大学医学院附属第九人民医院

　　从医院创立到 1950 年，医院没有专职的麻醉人员。所有的麻醉操作均有外科医生和手术护士实施。手术前由外科医生实施腰麻，随后交给手术室护士监护管理。20 世纪 40 年代末 50 年代初，我国现代麻醉学的开拓者吴珏、李杏芳在国外学习麻醉后回国，为上海麻醉学科的建设，人才的培养发挥了重大作用。为满足外科发展需要，确保麻醉手术安全，医院于 1951 年从手术室护士中遴选 2 位业务技术好、工作责任心强的手术室护士王淑真、郑荷芳，经过短期进修培训学习，成为九院第一批专职麻醉人员。当时学习的教材正是吴珏编写的《麻醉手册》。1952 年，随着助理护师陆连奎的加入，麻醉小组的队伍达到 3 人，由陆连奎任小组负责人。当时医院仅有 2 间手术室，一台简易的陶根式麻醉机，没有监护设备，只能施行简单的乙醚开放滴入法及单次普鲁卡因蛛网膜下腔阻滞，月完成麻醉不足 10 人次。1955 年，医院派郑荷芳到上海第二医学院附属仁济医院和上海第二医学院附属瑞金医院短期进修，逐渐开展连续硬膜外阻滞麻醉和气管内插管吸入麻醉。

　　1958 年，印度尼西亚归侨、湖南长沙湘雅医学院医疗系毕业的沈建南医师进入上海第九人民医院工作。1962 年，沈建南医师在上海第二医学院附属瑞金医院进修麻醉后，于上海第九人民医院正式创建了外科麻醉组，并担任组长，麻醉科的雏形初步形成。当时从事临床麻醉的只有 2 名医师和 4 名护士，无论硬件和软件仍很简陋，业务范围也仅局限于椎管内麻醉、神经阻滞、乙醚开放点滴和普鲁卡因静脉麻醉。1965 年沈建南医师考入上海第一医学院麻醉学专业研究生，师从吴珏教授，并赴澳大利亚阿德莱德颅颌面外科中心学习麻醉技术。1978 年，在外科麻醉组的基础上正式成立了麻醉科，沈建南教授成为首任科主任。在这段时间，尽管条件十分艰苦，但还是创造了一系列令人瞩目的成就：1964 年在国内率先进行了双侧根治性颈淋巴同期清扫术治疗晚期口腔颌面部恶性肿瘤的麻醉；1977 年成功实施全国第一例颅颌面径路眶距增宽矫正术的麻醉；1979 年在国内首次成功实施了颅颌面联合根治术治疗晚期颌面部恶性肿瘤手术的麻醉，受到国内外麻醉学界的关注。

　　1987 年，师从李杏芳教授的王鞠武教授来到麻醉科担任第二任科主任。王鞠武医师于 1954 年毕业于上海第二医学院医疗系，曾任上海第二医学院附属瑞金医院麻醉科副主任。主要致力于中药麻醉临床应用与研究，在全国首创应用毒扁豆碱于中药麻醉催醒及中药麻醉用于体外循环心内直视手术，曾参与国内进行首例心脏移植手术麻醉获得成功。1989 年，卫生部第 12 号文件规定麻醉科为与内、外科平行的二级临床学科。此后九院麻醉科发展迅速，业务范围也有了新的拓展。除了临床手术麻醉外还涉及院内急救复苏、镇痛门诊和日间手术麻醉，口腔颌面外科和整形外科麻醉始终是本学科的特色。1989 年还创立了中华口腔医学会口腔颌面外科专委会麻醉学组，王鞠武教授任学组组长。

　　1992 年，朱也森教授自法国斯特拉斯堡大学附属医院留学归国后担任第三任科主任及教研室主任，并接替王鞠武教授担任中华口腔医学会口腔颌面外科专委会麻醉学组组长。1994年，朱也森教授还在国内率先建立了由麻醉科管理的麻醉后苏醒室（PACU），并迅速在国内推广。2003 年成为上海第九人民医院重点学科。针对口腔颌面外科和整复外科患者"困难气道"的棘手问题，学科研制出盲探气管插管装置。1996 年，盲探气管插管装置获得了中国实用新型专利；1997 年获得上海市卫生局医学科技成果重点推广项目，并获得上海市优秀发明奖；2001年获得全国"挑战杯"大学生课外发明二等奖；2005 年获得医疗器械生产许可进入产业化生产。该技术奖于 2000 年和 2007 年两次入选卫生部"面向农村和城市社区推广适宜技术十年百项计划"，在本院主办全国性学习班共 12 期，与福建省、新疆自治区、云南省、湖南省和吉林省卫生厅、上海市麻醉质控中心、西安市麻醉学会、石家庄市卫生局联合举办学习班有 8 期，学员共达千余人。2006 年又成为上海交通大学医学院重点学科。2005 年和 2006 年，朱也森教授分别担任了上海医学会麻醉学分会和上海医学会急救和危重病学分会的副主任委员。2007 年，朱也森教授在国内率先设立了麻醉诱导室和规范的麻醉护士培训制度。2008 年，九院手术麻醉科牵头北京大学口腔医院、第四军医大学口腔医院、四川大学华西口腔医院、武汉大学口腔医院的麻醉科成立了中华口腔医学会口腔麻醉学专业委员会，朱也森教授担任首任主任委员。同年，中华口腔医学会口腔麻醉学专业委员会联合日本、韩国口腔麻醉学会创建了亚洲口腔麻醉学会联盟（FADAS），朱也森教授作为创始人任轮值主席，成功地主办了国际学术性会议——首届 2 次FADAS 会议。由朱也森教授和姜虹教授主持的"围术期困难气道的研究"获得上海医学科技奖三等奖（2005 年）、中华医学科技成果奖三等奖（2006 年）和上海市科技进步二等奖（2006 年）。

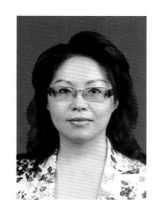

　　现任科主任姜虹教授于 1991 年毕业于上海第二医科大学医疗系后分配到手术麻醉科工作。1995 年，姜虹教授成为九院培养的第一位麻醉硕士研究生（导师为朱也森教授），1998 年研究生毕业后成为手术麻醉科行政副主任。2000 年成为九院手术麻醉科第一位博士研究生（导师为张志愿院士）。2003 年入选上海市青年科技启明星计划。2005 年赴美国圣路易斯华盛顿大学医学中心做高级访问学者，2006 年底通过评审被破格晋升为主任医师，2008 年起担任上海交通大学医学院附属第九人民医院麻醉科第四任科主任和第二任麻醉学教研室主任。2010 年晋升为博士生导师，2015 年晋升为上海交通大学医学院教授。2015 年接任中华口腔医学会口腔麻醉学专业委员会主任委员。此外还兼任中华口腔医学会理事（2015—）、上海口腔医学会口腔麻醉学专业委员会主任委员（2010—）、上海医学会麻醉学分会副主任委员（2016—）、亚洲口腔麻醉学会联盟常务理事（2008—）、中华医学会麻醉学分会全国青年委员、世界疼痛医师协会中国分会委员和上海口腔医学会理事等职。研究方向以头颈颌面外科麻醉与围术期脏器保护为主。先后承担国家自然科学基金 2 项、上海市科委、上海市教委、上海市卫生局课题 10 余项。以第一作者或通讯作者发表 SCI 论文 53 篇。2006 年和 2008 年分获上海交通大学和上海市三八红旗手称号，2016 年获上海市首届医树奖。主持的《头颈颌面外科手术麻醉策略与围术期脏器保护的研究和应用》获得 2016 年上海市科技进步一等奖。

第十四章
上海交通大学附属第一人民医院

第一节　成立背景

　　上海交通大学附属第一人民医院始建于 1864 年，其前身为 Shanghai General Hospital。1877 年，医院有了第一个中文名称"上海公济医院"。是全国建院最早的西医综合性医院之一。1952 年，公济医院改名为"上海市立第一人民医院"，并于 1966 年定名为"上海市第一人民医院"。2002 年我院冠名"上海交通大学附属第一人民医院"。市一医院现分设北部（虹口区海宁路 100 号）和南部（松江区新松江路 650 号），是目前上海市占地面积最大的三甲综合性医院。

Shanghai General Hospital (SGH):
TWO CAMPUSES AND FOUR GOVERNING HOSPITALS

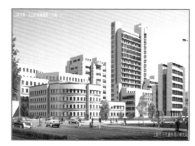

Hongkou Campus

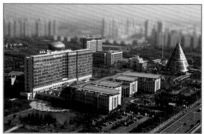

Songjiang Campus

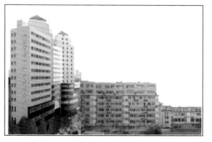

Shanghai General hospital branch (No. 4 Hospital)

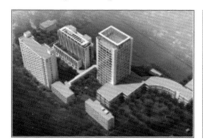

Baoshan branch hospital

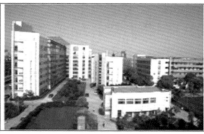

Songjiang branch hospital

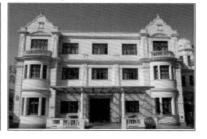

Shanghai Eye Disease Prevention and Treatment Center

Shanghai General Hospital

自建院到 20 世纪 50 年代初,市一医院尚无专门的麻醉医师,手术麻醉全部由修女(嬷嬷)、手术室护士与外科手术医生兼管。时至 1953 年,开始有专职麻醉人员担任临床麻醉工作,并聘任吴珏教授兼任主任。1956 年专职麻醉人员增加到四人,每天有一人值班,参加院内各科的抢救复苏工作。1962 年我院已有 9 位专职麻醉医生,成立了麻醉小组。1978 年市一医院正式成立麻醉科,庄心良教授任主任。

第二节   学科发展状况

建院 153 年以来,市一医院麻醉科经历了从无到有,从小到大翻天覆地的变化。

1956 年在吴珏教授的指导下,开展了单次硬膜外阻滞麻醉,1959 年发展为连续硬膜外阻滞。1957 年开始采用硫喷妥钠诱导气管内插管全身麻醉,建立完善的人工气道,使麻醉安全性大大提高。1960 年,采用普鲁卡因加琥珀胆碱静脉点滴维持全身麻醉,获得成功。1961 年,成功进行了低温、体外循环麻醉下心脏直视手术,成为上海市较早开展体外循环心脏直视手术的医院之一。同年,采用气管内插管全麻、控制性降压及局部低温的麻醉方法开展肝叶切除术。

1959 年市一医院开展了全国第一例针刺麻醉,在针麻镇痛下摘除扁桃体,以后又扩大到在针刺麻醉下行甲状腺摘除术、前列腺摘除术。20 世纪 60 年代末到 20 世纪 70 年代初,在泌尿外科、普外科、骨科和妇产科手术广泛开展了针刺麻醉。

20 世纪 80 年代后期,临床各科新技术、新手术如脑外科的显微手术、产科和普外科的腹腔镜手术、普外科的门静脉重建术、口腔科的恶性肿瘤切除术、泌尿外科的经尿道前列腺气化切除术及小儿外科手术等蓬勃开展。在庄心良主任的带领下,麻醉科为我院外科各类手术的开展作出了应有贡献。

20 世纪 90 年代初,全身麻醉比例逐年升高,市一医院麻醉科建立了麻醉后复苏室(PACU),配备了必要的设备、场地与人员,是上海市最早建立麻醉后复苏室的医院之一,保障了麻醉恢复阶段的安全。疼痛治疗是麻醉学科的一个分支,1993 年,市一麻醉科开展了手术后硬膜外镇痛。1994 年起开设疼痛门诊,对慢性颈肩痛、腰腿痛、腱鞘炎等导致的疼痛有明显治疗效果。1997 年,市一心脏外科得到了很大发展,手术种类拓展为先心、换瓣、动脉瘤切除、冠状动脉搭桥、激光打孔等多种心脏手术,难度增加的同时,患者数量剧增。面对这样的局面,我科选派人员到北京阜外医院等医院进修学习,同时组织优秀中青年技术骨干钻研医疗技术,使麻醉科始终成为手术科室的可靠支柱。鉴于市一麻醉科多年来临床与科研中取得的成绩,经"打擂台"和专家评审,市一麻醉科于 1995 年成为上海市麻醉重点学科之一。

李士通医师 1995 年调入市一医院,1997 年获得上海市卫生系统银蛇奖三等奖,并晋升为主任医师。1998 年入选上海市卫生系统"百人计划"。1999 年由医院选送赴美学习。在美期间获得美国门诊麻醉基金和门诊麻醉年会两项优秀论文奖励。回国后于 2000 年聘任为麻醉科主任。

目前李士通主任担任麻醉科主任,上海市质控中心主任。

多年辛勤的耕耘再次迎来了全社会对市一医院麻醉科的肯定。1999年初,上海市麻醉质量控制中心成立,上海市第一人民医院麻醉科成为上海市麻醉质量控制中心挂靠单位,庄心良教授担任首任麻醉质控中心主任,全面承担上海市麻醉质控工作。1999年,上海人民广播电台播出了一篇通讯:《安全麻醉26年——记上海市第一人民医院麻醉科》。

2000年我院心外科为一位17岁少年实施同种原位心脏移植获得成功;同年普外科实施了我院第一例肝脏移植手术。继而又开展了肝肾联合移植和胰肾联合移植术。上述移植手术的麻醉工作均由市一麻醉科独立完成。2000年起,市一麻醉科在临床上广泛开展术后患者自控镇痛(PCA)和无痛人流、无胃痛肠镜等工作。2002年麻醉科选派副主任医师苏依丹参加组建外科ICU,进一步拓展了麻醉科工作领域。

教学方面,我科从1997年开始,举办全国、全市范围内的麻醉监测进展及麻醉青年医师学习班。从2003年起,我科开始承担上海市麻醉住院医师临床技能考试工作。2010年起,市一麻醉科成为首批上海市麻醉住院医师规范化培训基地,目前有在陪住院医师27人。2013年,我科又成为麻醉专科医师培训基地,目前有在陪专科医师19人。

2006年市一松江新院落成并投入使用,麻醉科分为南北两部工作。全科共同努力,顺利渡过了"一分为二"的难关。目前市一北院、南院(松江新院)的临床工作已进入常态化,两部都能完成包括肝移植在内的各类大型手术。2010年至2017年,市一北院和松江南院取得了长足的进步。发展至2016年,已形成全年完成麻醉病例7.7万例,其中心脏、大血管手术麻醉800余例,肝移植等器官移植手术麻醉100余例的规模。在心血管麻醉、移植手术麻醉、危重病与老年患者麻醉以及危重患者围手术期监测与治疗等方面形成了自己的特色。

2016年12月,上海交通大学附属第一人民医院成立了"麻醉疼痛研究中心",聘任陶元祥教授担任中心主任。主要研究方向包括慢性疼痛发生的细胞和分子机制及其治疗、阿片类药物耐受与痛过敏发生的细胞和分子机制及其处理、围手术期急慢性疼痛转化机制及其对策、围手术期炎症反应调控和脑保护等热点问题。该中心的建立为市一麻醉学科的发展提供了新契机。

第三节 取得的主要成绩

市一医院是全国第一例针刺麻醉的诞生地。1972年医院专门辟出场地设备人员成立针麻研究室。甲状腺手术的针麻1983年获得卫生部甲级成果奖。1985年,《甲状腺针麻手术》(全国协作组)获国家级科技进步二等奖。

20世纪70年代末,我院开展同种异体肾移植,是全国最早开展该手术的医院之一,成功实施了近千例肾移植手术的麻醉,发表了数十篇肾移植手术麻醉的科研论文。

20 世纪 80 年代起,我科开展了普鲁卡因、利多卡因对琥珀胆碱效应影响的实验和临床研究。《普鲁卡因、利多卡因对琥珀胆碱效应的临床研究》课题获上海市 1988 年科技进步三等奖。

1987 年我院成为原上海医科大学(现复旦大学医学院)第一教学医院,庄心良教授成为上海医科大学硕士生导师。1989 年 2 月,庄心良教授访问荷兰至 1990 年 8 月回国,在麻醉监测、肺泡表面活性物质的提炼与临床药理作用研究方面发表了多篇论著。

20 世纪 90 年代,麻醉科开展了以提高硬膜外阻滞效果的临床和实验研究。《硬膜外阻滞对血流动力学影响的临床与实验研究》分别获得 1999 年上海市科技进步三等奖和卫生部科技进步三等奖。1995 年庄心良主任成为博士生导师。1999 年赵凯医师也获得硕士生导师资格。

麻醉科实验室应用膜片镶嵌技术,在细胞分子水平,研究不同静脉麻醉药复合或局麻药复合对心肌细胞、脊髓背根神经细胞、中枢海马神经细胞和交感神经节细胞的细胞膜电位变化,钙、钾、钠离子通道及细胞内钙离子浓度变化等,从中枢到外周不同水平研究这些药单独应用及复合应用时的作用,取得两项国内领先、国际先进的研究成果。其中《在细胞离子通道水平探讨局麻药毒性反应》获得 2003 年上海市科技进步二等奖。

2001 年,李士通主任顺利通过考核进入"百人计划"第二周期培养,同年遴选为博士生导师。2004 年汪正平医师成为硕士生导师,专攻疼痛治疗的研究。2009 年姚俊岩医师遴选为硕士生导师,主要研究方向为围手术期神经保护及麻醉药作用机制。2011 年,麻醉科先后引进郑吉建医师和陈莲华医师。陈莲华医师于 2011 年起开始招收上海交通大学、南京医科大学博士研究生导师,主要研究方向为麻醉与气道管理、麻醉与脑保护、肌松药药理。2013 年裴毅敏医师成为硕士生导师,主要研究方向为和术后认知功能障碍和谵妄。2016 年 4 月,我科又引进硕士研究生导师李金宝医师,他于同年晋升为主任医师,科研主攻方向为脓毒症与免疫抑制,拓宽了麻醉科的研究方向。在全科同仁的共同努力下,科室人员先后获得国家自然科学基金项目 16 项,省部级各类基金 20 余项。

附录一:现任科主任简介

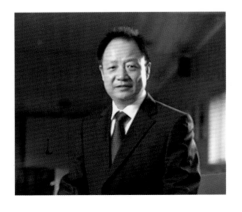

李士通,男,1959 年生,陕西武功人,1982 年毕业于南京铁道医学院医学系,获学士学位。1988 年毕业于同济医科大学获硕士学位。1999 年到 2000 年在美国得州大学西南医学中心麻醉科进修。

1982 年到 1985 年在南京铁道医学院附属医院麻醉科任住院医师。1988 年到 1995 年在武汉同济医科大学协和医院麻醉科任住院医师、主治医师、副教授和副主任医师,硕士研究生导师,麻醉科副主任。1995 年后在上海市第一人民医院麻醉科任副主任医师,硕士生导师,麻醉科副主任。1997 年晋升主任医师。2000 年起任麻醉科主任、麻醉教研室主任和针麻研究室主任。2001年起担任博士研究生导师。专业技术二级。

学术任职有湖北省疼痛学会委员（1995），中华医学会麻醉学分会青年委员（2001），常务委员（2003）和委员（2009）。中华针灸学会针刺麻醉理事会理事（2001）。上海医学会麻醉专业委员会委员（1999）、副主任委员（2006）和主任委员（2009）。上海医学会临床输血专业委员会委员（2007），上海医学会外科学专业委员会委员（2008），上海市医疗服务标准化委员会委员（2008）。中华麻醉学杂志编委（2003），临床麻醉学杂志编委（2003）和常务编委（2010），国外医学麻醉学与复苏分册（国际麻醉学与复苏杂志）和医学新知杂志常务编委（2004），Anesthesia & Analgesia（中文版）编委（2006），Anesthesiology（中文版）编委（2007），上海医学编委（2008）。上海市麻醉质量控制中心主任（2010）。

第一负责人承担的科研课题有国家自然科学基金3项，国家九五攻关课题专题、上海市科技重点项目、上海市自然科学基金、上海市科委"白玉兰科技人才基金"国际合作科研项目和上海市卫生局青年基金各1项。

第一完成人获得科研成果5项，第二完成人2项，第四完成人1项。科研成果获奖有：①硬膜外阻滞对血流动力学影响的临床与实验研究（1999）卫生部科技进步三等奖和上海市科技进步三等奖第二完成人；②在细胞离子通道水平探讨罗哌卡因和布比卡因的毒性作用（2003）上海市科技进步二等奖，第一完成人；③静脉麻醉药对心肌功能的影响及其机制的探讨（2004）上海医学奖三等奖，第一完成人；④提高冠心病外科疗效的临床和实验研究（2004）上海市科技进步三等奖，第二完成人。

1997年上海市卫生系统第六届银蛇奖三等奖，卫生局行政记大功一次，1998年入选上海市卫生系统跨世纪优秀学科带头人"百人计划"培养对象。2004年享受国务院政府特殊津贴。

参加编写著作20余部，主编、副主编6部。第一作者或通讯作者发表论文120余篇，SCI收录30余篇。

现任科室班子成员合影

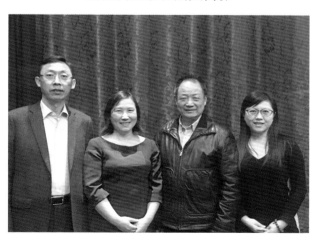

历任正副主任名单

屈桂莲、黄树仁、周俊成、李士通、王莹恬、张莹、陈莲华、郑吉建、张俊杰、姚俊岩、裘毅敏、李金宝。

附录二：全科合影

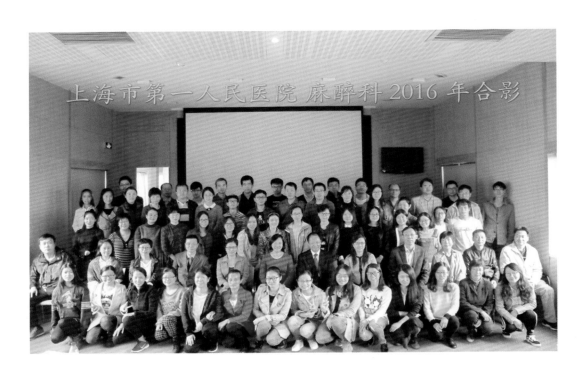

第十五章
上海交通大学附属第六人民医院

第一节 成 立 背 景

1949 年以前，手术室仅有手术床 2 台，工作人员 3 名。当时的麻醉如开放吸入麻醉由手术室护士担任，腰麻由外科医师自己操作，外科开展的是一般阑尾、疝气等手术，麻醉也以开放乙醚吸入麻醉、腰麻、局麻为主。

1956 年医院搬迁到北京西路后，麻醉由外科俞暄医师兼管，带领 2 名麻醉护士成立了麻醉组，手术室由 2 间扩展到 5 间。

1957 年开展了硬膜外阻滞。

1960 年以后开展臂丛阻滞，以肌间沟臂丛阻滞最多。

1963 年我院成功完成了世界上第一例断肢再植手术，随着手外伤和断肢（指）患者增多，为适应手术需要开展了高位硬膜外阻滞、低温麻醉、氧化亚氮麻醉、控制性降压。麻醉组工作人员由 3 名增加到 7 名。

1972 年体制改革后成立了手术麻醉科，凌云护师为主任，徐惠芳医师为副主任，分管手术室与麻醉工作。

1970 年开展了针刺麻醉、中药麻醉。

1976 年麻醉科工作除临床麻醉外，逐步扩大到急救、心肺复苏、ARDS 的救治，在徐惠芳主任的领导下成功救治了我院第一例 ARDS 患者。在此基础上，我科对各种原因引起的多器官衰竭进行临床研究，并在国内进行首例报道。

1977 年配合泌尿科开展了同种异体肾移植手术的麻醉。

1978 年开展了体外循环心脏手术的麻醉。

1984 年起手术室麻醉科医护分开，正式成立了麻醉学科，徐惠芳医师担任麻醉科主任，麻醉科进一步转向人体生理功能的监测、调节及麻醉并发症的防治等。

第二节 学科发展状况

1989 年开展了镇痛门诊工作，为上海市最早开展疼痛门诊工作的医院之一，在本市有相当的社会影响力。建立麻醉复苏室。手术间增加到 14 间，工作人员 25 名。

1990 年起开展术后镇痛技术。

1991 年建立麻醉科 ICU 病房，至此，麻醉学科已能按照卫生部 1989（12）号文件要求发展成为一个二级临床学科。

1991 年医院整体搬迁至现址——宜山路 600 号，新医院共有 13 间手术室，3 间急诊手术室，1 间术中放疗手术室，总手术室达 17 间，ICU 拥有 10 张床位。

1995 年起开展无痛人流、无胃痛肠镜检查技术，初步提出创建无痛医院的设想。

2002 年起开始应用喉罩麻醉。

2002 年起开展了可视喉镜、纤维支气管镜下气管插管术，标志着我科开始进入可视麻醉阶段。

2003 年江伟医师担任麻醉科主任。

2003 年病房大楼手术室开始改扩建，新增手术室 6 间。

2004 年疼痛门诊开始改扩建新增诊断室 3 间，治疗室 2 间。

2004 年疼痛门诊开展了脊髓电刺激技术和 C 形臂机引导定位下疼痛治疗技术。

2005 年开展同种异体肝移植手术的麻醉。

2005 年骨科新大楼竣工，新增骨科手术室 9 间。

2006 年 ICU 扩建至 16 张床位，新建 ICU 布局合理，设备先进。

2006 年起开展超声引导下麻醉与疼痛治疗技术，标志着我科全面进入可视化麻醉时代，在国内具有领先地位。

2007 年成立疼痛科，专职疼痛科医师 6 名，杜冬萍医师任疼痛科主任。

2008 年病房南区手术室扩建至 19 间。

2010 年开展超声引导下疼痛治疗技术。

2012 年疼痛门诊搬迁至医院门诊新大楼，有诊断室 4 间，治疗室 2 间，日间病房 4 个床位。

2012 年干部保健大楼竣工，新增手术室 4 间。

2012 年位于临港新城市六东院开业，江伟医师担任科主任，王爱忠医师担任执行主任。

2014 年急诊大楼改建竣工，新增急诊手术室 8 间。

2015 年建成国内首个复合手术室，新增复合手术室 2 间，可以开展术中 CT 扫描、数字显影血管造影和手术导航等技术。

2016 年初 ICU 扩建至 30 张床位。

2016年初病房南区手术室整体搬迁至14、15楼,至此手术室总数达41间。

截至2017年4月15日,科室拥有主任医师6名,副主任医师13名,副研究员1名,主治医师35名,住院医师10名和麻醉主管护师5名,护师9名,工程师1名,总计80名工作人员,其中90%的医师拥有硕士研究生以上学历。年麻醉量55 000余例,年疼痛门诊量55 000余例,ICU年收治患者2000余例。近15年来无一例麻醉相关死亡,无重大医疗纠纷,临床麻醉死亡率低于1/30万。

第三节 取得的主要成绩

1963年实施臂丛阻滞,完成世界首例断肢再植手术。

1976年成功抢救ARDS患者,报道国内首例多器官功能衰竭综合征(MOSF)。

1989年建立上海市最早的镇痛门诊,临床麻醉设立复苏室。

1990年在上海较早开展术后镇痛技术。

1990年徐惠芳医师作为访问学者赴日本大阪市学习半年,迄今为止科室共派出15人次赴欧美等发达国家以博士后、联合培养博士、访问学者等身份进行临床和科研学术交流。

1989年起徐惠芳主任先后任上海市医学会麻醉专科委员会秘书,副主任委员,中华医学会麻醉学分会委员,疼痛治疗学组组长,《中华麻醉学杂志》《临床麻醉学杂志》编委。

1991年成立ICU病房,在全市率先达到卫生部麻醉学科二级临床学科标准。

1995年获选上海市医学领先专业重点学科。

1998年在上海较早成立麻醉与镇痛研究室。

1999年徐惠芳主任获上海第二医科大学博士研究生导师资格,同时也是我院历史上首位博士研究生导师,目前科室共有博士研究生导师4名,硕士研究生导师7名,每年招收硕士3~6名,博士2~4名。

2002年徐惠芳教授与国内麻醉学专家杭燕南、庄心良、蒋豪教授联合主编《当代麻醉学》第1版。

2003年起江伟主任先后担任上海市医学会麻醉专科委员会委员兼秘书,第一届中华医学会重症医学分会委员。

2004年《围术期急性痛治疗的临床研究》获上海市医学科技进步三等奖。

2005年科室发表第一篇SCI收录论文,迄今为止科室共发表SCI收录论文72篇。

2005年起江伟主任先后担任《中华麻醉学杂志》《临床麻醉学杂志》《国际医学麻醉与复苏分册》《上海医学》等核心期刊杂志编委。

2006年起杜冬萍主任先后担任上海医学会麻醉专科委员会委员,上海医学会疼痛专科委员会委员,副主任委员,候任主任委员,中国医师协会麻醉医师分会委员。

2006年成立上海市第六人民医院国家临床药物试验机构麻醉科专业组。

2007年举办超声可视化技术学习班,以后每年举办3～6次,培训来自全国20多个省、市、自治区医生近2000名。

2007年我科入选上海交通大学医学院重点学科。

2007年起杜冬萍教授担任《中华麻醉学杂志》,《疼痛医学杂志》通讯编委,《实用麻醉学杂志》副主编。

2008年入选卫生部麻醉专科医师培训基地。

2009年江伟主任获得科室首项国家自然科学基金面上项目,迄今为止科室共获得国家自然科学基金面上项目9项,国家自然科学基金青年科学基金项目3项。

2011年王爱忠主任,江伟主任主编国内首部超声可视化麻醉技术专著《超声引导下的区域阻滞和深静脉穿刺置管》。

2012年中华医学会麻醉学分会区域麻醉学组成立,江伟主任任副组长。

2012年王爱忠主任担任上海市医学会麻醉专科委员会委员。

2012年入选首批上海市住院医师规范化培训基地,每年招收规培生10余名。

2013年入选全国首批《区域麻醉培训基地》。

2013年江伟主任与我国麻醉学界专家杭燕南、王祥瑞、薛张纲、李士通、连庆泉教授联合主编《当代麻醉学》第2版。

2013年主笔中华医学会麻醉学分会超声可视化麻醉技术指南。

2014年入选全国首批《骨科麻醉培训基地》。

2015年入选上海市重点薄弱学科。

2015年李颖川主任担任上海医学会麻醉专科委员会委员,上海医师协会重症医学科医师分会委员,上海医学会重症医学分会青年委员会副主任委员。

2016年崔德荣副主任医师担任中国心胸血管麻醉学会疼痛治疗分会委员。

2016年徐永明副主任医师担任上海医学会疼痛学分会青年委员会副主任委员。

附录一：现任主任简介

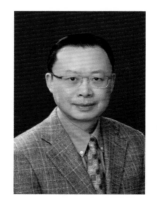

江伟,医学博士,主任医师。上海交通大学附属第六人民医院麻醉科行政主任。

1993年毕业于上海第二医科大学,获博士学位。1999年入选上海第二医科大学硕士研究生导师,2005年入选上海交通大学医学院博士研究生导师,培养硕士21名,博士12名。任中华医学会重症医学分会委员、中华医学会麻醉学分会区域麻醉学组副组长,《中华麻醉学杂志》、《临床麻醉学杂志》、《上海医学》、美国《麻醉与镇痛杂志》中文版编委。擅长危重症患者的临床麻醉、可视化麻醉技术、重症监护治疗与复苏、围手术期急性痛的治疗，对麻醉药理学研究有较深造诣。20 世纪 90 年代，协助徐惠芳教授成为我院历史上第一位博士生导师、带领麻醉科入选上海市医学领先重点学科。2002 年起大力组织和开展临床新技术，为科室引进喉罩麻醉、可视喉镜和纤维支气管镜引导气管插管、术中自体血回输等技术，推动麻醉科现代化发展迈出了质变的一步，为临床大量开展疑难复杂手术提供了坚实基础。

2006 年起，组织开展超声可视化麻醉技术，范围涵盖区域麻醉、围手术期监测与评估、疼痛治疗、快速康复外科等诸多领域，并主持编撰了国家级的技术指南和培训教材。近年来麻醉科的可视化麻醉技术和科研水平提升迅猛。现为国家《骨科麻醉培训基地》和《区域麻醉培训基地》，培训基地在国内有很高的影响力和吸引力，国内同道纷至沓来，每年培训进修医生近百名。此外，麻醉科主办的超声可视化技术学习班蜚声国内，同时受邀交流讲学的足迹遍布全国，并不断扩大国际间的交流合作。

重视学科人才梯队培养和建设，与时俱进的健全科内学组构成和分配，形成人尽其才，百家争鸣的学术氛围。在临床麻醉人员紧缺的情况下，克服困难，创造条件先后选派 8 名优秀青年人才赴美国著名学府研修（博士后或联合培养博士）。这些青年人才学成回国以后在医教研方面发挥了重要作用。

2015 年带领学科入选上海市重点薄弱学科。

在基础研究上聚焦在吗啡耐受机制方面，取得了一定的学术成果，承担国家自然科学基金面上项目 2 项，省部级课题 3 项，发表 SCI 收录论文 30 余篇，获上海市医学科技进步三等奖 1 项，主编《当代麻醉学》等麻醉学。

现任科室班子成员合影

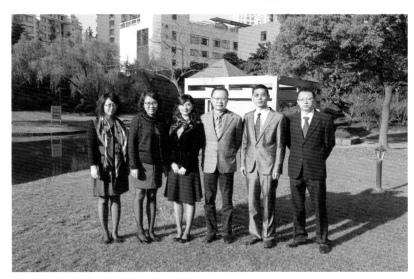

历任正副主任名单

上海交通大学附属第六人民医院麻醉科历任正副主任名单

姓名	年份	职务	技术职称	教学职称
俞暄	1956—1966	组长,负责人	主治医师	
凌云	1972—1977	手术麻醉科主任	护师	
徐惠芳	1977—1984	手术麻醉科副主任	副主任医师	
孙正庭	1977—1984	手术麻醉科副主任	副主任医师	
徐惠芳	1984—2003	麻醉科主任 麻醉与镇痛研究室主任	主任医师	博士研究生导师
江伟	2003—迄今	麻醉科主任 麻醉与镇痛研究室主任	主任医师	博士研究生导师
周明	2003—2016	麻醉科副主任,ICU主任	主任医师	硕士研究生导师
张晓丽	2003—迄今	麻醉科副主任	主任医师	
杜冬萍	2004—迄今	麻醉科副主任,疼痛科主任	主任医师	博士研究生导师
王爱忠	2012—迄今	东院麻醉科执行主任	主任医师	博士研究生导师
王学敏	2010—迄今	ICU副主任	主任医师	硕士研究生导师
王莉	2010—迄今	麻醉与镇痛研究室副主任	副研究员	硕士研究生导师

附录二：全科合影

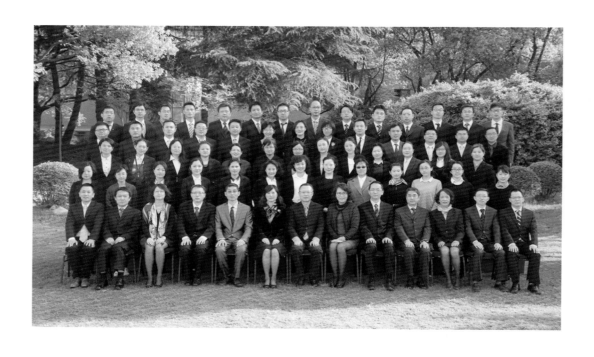

上海交通大学附属第六人民医院徐汇分院

麻醉科发展简史

上海市第八人民医院始建于 1947 年，是一所集医疗、教学、科研为一体的花园式综合性二级甲等医院，年门急诊超 113 万人次，出院患者约 2.6 万人次，手术量 1.2 万余台。医院现为江苏大学附属医院、同济大学医学院教学医院、肿瘤医院友好合作医院、上海交通大学附属第六人民医院医疗集团核心成员单位，2016 年上海第八人民医院有了第二冠名，上海交通大学附属第六人民医院徐汇分院。

学科发展

1955 年前上海市第八人民医院无专职麻醉人员，麻醉由手术医师担任。1954 年派一名护士进修麻醉一年后，护士开始做麻醉工作，腰麻仍以手术医生为主，1956 年起，手术室护士轮流担任部分麻醉工作。

1965 年外科划分出麻醉组，傅自远医师任组长。

1985 年麻醉科独立建科（傅自远医师任主任，汪靖平医师任副主任）。至 1997 年底有主任医师 1 名，主治医师 3 名，麻醉医师 4 名。手术以异物取出术为主，也开展神经外科手术。麻醉以硬膜外麻醉及蛛网膜下腔麻醉为主，也开展循环紧闭全身麻醉。

傅自远主任医师在 20 世纪 90 年代，最早参与并召集了上海市二级医院麻醉科主任联谊会（即今天的"二级医院暨区中心医院麻醉科主任例会"的原型）。对上海全市二级医院及郊县医院，麻醉学科的发展起到很好的促进。

1998 年张婉芬医师接任麻醉科副主任，主持工作（1998—2000）。张婉芬主任大力引进人才，为麻醉科的后续发展奠定了根基。

2001 年何绍旋主任医师接任麻醉科主任至今。2004 年医院新外科大楼、新手术室启用，2008 年起建立了麻醉护士制度，设立了麻醉复苏室。至 2016 年底，年麻醉服务人次在 15 000 人次以上，其中气管内插管 561 例，喉罩通气全麻 2000 余例，其他全麻 4468 例，腰麻、硬膜外麻醉等 4364 例。麻醉科有正高一人，副高两人，博士 1 人，硕士 4 人，硕士在读 4 人。发表论文数 10 篇。

主要成就

1955 年，采用局部麻醉、腰麻、乙醚开放三种麻醉方法，1955 年后开展循环紧闭、全身麻醉。

1961年开展针刺麻醉。1964年开展硬膜外麻醉。

2001年后，上海市第八人民医院麻醉科，不断吸收、引进先进适宜技术，努力拓展临床业务，深化临床监测，从门诊内镜检查麻醉、疼痛门诊、DSA全静脉麻醉、TCI靶控给药、喉罩通气、自体血回输，到可视喉镜、纤支镜气管插管、B超引导外周神经阻滞，脑电及商指数监测、再到术中血气及乳酸监测、微积流及心超血流动力学监测等。

2013—2014年参与徐美英教授领导的"麻醉适宜技术推广"的市卫生局课题并结题，2014年在江伟教授指导下，开展B超辅助引导下的外周神经阻滞，开展DSA室内EICP手术的麻醉；2015年"脑电及伤害指数、脑功能"的监测引入麻醉的管理与评估。2016年"无线PCA信息化远程监控与移动查房"引入临床，参与于布为教授领导的"PCA信息化对术后镇痛管理效率影响的多中心临床研究"。协助与支持手术各科开展了新手术，重大手术，参与抢救重危患者。现今，麻醉科已成为名副其实地全院医疗安全的保障学科。

附录一：现任主任简介

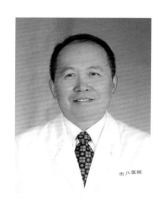

何绍旋，主任医师，1983年毕业于苏州医学院、医学系本科。毕业后即从事临床麻醉工作，1986至1987年在上海中山医院，工作学习一年。

何绍旋主任长期作为徐汇区麻醉学科学术带头人，以对患者负责，对学科负责的态度，始终精神饱满，无怨无悔地工作在手术床旁，麻醉台前，从事麻醉专业工作30余年，深得患者与手术医师的好评与信任。

科研方面：完成上海市级联合课题与区卫生局课题多项，参与指导的多项临床课题。通过临床科研活动，带动了科室业务提高与发展，培养了团队成员素养与技能。每年在专业核心期刊上发表论文数篇。2010年、2012年、2014年连续三届获得徐汇区医疗卫生进步奖。

何绍旋主任不断吸收、引进适宜技术，努力拓展临床业务，深化临床监测，确保麻醉安全。使上海市第八人民医院麻醉科，长期保持学科活力、稳定与持续进步。

现任科室班子成员合影

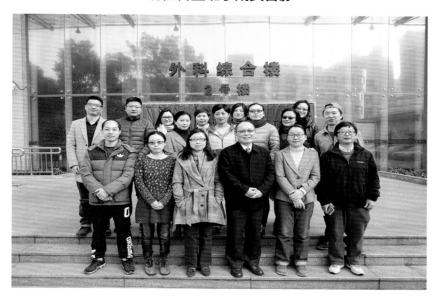

历任正副主任名单

时间	麻醉科主任	麻醉科副主任
1985 年 1 月—1997 年 12 月	傅自远	汪靖平
1998 年 1 月—2000 年 12 月		张婉芬
2001 年 1 月—至今	何绍旋	
2014 年 1 月—至今	何绍旋	胥建党

附录二: 全科合影

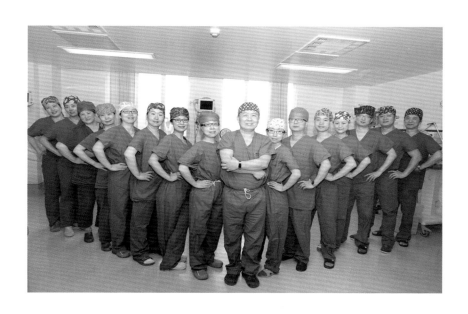

上海交通大学附属第六人民医院南院

第一节 成立背景

上海市奉贤区中心医院始建于 1945 年，为奉贤县府所属一家国立医疗诊所。新中国成立后改为奉贤县人民政府卫生院。2012 年 10 月整体迁入新址，成为上海交通大学附属第六人民医院南院，12 月通过上海市医院综合评价（评审）中心三级医院评审，成为三级综合性医院。医院占地面积 182 亩，建筑面积 9.6 万平方米，实际开放床位 1150 张。2016 年门急诊患者 161.78 万人次，出院患者 5.05 万人次，手术患者 2.0025 万人次。现有职工 1534 人，其中硕士生导师 40 人、博士生导师 13 人，硕博士研究生 219 人，高级职称 190 人。

1953 年设置手术室，开始施行下腹部手术，由手术者施行局部麻醉完成手术。1959 年施行胆囊切除等上腹部手术，由上海医疗队队员实施开放式乙醚麻醉、腰麻等麻醉方法，并指导本院手术室护士完成麻醉工作。期间，上海市各郊县大规模开展"血吸虫病防治工作"，孙大金、徐慧芳、金熊元、庄心良等全国著名麻醉专家均到过奉贤，除亲自实施各种麻醉外，还指导培训奉贤县人民医院麻醉人员，医院也选送专职麻醉人员到市区上级医院进修学习。1972 年配备专职麻醉人员 3 人，能独立开展乙醚开放全身麻醉、腰麻、硬膜外、神经阻滞、针刺麻醉及气管插管、双腔支气管插管等。1989 年引进首位麻醉主治医师，此时为麻醉专业组，由 9 名医护人员组成。1995 年 8 月医院正式设置麻醉科，徐振兴任麻醉科主任。

第二节 学科发展状况

1990 年临床麻醉例数 3000 例，1998 年开展门诊"无痛人流术"。2000 年临床麻醉例数 5000 例，2004 年开设疼痛门诊，2005 年兼管医院 ICU 工作。2010 年临床麻醉达 11 128 例，门诊无痛诊疗 2849 例，疼痛门诊达 7 千人次，ICU 收治 600 余人次。2012 年医院整体搬迁后，实现了麻醉手术记录电子化。2014 年因业务发展需要，疼痛门诊独立建科。2016 年因医院创建三级甲等医院需要，ICU 与急诊 ICU 合并，归入急诊科。

1997 年招收首位本科生，2008 年引进首位麻醉学硕士；同年举办"喉罩通气技术的应用"市级继续教育学习班。2009 年引进首位麻醉学博士；2010 年引进首位主任医师翁浩，任命为麻醉科主任，王建光、胡芳宝为副主任。现麻醉科拥有主任医师 1 人，副主任医师 4 人，主治医师 17 人。其中博士 3 人，硕士 6 人，硕士生导师 1 人。2010 年 ICU 以麻醉科为依托成功申报区重点专科。同年开始接收麻醉系本科生实习，2011 年开始带教安徽理工大学医学院临床系麻醉学理论课程，同年成为南方医科大学硕士研究生培养点。2012年获批上海市住院医师规范化培训麻醉科基地，2013年招收首批住院医师，截止2016年已招收规培住院医师13人。2013年麻醉科获批奉贤区特色专科，同年成为锦州医科大学硕士研究生培养点，目前麻醉科已培养硕士研究生8人。2013年获批国家临床药物试验基地，2015年完成两项药物临床试验。

奉贤区中心医院现有16个标准层流手术间，复苏室8个床位。2016年临床麻醉达12 900余例，门诊无痛诊疗3200余例。

第三节　取得的主要成绩

1989年有了论文发表，2000年获得奉贤区科委课题1项，2004年经上海市卫生局鉴定科研成果1项。2005—2006年度获奉贤区卫生系统"学习型团队"称号，2007—2009年度获奉贤区"先进集体"。2011年获上海市卫生局青年课题1项，同年完成首例心脏手术麻醉。2012年获奉贤区中心医院新技术新项目二等奖1项，2012年获上海市医学会科技进步三等奖1项。2013—2015年获批实用新型专利3项。2014年获上海市卫生局课题1项。同年发表首篇以奉贤区中心医院麻醉科为第一作者单位的SCI论文。

附录一：现任主任简介

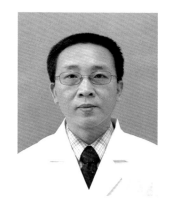

翁浩，麻醉科主任，主任医师，硕士生导师，麻醉学博士。2006年毕业于四川大学华西临床学院。中国心胸血管麻醉学会围术期感染控制分会委员；上海市中西医结合疼痛与麻醉专业委员会委员；上海市医学会麻醉学分会妇产麻醉学组成员。从事麻醉学相关工作30年，发表专业学术论文40余篇，其中SCI论文4篇，获上海市医学会科技进步三等奖1项，获实用新型专利5项，主持上海市卫生计生委课题1项，参与多项。2011年获批硕士研究生导师，招收硕士研究生4人，毕业3人。

历任主任名单

科主任　徐振兴　1995—2010年

　　　　翁　浩　2011—至今

副主任　王建光　2012—2014年

　　　　胡芳宝　2012—2015年

主任助理　胡芳宝　2006—2012年

附录二：全科合影

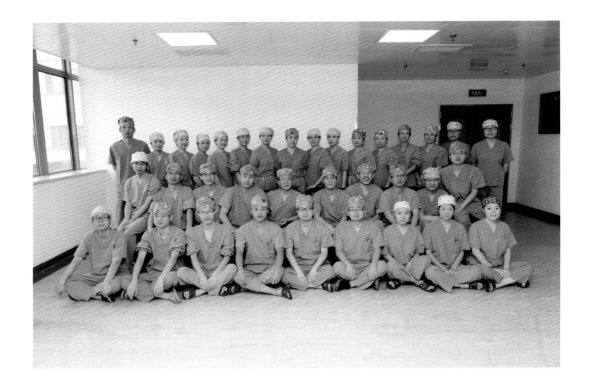

上海市第六人民医院金山分院

医院简介

上海市第六人民医院金山分院（上海市金山区中心医院，含上海市金山区中医医院，简称金山分院）的前身是"金山县人民医院"，创建于1935年，1997年撤县建区更名为"金山区中心医院"，是一所集医教研、预防于一体的二级甲等综合性医院，金山区区域医疗中心之一，上海市中医药适宜技术推广金山区基地，上海中医药大学、安徽中医学院教学实习基地，2005年3月成为上海市第六人民医院金山分院、苏州大学教学医院，2009年12月成为泰山医学院教学医院，2011年11月建成泰山医学院附属医院；上海市文明单位、上海市卫生系统院务公开先进集体，全国院务公开示范点。

医院占地面积77亩，建筑面积44 072平方米。核定床位620张，实际开放床位636张；2013年门急诊人数74.29万人次，出院人数21 047人次，手术人数6996人次。

医院现有职工886名，其中正高职称15名，副高职称73名，中级职称336名，博士后1名，博士7名，硕士41名，硕士生导师7名。拥有上海市重点专科、上海市中医临床重点学科：中西医结合肾内科；区重点学科：骨科、呼吸内科、肝胆外科、放射科；医院设有4个重点学科：中西医结合肾内科、肝胆外科、骨科、放射科，3个后备重点学科：呼吸内科、内分泌科、妇产科，2个特色专业：神经内科、中心ICU。肾内科的中草药延缓慢性肾衰竭、中西医结合治疗慢性肾功能不全成为诊疗特色；肝胆外科于1993年率先在上海市郊区开展腹腔镜胆囊切除术，累计手术近8000例；骨科由上海市第六人民医院骨科专家担任行政主任，能开展各种复杂骨科手术，拥有实用新型专利3项。

现有省部级在研课题3项，国家级医学继续教育项目1项，上海市医学继续教育项目1项，普外科、骨科、急诊科是上海市住院医师规范化培训教学基地。

医院拥有先进的飞利浦1.5T磁共振，飞利浦16排CT、西门子64排128层CT，飞利浦双板、单板DR，DSA，飞利浦彩超iE-33、HD-11，西门子生化、免疫自动化流水线系统等先进的医疗设备。

2012年底启动医院"十二五"总体改扩建工程，总投资2亿元，新建建筑面积38 500平方米。一期已投入使用，二期工程在进行中……

医院近年来发展迅速，全面引入上海市第六人民医院管理理念，为金山百姓提供了优质、便捷、高效的医疗服务，造福一方，成为百姓信赖的"人民医院"。

麻醉科简介

　　上海市第六人民医院金山分院麻醉科，是集临床麻醉、疼痛治疗、急救复苏为一体的临床学科，是金山区麻醉学组组长单位。先后入选金山区卫生系统重点建设学科和院重点学科。全科现有人员 38 名，其中主任医师、硕士研究生导师 1 名、副主任医师 2 名、主治医师 11 名、住院医师 1 名、麻醉专科护士 1 名、手术室护士 22 名。其中：博士研究生 1 名，硕士研究生 2 名，硕士在读 6 名。

　　科室管理及设备先进。拥有进口麻醉机 10 台、多功能监护仪 16 台以及除颤仪、呼吸机、视频喉镜、纤维支气管镜、麻醉气体监测仪、麻醉深度监测仪（BIS）、进口微创腹腔镜、胸腔镜、超声刀等设备。拥有现代化层流净化手术室 10 间，麻醉后苏醒病床 5 张，年手术量 7000 余例，无痛人流及无胃痛肠镜检查 8000 余例，疼痛治疗门诊年收治患者 1000 余例。

　　学科在处理高龄、复杂、疑难、危重患者方面有丰富经验。多项技术区内领先，先后获得金山区科技进步奖、院新技术奖等。

　　近五年在国家级期刊发表论文 40 余篇，开展科研课题研究 6 项。

附录一：现任主任简介

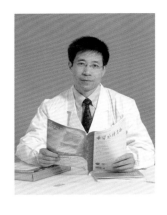

　　朱俊峰，男，主任医师、硕士研究生导师，麻醉科主任，上海交通大学麻醉学硕士，金山区医学会麻醉学组组长（2007—2016）。上海医学会麻醉学分会区县协作组委员，上海中西医结合学会麻醉与疼痛学会委员，《中华临床医师杂志》、《实用医学杂志》审稿专家。

　　擅长疑难危重患者的麻醉处理、急救复苏、血液保护、疼痛治疗等。从事本专业 28 年，有丰富的临床经验。在《中华麻醉学杂志》等专业学术期刊发表学术论文近 40 篇，主持完成金山区科技创新基金项目 3 项、市多中心研究课题 1 项、六院集团课题 2 项，获得 2009 年度金山区科技进步奖 1 项，多次获得金山区卫生系统及金山区中心医院特殊人才津贴。所带领的学科先后入选区重点建设学科、院重点学科，获得金山区卫生系统五有学习型班组等称号。

　　研究生导师：朱俊峰，泰山医学院外科学硕士研究生导师，培养在职硕士 1 名。

第十六章
上海交通大学医学院附属儿童医学中心

第一节　成立背景

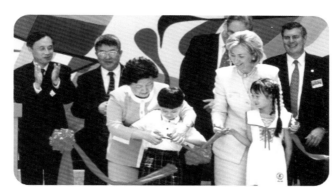

　　上海交通大学医学院附属上海儿童医学中心（简称儿中心）是集医疗、教学、科研于一体的三级甲等综合性儿童专科医院，由上海市政府和世界健康基金会于1988年合作共建，1998年6月1日正式开张。美国前总统夫人希拉里·克林顿女士等为医院开张剪彩。2011年，美国驻华大使骆家辉先生到访本院，将其誉为"中美医学成功合作典范"。2016年1月23日，国家卫生计生委正式发函，明确以上海儿童医学中心作为联合主体设置国家儿童医学中心（上海）。

第二节　科室发展状况

1. 学科缘起

　　1998年6月—2007年3月，儿中心隶属于上海新华医院。最初仅有4名麻醉医师，随后两年又有6名麻醉医师陆续加入，陈煜医师时任常务主任，科室主任则由新华医院麻醉科主任兼任。2007年3月20日儿中心独立后，麻醉科也独立建科，由陈煜教授担任麻醉科首任主任。2008年7月—2009年6月白洁主任医师任麻醉科代主任。

　　科室初创阶段，新华医院马家骏教授和尤新民教授对儿中心麻醉科的发展提供了特别的支持和指导，美国HOPE基金会在人员出国培训、医疗设备更新等方面给予了大力扶持。

2. 学科二次起航

2009 年 10 月，医院启动了以学科建设为基础的二次创业发展规划，引进张马忠副教授担任常务副主任（2009 年 7 月—2009 年 12 月）、科室主任（2010 年 1 月—2015 年 12 月），其后由白洁教授担任科室执行主任，2015 年 12 月引进郑吉建教授担任科室副主任。目前麻醉科共有医师34 名、麻醉护士 11 名，手术室护士 49 名，其中主任医师 4 名、副主任医师 3 名、主治医师 13 名；具有博士学位 8 人，硕士学位 17 人；博导 2 人，硕导 2 人。

手术室内麻醉已超过 22 000 例 / 年，其中先心体外循环麻醉近 3800 例 / 年，手术室外镇静和麻醉超过 20 000 例 / 年。科室保持多项危重疑难手术麻醉的国内纪录：出生 6 小时新生儿麻醉下成功进行大血管转位术；出生 2 小时新生儿麻醉下进行完全性肺静脉异位引流纠治术；1.7kg患儿在麻醉下成功实施了体外循环先天性心脏病手术；体重仅 2.5kg 左心发育不良综合征早产儿在全麻下成功实施镶嵌手术；成功实施 4 对联体儿分离手术的麻醉等。

2009 年 10 月成立儿童临床药理研究室，确立以发育药理学作为主要研究方向，随后又增设心肺功能发育与麻醉、发育与疼痛研究等项目。2015 年郑吉建教授建立了膜片钳电生理实验室，并兼任儿童临床药理研究室主任，增设神经发育与神经毒性及心脏发育电生理两个方向。2011 年以第一作者和通讯作者均为儿中心麻醉科的文章在 Acta Anaesthesiol Scand 杂志发表，标志着麻醉科的科研工作逐步进入正轨。

2009 年还成立麻醉与危重病医学教研室，由张马忠教授任教研室主任，并开始招收硕士研究生，孙瑛医师任教研室副主任。2011 年张马忠教授获博导资格。随后，孙瑛医师和黄悦医师获得硕导资格，2015 年郑吉建教授获博导资格。现已累计培养博士 9 名、硕士 17 名。

秉承 HOPE 基金会"培训 - 培训者"理念，科室培训包括西部班、高研班、东南亚国家等的各类进修医生。承担中山医院、同济医院等住院医师儿科麻醉规培任务（约 15 名 / 年）。连续举办多届《婴幼儿心血管麻醉》国家继续教育学习班，2010 年开始调整为《婴幼儿心血管麻醉理论与临床进展》。为适应麻醉学科的发展，自 2017 年调整为《小儿精细化麻醉暨术中心脏超声和手术室危机事件管理模拟训练营》。

第三节　取得的主要成绩

2015 年麻醉科获上海市卫计委"重要薄弱学科建设"项目资助，以此为契机，陆续合作推出了临床多中心研究计划、执笔小儿麻醉超处方用药专家共识、小儿麻醉书籍翻译及相关科学研究。

科室有多人在麻醉学会任职，2012 年黄悦医师担任亚洲小儿麻醉学会执行委员；2012 年张马忠教授开始担任上海市麻醉学会委员、药理学组副组长、小儿麻醉学组组长及中华麻醉学会小儿麻醉学组组长；2015 年中国心胸血管麻醉学会成立，张马忠教授担任小儿麻醉学会副主委；

郑吉建教授担任非心脏病手术麻醉学会常委。

建科以来共培养进修医生 250 余人，为国内小儿麻醉输送了大量人才。迄今为止也是国内唯一一家培训美国儿科心血管麻醉 fellow 的单位，已为美方培训学员 3 名。2011 年成为首批中华医学会麻醉学分会小儿麻醉培训基地。

主编和主译《当代小儿麻醉学》和《实用小儿麻醉技术》，参与编撰《小儿麻醉学进展》、《小儿心血管麻醉技术重点与难点》、《小儿麻醉手册》等著作。

注重与国外知名医院的交往，已接待了数十批来自美国、日本和欧洲的麻醉学和危重医学专家，开展学术活动和临床示范，科室 30% 以上的医师曾出国参观学习。

在全科医师的共同努力下，已获得包括国基金在内的各类课题 20 余项，发表 SCI 论文近 30篇。2017 年张马忠教授与交大药学院合作的科研论文发表在国际学术权威刊物自然出版集团旗下子刊《Scientific Reports》杂志。

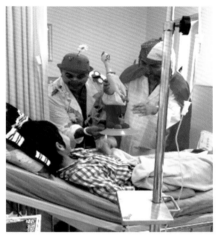

儿童身心发育不成熟，心理、生理应激反应会影响麻醉和手术效果，还可能造成术后不同程度的心理行为异常。鉴于此，麻醉科在国内率先提出开展"无哭声手术室"计划，获得院领导大力支持并上升到"无哭声医院"计划。随后，小丑医生、术前心理抚慰等改进计划也逐步展开。这一系列的举措极大地提升了麻醉科的社会地位。

附录一：现任主任简介

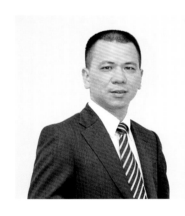

张马忠，医学博士，主任医师，博士研究生导师。上海交通大学医学院附属上海儿童医学中心副院长、麻醉科主任学科带头人。研究方向为发育药理学、发育与疼痛。中国心胸血管麻醉学会理事、小儿麻醉学会副主任委员；中国麻醉医师协会青委会副主委；研究型医院学会麻醉学专业委员会常委；中国药理学会麻醉药理专业委员会常委；中国高等教育学会医学教育专业委员会麻醉学教育研究会理事；中华儿科学会临床药理学组委员；中华麻醉学会小儿麻醉学组副组长；上海市麻醉学会委员、小儿麻醉学组组长；上海市麻醉医师协会委员；上海市口腔麻醉学会委员；上海市医院协会医院建筑后勤管理专业委员会委员。哈尔滨市政府特邀专家。Paediatric Anaesthesia 杂志 Associate Editor；国际麻醉学与复苏、上海医学、儿科药学、麻醉学大查房和麻醉安全与质控杂志编委；中华麻醉学杂志、临床麻醉学杂志通讯编委；Acta Pharmacologica Sinica 杂志审稿专家。国家自然科学基金、上海市自然科学基金和中国博士后基金同行评审专家。曾获 2001 年度上海市科技进步三等奖（No.3）和 2005 年度上海市医学科技进步三等奖（No.5）；主译、副主编 3 部专著、1 部规划教材。

现任科室班子成员合影

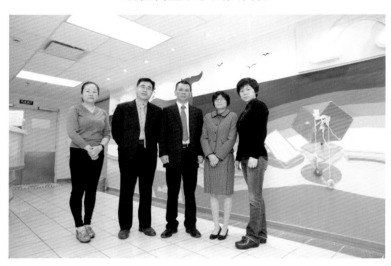

历任正副主任名单

	科主任	副主任
1998 年 6 月—2007 年 3 月	新华医院麻醉科主任兼任	陈煜
2007 年 3 月—2008 年 6 月	陈煜	
2008 年 7 月—2009 年 6 月	白洁（代）	
2009 年 7 月—2009 年 12 月		张马忠
2010 年 1 月—至今	张马忠	白洁 郑吉建（2015 年 12 月后）

附录二：全科合影

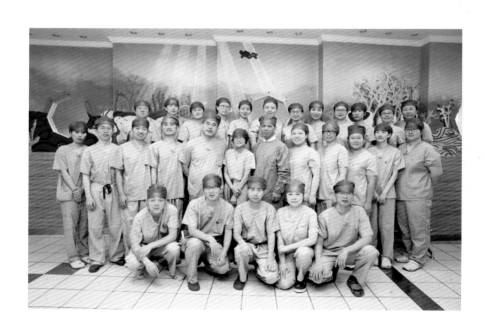

第十七章
上海交通大学附属胸科医院

第一节 成 立 背 景

上海市胸科医院由心胸外科创始人顾恺时等于 1957 年创建，为我国最早建立的以诊治心脏、大血管、胸科疾病为主的专科医院。1994 年被评为三级甲等专科医院，2005 年成为上海交通大学附属胸科医院。

麻醉科在建院时就设立，由国内麻醉学科的创始人之一吴珏教授兼任第一任主任，第二医科大学附属广慈医院的李杏芳教授兼任副主任，王芥子负责科室日常事宜。

第二节 学科发展状况

建院初期的胸外患者多为肺结核病、毁损肺等，老一辈麻醉学家用简易的设施，自行研制、应用各种导管，开展气管内插管全身麻醉、低温麻醉和体外循环下心脏手术麻醉等；且在国内首次应用台上支气管插管法开展了气管手术；针对毁损肺、巨大纵隔肿瘤、动脉瘤手术出血多的特点，1958 年研制了"多用型连续加压输血装置"，1960 年，科室被评为"上海市卫生局先进集体"。

20 世纪 60 年代，科室已健全了各项管理制度，如晨会制度、术前体检备忘录等。在全国中西医结合治疗的大环境下，针麻被应用于肺、食管、贲门癌、室间隔缺损以及个别重症二尖瓣狭窄患者。1978 年，潘治、金定炼、余志强"针麻下体外循环心内直视手术"获全国科学大会奖。1975—1976 年在高压氧舱下开展了心脏手术的麻醉，使非体外循环常温下心脏手术获得成功。1979 年科室用大剂量芬太尼麻醉，取得了连续 89 例冠脉搭桥无麻醉意外及死亡的成绩，此后大剂量芬太尼麻醉被广泛推广用于心血管手术中。同期科室与无锡医疗设备厂共同研制的多功能人工呼吸机通过鉴定；自行设计的张缩式气囊导管获 1988 年上海市卫生局科研成果二等奖；科室与绍兴呼吸机厂合作研制了麻醉呼吸机；与上海计算机研究所合作研制成功无创心功能监护仪。

90 年代，心电图、脉搏血氧饱和度、有创动脉压、中心静脉压、肌肉松弛和血气电解质监测逐渐成为心胸麻醉的常规监测，漂浮导管成功应用于胸、心手术的患者。单肺通气技术保证了胸腔镜手术的顺利开展，并成功完成了胸科医院第 1 例心脏移植术、同种异体气管移植术等疑难病例的麻醉。2000 年医院开设 ICU，由麻醉科高天华主任定期查房、麻醉科医生轮转负责 ICU 的日常工作直至 2003 年 ICU 成为一个独立建制的科室后顺利交接。

2002 年，医院引进徐美英教授担任麻醉科主任，她积极倡导并推广"安全、无痛、舒适"的安全麻醉三阶梯管理理念，采用请进来、走出去等多种交流方法促使科室医生知识更新、开阔思路，加强住院医师轮转培训、规范临床麻醉各标准操作规程。2002 年肺移植手术获得成功；2003 年、2004 年分别启动了无痛内镜麻醉、疼痛门诊开诊等工作。2005 年起，麻醉科正式招收硕士研究生。2006 启用新大楼后，装备了麻醉信息管理系统。2007 年麻醉科通过 GCP 资格认证，成为胸科医院药物临床试验机构内的专业之一，自此，科室的管理规范趋于成熟。2008 年起科室独立承担了心胸麻醉国家级继续教育项目。2009 年吴镜湘医生带领研究生建立了科室的动物实验平台，完成大鼠肺移植动物模型、离体血管实验模型、骨癌痛模型等工作。2010 年科室以实施上海市适宜技术为契机，推广可视化气道管理、静脉靶控技术，帮助徐汇区中心医院、上海市第八人民医院和大华医院的医生掌握新技术。2014 年启用术后无线镇痛管理系统。2015 年、2016 年手术量增长明显，胸外科（不含心脏外科）的麻醉病例已超过 10 000 例，2016 年 11 月起，又开设了每周 3 天的无痛气管镜诊治麻醉。

第三节　取得的主要成绩

临床工作：已经达到了连续 15 年 7.8 万余例心、胸手术无严重并发症、无患者投诉的佳绩，完成了我院单肺、双肺移植手术、经皮主动脉瓣置换、呼吸内镜下磁导航等新技术的麻醉；开展的可视化技术包括可视喉镜下插管、支气管镜定位、超声引导下穿刺及心脏食管超声（TEE）。在气管手术麻醉、巨大纵隔肿瘤手术麻醉、肺移植手术麻醉、达芬奇手术麻醉、危重心脏疾病手术麻醉等方面具有专业特色。

教学工作：已培养毕业硕士研究生 16 名和近百名进修医师。目前在读硕士研究生 3 名。2008 年起国家级继续已经开办 5 次，2016 年同时召开了中国心胸血管麻醉学会胸外科麻醉全国会议。

科研工作：开展了"移植肺再灌注损伤的气体信号分子调节机制及自噬的作用"、"转移性癌痛的分子机制"、"胸科术中房颤的风险因素与预防"等基础和临床研究。获得卫生局、申康、市科委的课题 12 项，国家自然基金 1 项，参研国际合作课题、国内多中心合作课题及 973 子课题各一项。累计发表论文 101 篇，其中 SCI 5 篇，核心期刊 87 篇，参编专著 5 部。GCP 工作：参与完成 2 项Ⅱ期临床试验，并顺利通过 2013 年的复核审查。

社会公益活动：完成援非、援疆、援滇任务。

获得的荣誉称号：2013 年吴镜湘医生获得"新疆喀什地区优秀援疆医师"；科室 2013—2014 年度获得上海交通大学文明班组（岗）。2015 年徐美英获上海市"最美女医师"提名奖；2016 年吴镜湘医师获得上海市"优秀共产党员"称号。2016 年徐美英获上海市"五一劳动"奖章；2016 年徐美英获上海市医师协会评选的"仁心医者""上海市杰出专科医师奖"。

附录一：现任主任简介

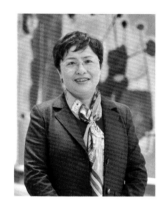

徐美英，主任医师，教授，硕士研究生导师（1997 年起）。现任上海市胸科医院麻醉科主任。中华医学会麻醉学分会、中国医师协会麻醉学分会委员。上海市医学会麻醉分会副主任委员，上海医师协会麻醉分会副会长。

33 年临床第一线的工作，积累了丰富的临床经验。近 15 年携上海市胸科医院麻醉团队，倡导并实施"安全、无痛、舒适、改善预后"的麻醉管理规范，获连续 7.8 万余例心、胸手术无严重麻醉并发症、无患者投诉的佳绩。已培养研究生 25 名。

现任科室班子成员合影

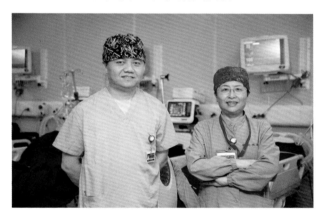

第十八章
上海交通大学附属儿童医院

第一节　成立背景

上海市儿童医院的前身是创建于 1937 年的上海难童医院，1953 年与上海市儿童保健院合并更名为上海市儿童医院，2003 年成为上海交通大学附属儿童医院，是一所有着 80 年历史集医疗、保健、教学、科研、康复于一体的三级甲等综合性儿童医院。

1954 年医院成立了国内首个小儿外科，外科建科初期并无专职麻醉人员，麻醉工作由护士兼任，另聘外院麻醉医师为顾问。70 年代末，医院心胸外科开展体外循环下心内直视手术，为了跟上麻醉学科和外科手术的发展步伐，医院选派外科临床医师邵世昌同志赴胸科医院进修麻醉专业，邵世昌医师回院后，先组成麻醉小组，并于 1982 年成立麻醉科，由邵世昌医师负责，1987 年，邵世昌正式被聘任为麻醉科主任，并于 1990 年至 1991 年期间赴美国学习。邵世昌主任在任期间先后参加了《婴儿先心手术前后的处理》、《小儿危重症急救》、《麻醉机与呼吸器》等著作的编写或翻译，为儿童医院麻醉科的发展做出了重要贡献。之后郑琼枝和金泉英医师相继担任麻醉科主任，科室有了一定的发展。

2014 年儿童医院普陀新院区投入使用，麻醉科也迎来新的发展契机。2015 年魏嵘医师担任麻醉科主任，随着对外交流不断扩展和高学历人才引进，以及先进理念和先进设备的应用，儿童医院麻醉科的整体水平在不断的提高。

第二节　学科发展状况

上海市儿童医院有两个院区：普陀院区和北京西路院区。普陀院区目前有手术室 13 间，其中包括数字化减影血管造影（DSA）手术室 1 间和内镜治疗手术室 1 间；北京西路院区有日间手术室 3 间以及拥有 31 张床位的日间病房由麻醉科负责管理。

麻醉科目前有医护人员 28 名，其中主任医师 3 名、副主任医师 2 名、主治医师 9 名、住院医师 4 名以及麻醉护士 10 名；拥有博士学位 1 名，拥有硕士学位 11 名。能够开展包括小儿心胸外科、神经外科、耳鼻喉头颈外科、泌尿外科、骨科、新生儿外科、普外科、肿瘤外科、眼科、内镜检查、心导管检查、内科穿刺诊断等各类手术操作的临床麻醉和术后镇痛。

科室除具备麻醉所必需的麻醉机和监护仪外，还具备脑电双频指数监测、肌松监测、呼吸动力学监测、脑氧饱和度监测、神经电生理监测及超声诊断仪（包括经食管超声）、可视喉镜、纤维支气管镜和自体血回输等设备，这些仪器设备为更好地开展临床麻醉和科研工作提供了帮助。

第三节　取得的主要成绩

儿童医院麻醉科每年承担各类择期、急诊及门诊等儿科手术麻醉 15 000 余人次，同时参与院内疑难病例讨论和危重病例抢救工作。20 世纪 90 年代起先后成功地完成了数例连体儿分离手术、小儿肝脏移植手术、小儿体外膜肺氧合（ECMO）手术的麻醉。2016 年麻醉科负责北京西路日间病房管理工作。

作为上海交通大学附属医院，科室承担本科生和研究生规范化培养教学工作以及进修医生培养工作，科室目前有上海交通大学医学院硕士研究生导师 1 名。在认真完成临床工作的同时，科室积极开展肌松药在小儿的临床应用、超声引导神经阻滞、麻醉深度监测以及脏器保护等方面的研究。近年来，数次获得上海交通大学医学院、上海市卫生和计划生育委员会科研课题项目，在国外杂志发表 SCI 期刊论文 2 篇、国内核心期刊论文数十篇。

附录一：现任主任简介

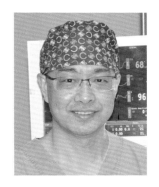

魏嵘，男，1968 年 11 月出生，主任医师，医学博士，硕士研究生导师。1992 年毕业于中国医科大学儿科专业，现任中国心胸血管麻醉学会疼痛学分会常务委员，中国心胸血管麻醉学会小儿分会全国委员，上海市医学会麻醉学分会小儿学组副组长，从事小儿麻醉工作 20 余年。

附录二：全科合影

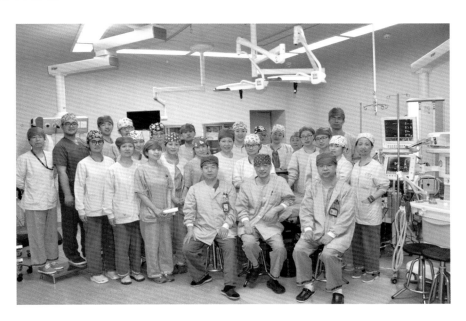

第十九章
上海交通大学附属国际和平妇幼保健院

上海交通大学医学院附属国际和平妇幼保健院是 1952 年由前国家名誉主席宋庆龄女士为保护妇女和儿童的健康所创办。六十五年来，医院遵循"实验性、示范性、加强科学研究"的方针，坚持以保健为中心，保健与临床相结合，发展成为一所集医疗、保健、科研、教学为一体的三级甲等专科医院。

医院麻醉科经过几代人不懈努力，加强科室建设，拓宽工作领域和范畴，培养专业人才，成为医院重要的临床科室。

第一节　成立背景

20 世纪 50 年代，医院只有一间手术室，没有专职麻醉人员，只能开展简单的手术，如人工流产等。医院派出产科主任和产房护士长赴中山医院麻醉科进修学习担任医院最早的一批麻醉人员。1965 年起，医院与上海针灸研究所和上海龙华医院协作，开展针麻下腹部输卵管结扎获得成功，1972 年为适合针麻发展的需要，解决麻醉镇痛不全的问题，医院决定把针麻组和麻醉组合并，成立麻醉组，由中医和麻醉人员开展日常麻醉工作，隶属手术科室管理。1994 年，保健院参加上等达标创三级甲等专科医院，麻醉科成立。

六十五年间，麻醉科从一个简陋的手术室发展到现在拥有四大手术区域二十个手术室、四个术后苏醒室、一个 ICU，年麻醉量超过 4 万的临床一级科室，完成了从无到有，从小到大的飞跃式发展。

第二节　学科发展状况

一、临床麻醉

1. 非产科手术麻醉

20 世纪 90 年代以前非产科手术麻醉以硬膜外麻醉为主。70 年代末，美国腹腔镜协会主席

Philips 教授到我院传授妇科腹腔镜检查技术,开展静脉麻醉。1990 年日本医学博士今泉英明在我院施行输卵管配子移植术,开展了第一例气管内插管全身麻醉。随着妇科腹腔镜手术、乳腺手术增多,全麻技术日益成熟。2000 年后,喉罩、Frova 导管、纤支镜、可视喉镜先后应用于临床,使困难插管发生率明显下降;PACU 建立,使全麻后患者的恢复更安全。目前,医院非产科手术全麻比例超过 90%。

2. 产科麻醉

产科麻醉主要采用腰硬联合麻醉,占全年麻醉总量的近 30%。全麻剖宫产始于 90 年代末,目前约占剖宫产麻醉的 3%。麻醉医师 24 小时入驻产房。

3. 门诊及日间手术,麻醉门诊

门诊手术、辅助生育手术以及日间手术占全年麻醉总量的 40%,以静脉麻醉、喉罩联合全凭静脉麻醉为主。

2000 年开设麻醉门诊,年门诊量超过 1 万人次。包括门诊手术麻醉的术前评估、分娩镇痛评估、疑难患者的麻醉前评估及术后麻醉并发症的诊治。

二、疼痛治疗

1. 分娩镇痛

1995 年开展第一例椎管内阻滞分娩镇痛。2000 年,科室规模化开展分娩镇痛工作:妊娠妇女学校授课、麻醉门诊咨询、24 小时分娩镇痛服务、与助产士合作开展多模式分娩镇痛等。分娩镇痛率稳步提高,2016 年椎管内阻滞分娩镇痛率约 60%。

2. 术后镇痛

2001 年以后,使用患者自控术后镇痛,药物从经典的吗啡到新型阿片类药品和其他镇痛类药物。2014 年始,超声引导下腹横肌平面阻滞(TAP)作为术后多模式镇痛方式之一应用于临床。

三、重症监测治疗(ICU)

ICU 病房成立于 2016 年初,现有床位数 7 张,年收治患者约 1000 人次。

第三节　取得的主要成绩

一、临床业务

近年来,医院收治孕产妇高危妊娠率占 75%,危重病例抢救成功率达 100%。2005 年成功抢救了一位有严重并发症的 58 岁妊娠妇女,创造了围产科纪录,2015 年,成功抢救一名羊水栓塞危重孕产妇。科室获得 2012—2014 年度上海市卫生和计生工作先进集体和 2013—2014 年度上海交通大学医学院文明班组。

二、人才培养与教学

科室现有医生 24 人，其中主任 1 人，副主任 7 人，学历结构博士（硕导）2 人，硕士 11 人。科室每周讲座围绕新进展与病例讨论。2013 年成为中华医学会麻醉学分会、中国医师协会麻醉学医师分会产科麻醉培训基地，接收进修医生参观学习。此外，科室承担全院住院医师规范化培训的辅导带教工作，以及医院临床技能模拟培训中心的教学工作。

三、科研

科研工作的研究方向为产科麻醉的临床基础研究、疼痛、药物领域的基础临床研究。2014 年至今发表 SCI 收录论文 10 余篇，国家自然科学基金 1 项，上海市科委基金 1 项，市局级课题 3 项，及院级课题 10 余项。

四、国内外学术交流与社会公益活动

作为全国最早开展分娩镇痛的医院之一，二十余年来积极致力于分娩镇痛的推广普及，成功举办 6 届《上海国际产科麻醉论坛》以及多届国家级继续教育学习班，如《产科麻醉质量与安全管理》、《无痛分娩技术规范与进展》和 2017 年即将举办的《妇产科临床麻醉和监测新进展》。此外，2015—2016 年连续 2 年开展"中国镇痛宣传周"和"快乐产房"的公益活动，通过媒体、网络、现场授课等方式普及分娩镇痛，倡导自然分娩。

回顾过去，国际和平妇幼保健院麻醉科的成就离不开一代又一代医院麻醉人的不懈努力，展望未来，我们仍需团结奋进，在妇产科麻醉领域建设成具有影响力的麻醉专科。

附录一：现任科主任简介

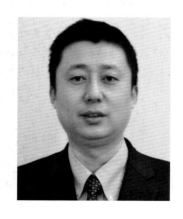

徐子锋，男，医学博士，主任医师，副教授，上海交通大学硕士研究生导师。受教育经历：徐州医科大学麻醉学系，学士（1996 年）；南京大学，硕士（2008 年）；第二军医大学，博士（2012 年）。工作经历：上海交通大学附属第一人民医院麻醉科（1996/07—2014/07）；上海交通大学医学院附属国际和平妇幼保健院麻醉科（2014/08—至今）。

现任上海交通大学医学院附属国际和平妇幼保健院麻醉科主任。中共上海交通大学委员会党校第十三期中青年干部培训班学员。

上海市医学会麻醉科专科分会第十届青年委员会委员，上海市医学会麻醉科专科分会第十届委员会妇产科麻醉学组副组长，中国心胸血管麻醉学会疼痛治疗分会全国委员，中国心胸血管麻醉学会围术期感染控制分会全国委员。发表学术论文 20 余篇，其中 SCI 收录 9 篇。省部级课题 7 项。专利 1 项。Medical Science Monitor 杂志审稿人。长期从事产科麻醉和疼痛领域的基础临床研究。

现任科室班子成员合影

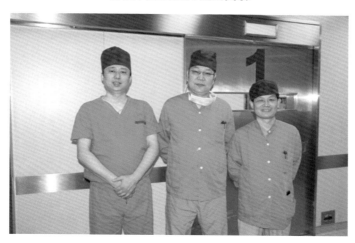

历任正副主任名单

时间	名字	职务	职称
1994—1999 年	吕明	主任	副主任医师
1999—2015 年	余大松	主任	主任医师
2015—至今	徐子锋	主任	主任医师
	安小虎	副主任（ICU）	副主任医师
	赵普文	副主任（日间病房）	副主任医师

附录二：全科合影

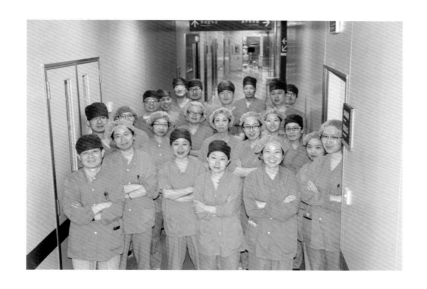

第二十章
第二军医大学附属长海医院

第一节 成 立 背 景

第二军医大学上海长海医院位于东海之滨、黄浦江畔，创建于 1949 年 7 月，始称华东军区人民医学院附属医院，1951 年 7 月改称第二军医大学附属医院，1958 年 9 月建制为第二军医大学第一附属医院，经过 60 余年的建设发展，已经成为一所学科门类齐全、医疗特色鲜明、综合实力强劲的现代化大型综合性医院。

1951 年，随着医院各科手术种类和数量的增加，麻醉的重要性日渐突出。医院委派当时的外科医生、助教王景阳前往中山医院麻醉科师从吴珏教授学习麻醉，学成回院后成立麻醉组，负责开展临床麻醉。1961 年，麻醉科正式成立，王景阳为主任。同年，王景阳主任研究成功国内第一台空气麻醉机；1965 年，科室成功完成我国第一例球型二尖瓣膜置换术的麻醉；1988 年，科室成为硕士学位授权点，同年开设疼痛门诊；1989 年，科室开设 ICU 病床；1992 年，科室成立麻醉学教研室；1994 年，科室建立麻醉恢复室；2001 年，科室成为博士学位授权点，同年开设科室网站"东方麻醉网"；2003 年成为上海市麻醉科住院医师培训基地；2004 年成为第二军医大学麻醉学中心。2005 年成为全军麻醉学与危重病医学中心；2015 年成为国家临床重点专科军队建设项目；2016 年成为上海市重要薄弱学科建设学科；2015 年度复旦版中国麻醉科最佳医院排行第 9 名；2017 年成立长海医院麻醉学部。

第二节 学科发展状况

经过五十余年的发展，长海医院麻醉科形成自己的专业技术特色，保证了每年数以万计的患者围手术期安全。作为临床一级学科，长海医院麻醉学科已建立了以临床医疗为主体，科研、教学并重的"一体两翼"式综合发展模式，形成了临床麻醉、重症医学、疼痛诊疗、麻醉学教研室、麻醉学实验室等亚专科齐全的综合布局。

目前，第二军医大学长海医院麻醉科为国家临床重点专科、上海市卫计委重要薄弱学科建设单位、原卫生部舒适化医疗研究基地、中华医学会基层医院麻醉科主任培训基地、全军麻醉学与危重病医学中心、上海市麻醉住院医师和专科医师规范化培训基地，是麻醉学硕士和博士学位授予单位。在 2015 年复旦版麻醉学专科声誉排行榜中，位列第九位。

科室现有工作人员 300 余名，其中医疗系列 110 余名，正高职称 3 名，副高职称 18 名，中级职称 30 余名；绝大多数人员获得医学硕士或医学博士学位；麻醉科护士 20 余名，手术室及中心 ICU 护理人员 2000 余名。

科室目前年麻醉量 6 万余例次，在各种心脏与大血管手术麻醉、烧创伤手术麻醉、危重与老年患者麻醉、脑血管介入麻醉、腔镜手术麻醉、消化内镜与呼吸内镜诊疗操作麻醉等具有明显特色，麻醉直接相关死亡率低于 1/20 万，达到国际先进水平。中心 ICU 床位 22 张，年收治以外科为主的各类危重患者 2000 余例，形成了以脓毒症、多脏器功能障碍综合征救治为特色的医疗综合技术体系。疼痛门诊设备较齐全，技术较先进，尤其擅长脊源性疼痛的微创治疗，每年实施各类痛点阻滞、超激光治疗、超声引导下神经阻滞等 8000 余例。

第三节　取得的主要成绩

长海医院麻醉学教研室拥有 3 名博士研究生导师，8 名硕士研究生导师，每年招收博士研究生 3～4 名，硕士研究生 6～8 名。作为上海市住院医师规范化培训示范基地，年接受麻醉科住院医师与专科医师规范化培训约 20 名，出站合格率达 100%。在科研方面，科室已形成脓毒症和神经病理性疼痛两大主攻方向。近 5 年累计获得国家自然科学基金 25 项，省部级基金包括重点项目 13 项，总科研经费约 2000 余万元。

主编或主译专著 30 余部，其中包括国家"十一五"、"十二五"重点图书、麻醉学界国内最著名的《现代麻醉学》（第 4 版）以及国际最著名的《米勒麻醉学》（第 6、7、8 版）；作为全国高等学校麻醉学专业第四届教材编审委员会主任委员单位，主持了我国"十三五"麻醉学本科教材第四轮的修订工作以及国家卫生计生委麻醉科住院医师规范化培训教材的编写工作；作为中华医学会麻醉学分会指南共同总负责人，主持出版了我国第一部《中国麻醉学指南与专家共识》，目前正在制定 / 修订第 2 版；作为中华麻醉学会副主任委员，与主任委员熊利泽教授共同主编出版了中华医学会第一部"中国医学发展系列研究报告"《麻醉学进展 2015》；作为中国高等教育学会医学教育专业委员会常委兼麻醉学教育学组组长单位，主持出版了国家麻醉学专业继续医学教育教材《麻醉学新进展》系列，目前共 7 部。

2017 年 1 月 23 日，麻醉学科跃迁上新的平台。第二军医大学长海医院麻醉学部成立，下设临床麻醉科、重症医学科、临床疼痛中心、手术中心、日间病房、麻醉学教研室（含实验室）。麻醉学部通过现有各亚学科的人才序列及编制，将有利于学科综合品牌效应的提升，并大幅提升我院麻醉学科的真正内涵，为麻醉学科学术地位的提升与腾飞，打下坚实的框架基础，并对国内麻醉学科的发展与建设，起到真正的示范与引领作用。

附录一：现任主任简介

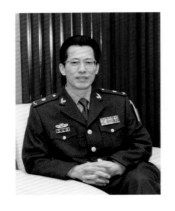

邓小明，男，1963年1月出生，江西吉安人。1984年于第二军医大学军医系本科毕业后留校在附属长海医院麻醉科工作，先后师从于王景阳教授、朱诚教授，获得麻醉学硕士与外科学博士学位。1998年在德国杜塞尔多夫海涅（Heinrich-Hein）大学麻醉学研究所任访问教授。1995年晋升副教授、副主任医师、硕士研究生导师，2001年晋升教授、主任医师、博士研究生导师。现为第二军医大学长海医院麻醉学部、麻醉学教研室主任、教授、主任医师，兼任中华医学会麻醉学分会副主任委员兼麻醉科护理学组组长与麻醉学指南共同总负责人、中国高等教育学会医学教育专业委员会常委兼麻醉学教育学组组长、全国高等医药院校麻醉学专业第四届教材编审委员会主任委员、上海市医学会麻醉科专科分会主任委员、全军医学计量科学技术委员会手术与麻醉设备质量安全控制专业委员会主任委员、全军麻醉学与复苏专业委员会副主任委员、国家卫生专业技术资格考试麻醉学专家委员会副主任委员、世界麻醉医师联盟（WFSA）出版委员会委员以及《国际麻醉学与复苏杂志》总编辑与《中华麻醉学杂志》副总编辑等。在疑难复杂高危患者麻醉与围手术期管理方面具有丰富的临床经验，在脓毒症的基础与临床方面展开了较深入的研究。获四项国家自然科学基金及多项上海市与军队医疗重点项目等，并获得军队医疗成果二等奖两项。主持我国麻醉学本科教材第四轮修订/编写工作、我国麻醉科住院医师规范化培训教材与专科医师培训教材以及麻醉学继续教育教材的编写工作。主编或主译著作或教材30余部，包括《危重病医学》、《麻醉学新进展》（2005、2007、2009、2011、2013、2015、2017）系列、《现代麻醉学》（第4版）、《米勒麻醉学》（第6、7、8版）、《中国麻醉学指南与专家共识（2014年版）》、《麻醉学进展（2015）》等。以第一作者或通讯作者发表论文300余篇，其中SCI论文约70篇。获得原总后勤部"育才奖"银奖、上海市"曙光学者"、"仁心医者-上海市杰出专科医师奖"以及上海市医学领军人才与上海市领军人才。培养毕业博士生45名、硕士生56名。

现任科室班子成员合影

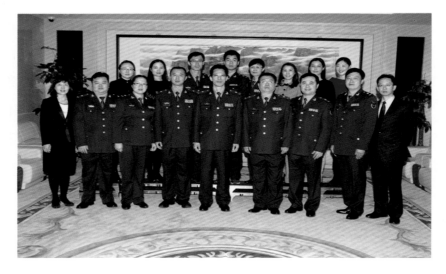

历任正副主任名单

一、历届麻醉科 / 麻醉学部主任名单

王景阳（1962—1992 年）

刘树孝（1992—1997 年）

邓小明（1997—至今）

二、历届麻醉科 / 麻醉学部副主任名单

刘树孝（1981—1992 年）

于布为（1992—1995 年）

邓小明（1995—1997 年）

徐美英（1997—2003 年）

熊源长（2003—至今；临床疼痛中心主任 2015—至今）

朱科明（2003—至今；重症医学科主任 2015—至今）

李金宝（2011—2016 年）

卞金俊（2015—至今；临床麻醉科主任 2016—至今）

刘　毅（2015—至今；临床麻醉科副主任 2016—至今）

许　华（2015—至今；临床疼痛中心副主任）

万小健（2016—至今；重症医学科副主任）

余喜亚（2016—至今；麻醉学教研室副主任）

附录二：全科合影

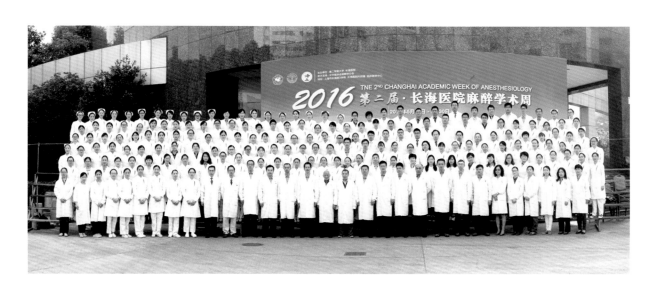

第二十一章
第二军医大学附属长征医院

第一节　成立背景

1955年10月1日，中华人民共和国国防部颁发命令，建立第二军医大学急症外科医院，1956年4月28日开院，对外称上海急症外科医院。1958年9月1日，第二军医大学急症外科医院更名为第二军医大学第二附属医院。1959年9月，医院与德国宝隆博士1900年创办的上海同济医院（原名宝隆医院）合并，对外院名改为上海同济医院。1966年9月，对外院名改为上海长征医院。

1955年刚刚建立急症外科医院时设麻醉室、手术室，无专职的麻醉医师，隶属于外科。麻醉操作亦无固定的操作人员，初期的操作人员主要由护士长选定护士轮流执行；后期由于手术量较大，由护士长挑选护龄较高及责任心强的护士（约4～5名）专职麻醉操作。1957年秋，汤家携从北京解放军总医院调入长征医院，担任医院手术麻醉工作负责人，当时没有专门的麻醉科，只有3位同志从事麻醉。1959年10月成立麻醉科，隶属外科教研室，聘请长海医院麻醉科主任王景阳为顾问。1961年伍祖馨从南京军区总医院应聘调入长征医院麻醉科，担任麻醉科负责人。

第二节　学科发展状况

自1961年起，科室先后开展了麻醉新理论、新技术、新方法的研究，特别是在人造血（氟碳乳剂，FCE）、血液稀释、自体血回输的临床应用方面，在军队和上海市麻醉界有很高的影响力。伍祖馨成为长征医院麻醉学科发展的奠基人，为长征医院麻醉科的发展做出了重要贡献。

接下来的数十年，长征医院麻醉科先后开展了一些重大手术麻醉。1978年第一台肾移植手术麻醉获得成功，同年第一台体外循环下心脏手术麻醉获得成功，漂浮导管首次应用于麻醉监护。1996年第一台肝移植手术麻醉获得成功。1997年经中国人民解放军总后勤部批准建立独立的麻醉科和麻醉与复苏学教研室，从大外科分离出来，麻醉学科发展由此踏上新台阶。王新华为第一任麻醉与复苏学教研室兼麻醉科主任。同年长征医院现代化医疗大楼正式启用，麻醉机及监护仪全部更新换代，达到当时国内一流。1999年第一台非体外循环下冠脉搭桥手术麻醉获得成功。2000 年 TCI 技术应用于临床麻醉。2001 年自体血回输技术应用于临床麻醉。2002 年第一台心脏移植手术麻醉获得成功。2003 年肝、肾、胰联合移植手术麻醉获得成功。2003 年—2014 年，石学银教授担任科室第二任主任。近十年来麻醉科发展迅速。目前拥有净化层流设备的现代化手术室 30 间，麻醉诱导室 1 间，麻醉后恢复室 1 间。麻醉设备齐全，拥有世界一流的德尔格 Zeus 麻醉机、PiCCO、Vigileo 等血流动力学监测仪、GE 彩色多普勒超声及经食管超声探头、血栓弹力仪、纤维支气管镜、视频喉镜、软镜、麻醉深度监护仪、脑氧监测仪、TOF 肌松监测仪、输液管理工作站、血气分析机及各种加温装置等。手术全程应用先进的麻醉信息化系统，精细、周密、无缝隙管理麻醉，为全院外科手术的顺利开展构建了安全平台。

长征医院麻醉科由最初只有 3 名医生和 4 名护士，经过几代人的不懈努力，发展到一支拥有高、中、初专业人员的麻醉专业队伍。全科现有麻醉医师 45 名，技术员 3 名。高级职称 19 名，其中博士生导师 1 名，硕士生导师 7 名，主治医师 15 名。袁红斌教授是现任麻醉科和麻醉与复苏教研室主任。上海市科委优秀技术带头人。同时兼任长征医院南京分院麻醉科主任。

第三节 取得的成绩

经过多年的努力，长征医院麻醉科形成了以脊柱外科、器官移植、神经外科、泌尿外科及严重创伤麻醉为重点的麻醉特色，由原先单一的临床麻醉角色向围手术期的麻醉治疗转变，积极参与到重症患者的紧急救治和术后的延续治疗及规范化疼痛治疗之中。特别是在重型颅脑外伤、严重脊柱外伤合并肺损伤的救治、巨大骨肿瘤围手术期处理、肝肾移植麻醉、达芬奇机器人手术麻醉上形成特长。临床麻醉安全指标达到国际先进水平。现为中国心胸血管麻醉学会主任委员单位、中华医学会麻醉学分会骨科麻醉培训中心、上海市科委产学研基地。

长征医院麻醉科 1986 年被批准为硕士学位授予点，2000 年被批准为博士学位授予点。形成博士、硕士、本科三个学历教育层次，与学校另外两家附属医院一起为全军培养了近 500 名麻醉系本科生，培养博士、硕士 50 余名。三位教师获得全军育才银奖，1 人获评"全校最受学员喜爱的老师"。麻醉与复苏教研室目前开设临床麻醉学、危重病医学、疼痛治疗学三门主干课程，担任第二军医大学本科生、硕士生、博士生、徐州医学院麻醉本科生、研究生、基地轮转医师及专科医师培训的教学任务。长征医院麻醉科是上海市第一批麻醉住院医师培训基地和专科医师培训基地，承担住院医师规范化培训带教任务。年均培养规培医生 10 余名，1 人次获得上海市优秀规培教师称号，2 人次获得上海市优秀规培医生称号。科室积极承担国家级继续教育项目 2 项，也是全军麻醉医师继续教育基地。近年来连续主办围手术期血流动力学监测、精准麻醉，规范化疼痛治疗等学习班，履行了国内和军内的继续医学教育任务。

长征医院麻醉科注重临床和基础研究的相互转化。近年来将超声和视频技术、麻醉深度监测、PICCO、Vigileo、脑氧监测等技术引入临床麻醉，实现了临床麻醉的可视化、数字化、精细化，获得上海市卫生局新技术立项和多项国家专利。科室紧紧围绕严重战创伤围手术期器官保护，特别是脊髓损伤后自主神经功能的可塑性变化、高龄老年患者的围手术期麻醉管理、围手术期规范化镇痛及神经病理性疼痛机制等为科研重点，近5年获得国家、上海市、军队"十一五"、军队"十二五"基金30余项。其中包括国家自然科学基金12项，军队"十二五"重点、上海市科委重点、上海市卫计委、上海市教委课题25项。以通讯作者单位发表SCI论文70余篇，最高影响因子11.4分。以第一完成单位获得省部级科技进步二等奖3项、军队医疗成果三等奖5项，参与获得军队和上海市科研、医疗成果一、二等奖多项。1人入选上海市领军人才，1人入选上海市优秀技术带头人，2人入选上海市科委启明星计划，1人入选上海市浦江人才计划，1人入选上海市教委晨光计划和卫生局优秀青年，3人入选校5511人才计划，1人获评校成才标兵。1人荣立中国人民解放军个人二等功，12人荣立中国人民解放军个人三等功。

通过多年的建设与发展，长征医院麻醉科在凝聚学科方向、汇聚学科队伍和建设学科平台等方面均取得了显著成绩，在临床麻醉和科学研究方面均处于国内领先地位。今后麻醉科要进一步明确发展目标：始终以患者需求为中心，面向麻醉学科前沿，保持特色和优势，在部分重点研究方向上达到国际一流，产生突破性和标志性研究成果，成为国内麻醉学科科研创新和人才培养的基地之一。

附录一：现任主任简介

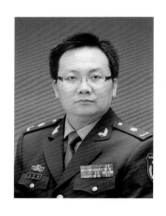

袁红斌，现为第二军医大学附属长征医院麻醉与复苏教研室主任、麻醉科主任兼南京分院麻醉科主任，教授、主任医师、博士生导师。现任中国心胸血管麻醉学会疼痛学分会主任委员、中国研究型医院学会麻醉学专委会常委、中国中西医结合学会围手术期专委会常委、中国医学装备协会应急救治装备技术分会常委、中国中西医结合学会麻醉与镇痛专委会委员、中华医学会麻醉学分会骨科麻醉学组副组长、质量控制学组委员、上海市中西医结合学会围手术期专委会副主任委员、上海市医学会麻醉学分会秘书、上海市医师学会麻醉科医师分会委员、上海市医学会疼痛学分会委员、全军麻醉与复苏专委会委员、全军医学计量科学技术委员会手术与麻醉设备质量安全控制专委会委员等学术任职；担任《Anesthesiology》中文版副主编、《A&A》中文版、《国际麻醉与复苏杂志》、《麻醉大查房》编委；高教麻醉学本科教材《疼痛治疗学》编委、《麻醉学进展（2015）》、《麻醉学进展（2016）》编委。参与了多个中国麻醉专家共识和指南的编写及多中心研究。2017年获评上海市优秀技术带头人。获军队优秀科技干部岗位津贴和全军院校育才银奖。主要科研方向是：围手术期多脏器保护及规范化镇痛、神经病理性疼痛机制研究。近些年，获得国家自然基金3项，省部级科研基金11项，第一作者或通讯作者发表SCI论文30篇。获上海市科技进步二等奖2项、教育部高校科技进步二等奖1项，上海市优秀教育成果三等奖1项。

现任科室班子成员合影

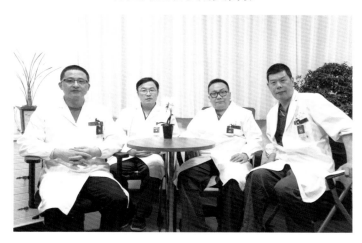

历任正副主任名单

年度	主任	副主任
1959—1960 年	汤家携（负责人）	
1961—1969 年	伍组馨（负责人）	
1970—1986 年	由品英（负责人）	
1987—1992 年	张在华（负责人）	
1993—2002 年	王新华	李家乐、石学银
2003—2010 年	石学银	袁红斌
2010—2014 年		袁红斌、徐海涛
2014—至今	袁红斌	徐海涛、邹最、李盈科 王亚华（南京分院）

附录二：全科合影

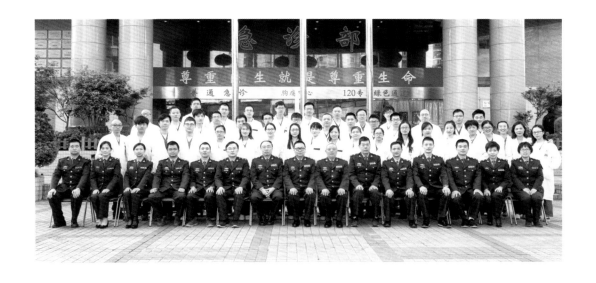

第二十二章
第二军医大学附属东方肝胆外科医院

第一节 成立背景

东方肝胆外科医院麻醉科在医院建立之初的 1993 年 9 月正式成立,回想起麻醉科建科之初,三十出头的俞卫锋主治医师带领四位已退休的麻醉护士从长海医院来到新建的医院。带着老师们的信任与重托,像一颗种子一样植入东方肝胆这片沃土之中开始了艰苦创业。

第二节 发展状况

十多年来,经过全科同志的艰苦创业,在老师、领导及兄弟医院麻醉科的关心支持下,使一穷二白的科室有了很快的发展,达到了建科之初提出的"五年打基础,五年大发展"的目标。创建了我国第一个既有临床麻醉,又有 ICU 及疼痛治疗的肝胆专科麻醉科,现麻醉科下属有临床麻醉、手术室和 ICU 三个亚单位,共有医护人员近百名,医师系列现有正教授 1 人、副教授 5 人、博士生导师 1 名,硕士生导师 3 名,主治医师 8 人、住院医师 10 人共 24 人,在读硕博士 17 人。平均年龄 33.5 岁,博士占 41.17%、硕士占 29.41%、学士占 29.41%。科室始终认为出色的医疗工作是麻醉科的立科之本,也是科主任的立足之本。医疗工作是科室生存之基础,而医疗安全又是科室在院内取信于领导、兄弟科室与患者的命根子。所以,科室坚守向制度规范要安全、以医疗质量求尊重的理念。坚持临床麻醉、ICU、疼痛治疗三者并重。在临床实践中不断创新与学习并在临床实践中确定科研课题与方向。每年完成约 7000 例左右有相当难度的肝胆手术麻醉,3000 余例肝胆手术的围手术期监护及 200 多例 ICU 重症治疗,3000 多例无痛胃肠镜和 2800 多例肝胆微创治疗的麻醉,共完成原位肝移植麻醉 400 多例。临床工作中科室敢做肝胆麻醉的特种兵,在巩固优势的前提下选准目标和方向,保持临床业务特色。

科室的优势就是肝胆患者的麻醉与围手术期管理,本院肝胆患者手术量国际第一,内镜介入治疗项目国内最多、最全,肝移植手术技术处于国内先进水平。所以科室在临床麻醉方面的目标就是要确立肝胆麻醉在国内的龙头地位。在肝脏手术的麻醉方面,全科刻苦钻研肝脏麻醉的新技术新方法和新问题，如低中心静脉压技术在肝脏手术中应用、肝脏手术中气栓的诊断与处理、肝脏手术围手术期大出血的处理、肝胆手术的凝血监测与治疗、冷冻与热凝及激光肝脏局部治疗管理等方面经过反复实践提出了独到见解并及时总结发表。另外一个临床特色就是黄疸患者手术与内镜的围手术期处理，科室在黄疸患者麻醉药的敏感性、黄疸患者的心血管效应、黄疸患者围手术期器官衰竭等方面的研究为国际领先，研究成果发表在世界麻醉学最高杂志《Anesthesiology》上。在肝胆手术的 ICU 管理方面，年收治肝胆术后患者约 3400 多例，救治成功率高处于国内领先。尤其在肝胆手术引起的多器官衰竭、肝胆患者的术后营养支持、肝胆患者围手术期的器官保护和肝胆患者围手术期的抗感染治疗等方面也积累了丰富的经验。在肝胆患者的麻醉与围手术期处理及疼痛管理等方面形成的系统理论与经验已成为我国肝胆麻醉的指导常规。

第三节　取得的主要成绩

科室在高质量完成繁重医疗工作的同时非常重视人才培养工作。首先要培养立足本职、勇攀高峰、追求卓越、献身麻醉的强烈事业心。其次强调走医、教、研全面发展的临床医学科学家之路。还要强调团结协作追求共同美好理想的团队精神。十多年来科室在吴孟超精神的感召下扎扎实实抓人才培养抓梯队建设，使一批具有真才实学的年轻人迅速成长脱颖而出，培养了一批有朝气、有事业心、有学术水平的专科队伍。特别是 5 位年轻副教授成为全校临床科室最年轻副高群体中的一支小分队，在临床能力、科研项目、SCI 论文等方面均成为科室的中坚力量。至今科室共培养硕士生 18 名，博士生 16 名，这些学生或留校任职或输送到军内外其他医院的麻醉科，现在已成为本科室及兄弟科室医教研的骨干，有多人已走上科室的领导岗位。所带学生 12 次获国家自然科学基金资助，二人成为上海市"科技启明星"，一人进入上海卫生系统"优秀青年医学人才计划"，二人进入学校"5511 人才库计划"，五人次获全国中青年麻醉论文一等奖。俞卫锋教授因在人才培养方面成绩突出又被评为军队院校"育才奖"银奖。科室担任本校麻醉本科及研究生的教学任务，多人被校及总后勤部评为优秀教员。科室专家多次作为全国著名麻醉学者在全国及各省市麻醉学年会上作专题讲座，获得同行的好评。为了加速人才成长并被国际国内学术界认同，科室还与国内外许多著名的科研机构建立了长期密切的合作关系，如与哈佛大学麻省总院、英国帝国理工大学、美国维克森林大学、香港大学、中国科学院、四川大学、复旦大学等单位在人才培养、科研合作、论文发表及联合报奖等方面有了很成功的合作。科室人员想尽一切办法走上国内外学术讲台如多次应邀赴香港、中国台湾及海外报告肝胆麻醉研究的最新研究成果扩大了科室的国际知名度和学术影响力，也加速了科室人才培养的国际化进程。

科室科研工作勇于在肝胆麻醉的方向上尖兵突击，加强临床科研意识、结合方向及特色做研究，坚持走临床科研之路临床与基础相结合方针。研究围绕特色突出重点缩小规模，充分利用世界上最大宗的肝脏手术最大宗的胆道患者的资源做科研。只做我们熟悉、精通的肝胆领域，做到强项愈强，优势更优。形成了肝胆麻醉的系列研究逐渐确立了在国内外的学术地位和学术影响力。有了这样的学科背景、信誉度、公认度，发表论文和申请基金与科室可持续发展就有了保障。主要研究方向有吸入麻醉药肝毒性机制研究、围手术期肝保护与黄疸麻醉的基础临床研究、慢性疼痛的信号转导与基因治疗等。科室共承担 12 项国家自然科学基金和上海及军队的多项科研任务，就国家自然科学基金而言，我科早在 1991、1993 年即已两获基金资助，当时全国麻醉学科一年还只有 1～2 项资助，成为获得国家自然基金早而多的麻醉科之一。主编了《麻醉与复苏新论》、《多器官功能衰竭》、《全麻原理及研究》、《吸入麻醉药》等专著 4 部，参编著作 10 余部。完成并发表论文 159 篇，SCI 收录 21 篇，特别是有三篇在世界最著名的麻醉学杂志《Anesthesiology》上全文发表。与四川大学合作完成的吸入麻醉的研究项目获国家科技进步二等奖，吸入麻醉药肝毒性研究获军队科技进步二等奖，另获两项军队科技进步三等奖，总后勤部"科技新星"，上海市卫生系统"银蛇奖"，并多次获吴珏基金奖一等奖、全国中青年麻醉论文一等奖和"上海市科技启明星""上海市卫生系统优青计划"等各种奖励。还取得多项国家发明及实用新型专利，其中"一种用于戒毒的生物新方法"在香港国际发明博览会上获金奖。

由于科室医教研工作全面发展取得了引人注目的成绩，也与国内外学术界的广泛交流，使科室的的学术地位和学术影响力有了大幅提升。在各种学术组织中我们已担任的主要学术职务有：中国医师协会麻醉医师分会副会长，中华医学会麻醉学分会常委兼副秘书长，中国药理学会麻醉药理分会常委兼副秘书长，全军麻醉与复苏专业委员会常务委员，上海市医学会麻醉专科委员会副主任委员，上海市麻醉质量控制中心专家委员，上海市麻醉疼痛学会委员，《中华麻醉学杂志》编委，《临床麻醉学杂志》编委，《国际麻醉与复苏学杂志》编委、《麻醉与镇痛》中文版编委。作为一个专科医院的麻醉科要在国内强手如林的学术界占有这样的一席之地实属不易。

这些成绩的取得首先主要得益于肝胆医院良好的学术氛围，肝胆医院最大的精神财富就是最高科技奖获得者吴孟超院士精神，麻醉科就是在这样的精神感召下得以健康成长的。其次，科室每一点进步均离不开领导老师和兄弟医院的关心爱护与帮助。要说科室十年来成长的最大体会是什么，一是充分发挥年轻人所特有的强烈的求知欲和对新事物敏锐的洞察力，这是科室发展的不竭动力；二是作为一个规模不大的专科医院麻醉科，科室心中始终装着远大的理想并牢记：科室不大但心胸依然要大，平台不高但眼界依然要高。有了这样的决心和远大理想有理由相信肝胆医院麻醉科的医教研工作一定会更上一个新的台阶，会成为领导满意兄弟科室放心的科室，因为这样一个年青的科室具有一颗永远追求卓越的年轻的心。科室信奉的格言是：生于忧患，死于安乐！

附录一：现任主任简介

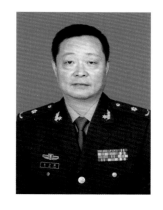

俞卫锋教授，第二军医大学东方肝胆外科医院麻醉科，上海交通大学医学院附属仁济医院麻醉科主任、教授、博士生导师，1985年毕业于第二军医大学军医本科，1989年师从于著名麻醉学家王景阳教授和著名的肝胆外科学家国家最高科技奖获得者吴孟超院士分别攻读硕士和博士学位。现任中国医师协会麻醉学医师分会会长，中华医学会麻醉学分会常委兼秘书长，上海市医学会麻醉专科委员会主任委员，全军麻醉与复苏专业委员会常委等。并担任国内四本主要的麻醉学杂志的编委。

任硕士生导师16年，博士生导师11年来，共培养硕士生48名，博士生35名，承担24项国家自然科学基金的科研任务，主编专著5部。共发表论文255篇，SCI收录54篇，有四篇在世界最著名的麻醉学杂志《Anesthesiology》和一篇在《Pain》上发表。长期从事肝胆疾病的麻醉与围手术期处理的临床与基础研究，尤其是在吸入麻醉药肝毒性机制研究、围手术期肝保护与黄疸麻醉的基础临床研究、癌性疼痛的信号转导与基因治疗等方面一直处于国际领先水平。现在是国际麻醉界具有重要影响的著名肝胆麻醉专家之一，也是我国和上海市麻醉学的领军人之一。获国家军队科技进步二等奖各一项，另获总后勤部"科技新星"、上海市卫生系统"银蛇奖"、军队院校"育才奖"银奖、"上海市优秀学科带头人"、"上海市科技精英提名"等各种奖励。

人生格言是：做人、做事、做学问。

正副主任名单

现任主任：俞卫锋

副主任：陆智杰

第二十三章
同济大学医学院附属同济医院

第一节　成　立　背　景

同济大学附属同济医院，位于上海市普陀区，是该区唯一的一所集医疗、教学、科研、预防为一体的综合性三级甲等医院，是国家临床药理试验机构、上海市医疗保险定点医疗单位、上海市卫生系统文明单位和上海市文明单位。建院于1991年，当时医院名为甘泉医院，是原上海铁道医学院附属医院，后于1995年合并入上海铁道大学，再于2000年并入同济大学并更名为同济大学附属同济医院。

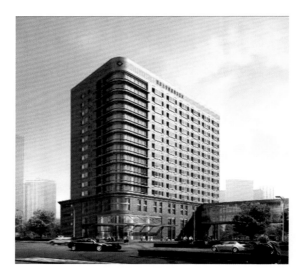

麻醉科自1991年开院前已成立，根据卫生部1989年12号文件既定为独立的临床一级学科并成立麻醉教研室。当时的麻醉科主任及教研室主任是宋健云教授。科室成员有李素贞、王绵玲、李中、张晓庆、张磊、安小虎、潘菊萍医生，开院时又增加了余斌、金蕾、孙佩莉医生及麻醉护士徐卫华、张静。当时手术室共11间，有Sular808及北美DRAGER麻醉机各1台，国产麻醉机2台，Detax麻醉监护仪2台，将军牌麻醉监护仪2台，血氧饱和度监测仪数台，除颤仪1台，血气分析仪1台。在院领导关心支持下，宋建云主任带领全科，克服工作人员和仪器设备严重不足的困难，积极开展各科各类手术的麻醉，包括颅脑外科、胸外科、骨科（包括骨肿瘤灭活再植）、普外科、妇产科、泌尿外科（包括嗜铬细胞瘤及全膀胱切除术）等手术的麻醉工作，还承担医学院5年制本科临床医疗专业及麻醉大专班的教学任务。同时也承担医学院同学的实习、见习及动物实验带教任务。在艰苦的条件下，大家同心同德，安全优质地完成各项工作任务。

第二节 学科发展状况

自 1993 年钱萍、韩松、朱颖霞、薛兴发、王宏英、林川等医生又陆续调入我科，医院于 1993 年又建立了以麻醉科为主管、外科医生参与的术后重症监护病房（SICU），数名医生轮流负责 SICU 管理工作，直到 2006 年 SICU 从麻醉科科分出独立。期间同济医院血库也曾并入我科，由麻醉科管理 4 年。在距开院短短 4 年的时间里，我院在医、教、研等各方面取得了较大进步，并成功地接受了卫生部及上海市卫生局的一系列严格检查，被评为上海市最年轻的三级甲等医院。

随着上海市中心城区改造，医院附近人口不断增加，医院手术麻醉量亦逐年上升。自 2001 年开始马海月、刘建慧、谢书奇、庞启颖、张静、杨君君、郁庆、刘苏、彭成为、张凌、邹天笑等医生又陆续分入我科，科室队伍不断壮大。目前麻醉科共有人员 23 人，其中硕士生导师 3 名，主任医师 1 名，副主任医师 4 名，主治医师 13 名，住院医师 1 名，麻醉护士 4 名。医师队伍中硕士学位者占 70%。麻醉科在医疗、教学和科研等方面取得可喜的进步。

目前麻醉科医疗工作主要包括各科在手术室的临床麻醉、门诊无痛肠镜、无痛胃镜、无痛人流、无痛取卵、无痛支气管镜、心脑血管介入治疗的麻醉工作、术后疼痛治疗、全院各科急救插管及深静脉穿刺置管。共 20 间手术室，甘泉楼手术室 5 间和同康楼手术室 15 间。每间均配备设施先进的麻醉机、监护仪、麻醉准备车及输液泵和麻醉药品管理智能药车。科内备有 B 超机、自体血回输机、除颤仪、肌松监护仪、困难气道处理的一系列设备包括可视喉镜及纤维支气管喉镜等。麻醉术后恢复室备有 11 张床位，同康楼麻醉苏醒室 8 张和甘泉楼麻醉苏醒室 3 张。可开展婴幼儿、低体重儿（最小体重 4kg）及成人先心、成人风心、大血管疾病及冠脉搭桥等心血管麻醉，普胸单腔支气管麻醉，脊柱外科麻醉，脑血管、脑肿瘤手术麻醉，肝部分切除手术麻醉，嗜铬细胞瘤及结肠代膀胱手术麻醉，百岁老人麻醉，困难气道及疑难重症等患者的麻醉工作。

重视对外交流，在医院支持和科主任努力下，分别与美国、法国和以色列相应医院建立了良好的合作关系。同时，自 2000 年起分别选派张晓庆、李中、张磊三位同志前往法国马赛市圣约瑟夫基金会医院专修心血管麻醉 3 月，另派韩松同志前往法国图卢兹第三大学附属 Rangill 医院进修 8 月。2016 年 3 月刘健慧去美国内布拉斯加医学中心进修 3 月。2016 年 8 月余斌副主任在美国纽约特种外科医院及哈佛大学麻省总院进修麻醉 3 月。宋建云主任作为美国麻醉学会（ASA）会员和国际创伤麻醉与急救学会会员（The International Trauma Anesthesia and Critical Care Society，ITACCS），以及李中主任作为美国麻醉学会（ASA）会员和欧洲麻醉学会会员（ESA），多次参加国际麻醉学术交流。对外交流开阔了视野，促进了科室麻醉水平的提高。

第三节　取得的主要成绩

上海市同济医院是一所年轻的三级甲等医院,自建院以来,共完成麻醉30万例。经过近年来的努力工作和积累,在围手术期气道管理、困难气道处理和无血骨盆盆腔手术等方面取得一定经验,近期又成功实施了锁骨下动脉球囊阻断技术,在无血状态下完成肱骨近端巨大骨肉瘤切除术。相信随着工作的不断开展和深入,希望会有所突破。在教学科研方面,2005年起张晓庆教授、余斌副主任医师和刘健慧副主任医师获批教育部麻醉学硕士授予点,逐年招收麻醉学硕士,目前已培养麻醉学硕士30余名。科研及创新工作活跃,尤其注重临床研究,着重解决临床实际问题。目前共获国家发明专利和实用新型专利共20余项。并获得国家自然科学基金1项,上海市自然基金1项,主持上海市市科委引导类课题3项,上海市卫计委课题4项,发表SCI论文10余篇。

附录一:现任主任简介

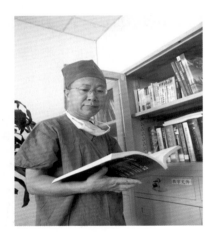

张晓庆,上海市同济医院麻醉科主任,主任医师、副教授、硕士研究生导师。上海市中华医学会麻醉专业分会委员会委员,上海市中国医师协会麻醉科医师分会委员、上海市中西医结合学会麻醉学分会常委、中国胸心血管麻醉学会理事、中国研究型医院学会麻醉学专科分会委员。《临床麻醉学杂志》、《同济大学学报》等杂志的通讯编委,《外科研究与新技术》的青年编委。研究方向:1.麻醉与认知;2.麻醉与脏器保护。

从事临床麻醉30年,对心血管手术的麻醉以及疑难重症患者的麻醉和重症监测治疗技术等有着丰富的临床经验。尤其擅长胸外科各种心血管手术麻醉,如体外循环下的冠脉搭桥手术,主动脉置换、法洛四联症的矫正术等;以及各类休克、重危和疑难重大手术的麻醉,如普外科的肝脏巨大肿瘤切除术,泌尿科嗜铬细胞瘤手术麻醉,脑外科动脉瘤夹闭术等;骨科高龄患者的各种骨折手术的麻醉如全髋关节置换术等。

作为第一申请人主持上海市科委引导类项目1项、上海市卫计委课题2项,以第二申请人主持上海卫生系统先进适宜技术推广项目1项,发表学术论文30余篇,其中SCI收录3篇。参编《当代麻醉学》等专著共5部。获批逆行气管插管引导导管、示压气囊气管导管、口面部支撑装置、防漏气面罩及导管内雾化吸入装置等实用新型专利共6项,发明专利2项。

[1]　Xiaoqing Zhang*, Su Liu, Jianhui Liu, Xiaojing Qin. Use of a modified bite-block to facilitate mask ventilation in edentulous elderly patients. Anesthesia and intensive care. 2013,41(1):132-133.

[2]　Bin Yu, Xiaoqing Zhang*, Peili Sun, Shuqi Xie, Qiying ang.Non-Stimulation Needle with External Indwelling Cannula for Brachial Plexus Block and Pain Management in 62 Patients Undergoing Upper-Limb Surgery.Int. J. Med. Sci, 2012;9(9):766-771.

［3］　Jianhui Liu，Xiaoqing Zhang*，Wei Gong，Shitong Li，Fen Wang，Shukun Fu，Mazhong Zhang，Yannan Hang. Correlations Between Controlled Endotracheal Tube Cuff Pressure and Postprocedural Complications：A Multicenter Study. Anesthesia & Analgesia，2010，111（5）：1133-1137.

现任科室班子成员合影

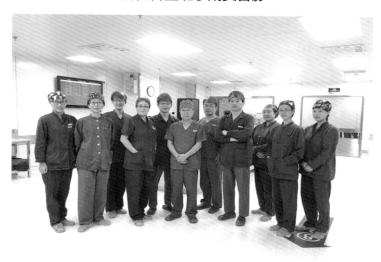

历任正副主任名单：

历任麻醉科	主任	副主任
1991	宋建云	
1991—1997	宋建云	王宏英
1998—2009	李 中	张晓庆
2010—2014	张晓庆	李 中
2015—	张晓庆	余 斌

附录二：全科合影

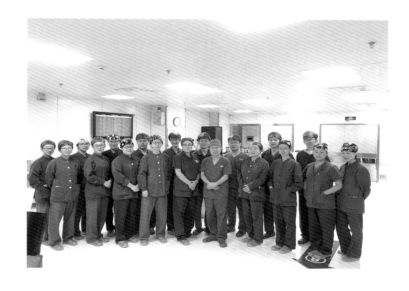

第二十四章
同济大学医学院附属第十人民医院

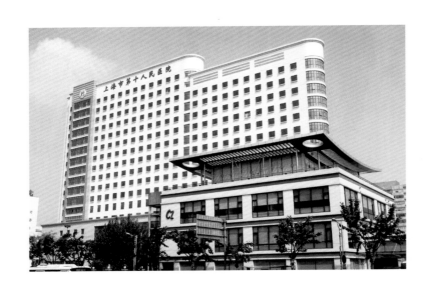

第一节 成 立 背 景

上海市第十人民医院前身是上海沪宁铁路医院,创建于1910年。2004年医院由铁路局转属上海市卫生局,同时更名为上海市第十人民医院、同济大学附属第十人民医院。

医院麻醉专业的发展历经几代人的努力。1957年由外科叶介清主任兼任麻醉专业负责人,李遗等4位中级人员开展麻醉工作。1962年,王旭初医师在中山医院进修,向吴珏教授学习麻醉后,在我院成立麻醉组并主持麻醉工作。1968年起邹根生医师负责麻醉工作。1984年麻醉组改为麻醉室,邹根生任第一副主任,董蔚芳任第二副主任。1986年9月成立麻醉科(隶属于大外科),董蔚芳任科主任。1986年起孙大金教授担任我科顾问,多年来指导我科麻醉工作,开展新技术,对科室工作的开展帮助极大。全国铁路干部病房重危患者的抢救成功与孙老的指导密不可分。1991年7月麻醉科正式独立,与大外科并列。2000年董蔚芳主任退休,傅舒昆任麻醉科主任至今。

第二节　学科发展状况

目前医院住院部共有手术室 26 间，麻醉恢复室床位 15 张。门诊手术室三间，恢复室床位 1 张。手术室配备了 Drager 麻醉机（Primus、Julian、Tiro）、Phlips MP50-70 多功能监护仪、麻醉信息管理系统、超声、纤维支气管镜、除颤仪、起搏器、心排量监测仪、脑电双频指数监测仪、肌松监测仪、胶体渗透压监测仪、麻醉气体监测仪、神经刺激仪、血糖监测仪、TCI 注射泵、血气电解质血红蛋白监测仪、转运呼吸机、自体血回输机、视频喉镜等设备。

全科麻醉医生 35 名，高级职称医生 7 名，主治医师 11 名；各级医生中博士、硕士学位计 20 名；麻醉护士 11 名。手术室护士 67 名。从 2001 年开始实行麻醉科手术室一体化管理。

作为院内协调各科关系的中心学科，十院麻醉科一向秉承"夯实临床技能，以科研带动内涵"的宗旨。麻醉科的工作涵盖了手术室内麻醉、手术室外麻醉、疼痛门诊。

近几年我院外科得到了长足的发展，为配合外科工作的顺利进行，麻醉科也开展了相关的新技术：在骨盆肿瘤切除术的患者中施行腹主动脉球囊阻断；在心脏外科麻醉中开展了肺动脉漂浮导管置入术；为满足胸外科良好单肺通气的要求开展纤支镜插管及定位。为提高患者围手术期满意度及舒适医疗的需求，开展了超声引导下外周神经及腰骶丛神经阻滞，为骨科患者早期功能锻炼提供条件，对患者术后急性疼痛进行卓有成效的管理。为保证危重症患者的围手术期安全，开展术中经食管超声检查及无创心排量监测。麻醉记录电子化的施行有利于进行大数据分析，为制订个体化、循证化麻醉方案提供理论依据。临床麻醉进行亚专业分组，各组长负责制定本专业麻醉管理的标准化流程，流程的制定强调加强围手术期平台学科建设、推进快速康复新理念。2016 年医院牵头进行 ERAS 专项资助，麻醉科成功申请了七个项目，涵盖多个病种，有效提高了医院工作效率，解决医疗资源配置难题。

2002 年开设疼痛门诊。目前主要针对慢性、顽固性疼痛进行治疗，"微创、微创介入"为其核心技术，包括门诊和住院治疗。现有医生 5 名，主任医师 1 名，副主任医师 1 名，硕士生导师 2 名，主治医师 1 人，住院医师 2 人。门诊量约 14 000 人次 / 年，收治住院患者约 200 人次 / 年，门诊治疗约 8000 例 / 年，微创手术量 200 台 / 年。我院疼痛门诊主要有以下几个特色：1. 椎间盘突出的影像学引导下介入治疗术：在超声引导下进行椎间盘介入治疗，能够准确的将穿刺针送到病变的椎间盘突出部位，进行射频、臭氧注射等治疗，大大提高了治疗的安全性；2. 神经介入微创治疗带状疱疹性神经痛：采用神经介入微创术，在 X 线机或超声导航引导下，采用椎管内微量连续给药结合选择性神经脉冲射频术，有效地治疗带状疱疹后遗神经痛；3. 癌痛微创治疗术：利用影像学引导下选择性神经毁损、鞘内吗啡泵植入技术，为癌痛患者解除疼痛，提高生活质量；4. 神经调理技术 - 脊髓电刺激术：采用 X 线引导下脊髓电刺激电极植入技术，先植入试验电极约 1 周，治疗有效后，再植入永久性电极，定位准确，对慢性难治性疼痛疗效确切。

以科研带动提高内涵促进学科发展，先后有五位医生去哈佛、匹兹堡进行为期至少一年的科研工作；科室成立科研小组，举办两周一次会议进行文献导读、汇报科研进展。近几年年成功申请国家自然科学基金，上海市自然科学基金、上海市医学会、上海市卫计委课题数项。获得国家专利8项。

2008年我科通过了国家药品食品监督局的检查验收，已获批准成为药物临床试验基地，15名医生经培训具有GCP试验资质。进行了Ⅲ、Ⅳ期药物临床试验。

科室有不断完善的各种规章制度、岗位责任制度和操作常规，重视医疗质量的持续改进，以患者安全为第一要务，2000年至今无麻醉死亡病例发生，确保了手术患者的安全。

第三节　取得的主要成绩

团结的集体是完成医疗任务的保障。科室有很好的文化氛围，一切以患者为中心，全心全意为患者服务是全科工作人员医疗行为的准则。麻醉科连续多年获得院、局先进集体、三八红旗集体，2000年获上海市三八红旗集体、2001年获上海市先进红旗班组、获2005—2006年度上海市卫生系统文明班组、2008年获上海市卫生局共青团号、2009年获上海市工人先锋号和巾帼文明岗，2010年获上海市总工会五一巾帼文明示范岗、上海市妇联巾帼文明岗荣誉称号。在历年上海市麻醉质控中心和卫生局的各种检查中名列前茅。2016年成为上海市科委产学研基地。

附录一：现任主任简介

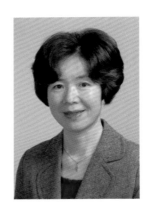

傅舒昆，女，主任医师，教授，麻醉科主任。

1982年12月毕业于现东南大学医学院（原南京铁道医学院）医学系。同年分配在铁道部第二工程局中心医院，1985年调入现上海市第十人民医院、同济大学附属第十人民医院麻醉科，历任住院医师、主治医师、副主任医师、副教授、麻醉科副主任、主任医师、教授。2000年任麻醉科主任至今。被评为上海市三八红旗手2次，多次获得局级先进工作者称号。所在科室获上海市"三八"红旗集体，上海市卫生系统红旗文明岗、上海市卫生系统文明班组、上海市卫生系统世博服务品牌创建集体、上海市巾帼文明岗、上海市总工会五一巾帼文明示范岗。连续十六年获医院各类先进集体，长期从事临床麻醉，对老年麻醉、镇痛、疑难、复杂患者的麻醉处理和重症监测、复苏有丰富经验。承担同济大学教学工作。发表论文40余篇；参编著作三部。获局级科技进步三等奖一项，获教育部教学成果优秀奖一项。获国家专利两项。

学术兼职：曾任中国铁道学会医学分会麻醉学组主任委员、中华医学会上海分会麻醉学专业委员会委员。闸北区医学会麻醉学组组长。现任上海中西医结合麻醉与疼痛专业委员会常委；中国医师协会上海麻醉医师分会委员，上海市麻醉质量控制委员会委员、上海市医学会医疗事故技术鉴定专家库成员、上海市浦东新区科技发展基金评审专家。

社会任职：上海市政府采购咨询专家、上海市发改委十二五、十三五医改方案评审专家组成员。第十二届闸北区人大代表；第十二届、十三届、十四届上海市人大代表。上海统战部知识分子联谊会理事。

现任科室班子成员合影

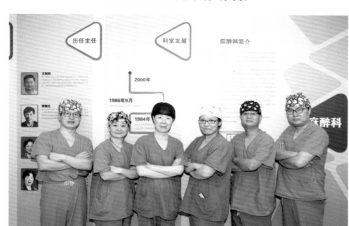

历任正副主任名单

年份	主任	副主任
1984		邹根生、董蔚芳
1986	董蔚芳	
1996	董蔚芳	傅舒昆
2000	傅舒昆	
2003	傅舒昆	季煊
2010	傅舒昆	季煊、李泉
2016	傅舒昆	林福清、刘立伟

附录二：全科合影

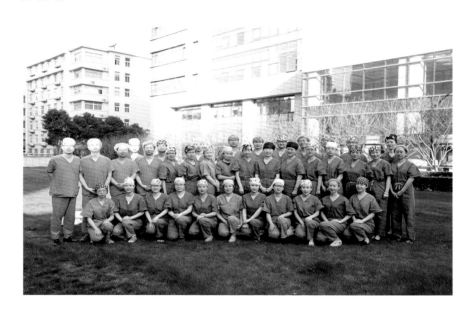

第二十五章
同济大学医学院附属肺科医院

上海市肺科医院开放床位数 1000 张，连续多年排名全国百强医院。设有胸外科、肿瘤科、呼吸科、结核科、职业病科等 15 个临床科室、11 个医技科室和多个研究机构。1 个市级重点实验室、1 个临床转化中心以及肺癌、疑难肺部疾病、结核病、职业病 4 个临床研究中心。胸外科专科排名全国三强。呼吸病学中国医院科技影响力专科排名全国第四，上海第一。

上海市肺科医院麻醉科建组于 1956 年，建科于 1978 年。经过多年建设，现已发展成为一个科室建制完整、管理完善、医疗设施先进、医务人员技术精湛的具有专科特色的临床二级学科，是上海市首批麻醉科住院医师规化培训教学基地。

目前科内麻醉医师系列 19 人、其中高级职称 5 名，博士生导师 2 人，硕士研究生导师 3 人，讲师 4 人，其中博士后 1 人，博士 5 人，硕士 12 人。麻醉护士 3 人。麻醉科另下属有针麻研究室、有针麻医师 1 人、技师 1 人。

科室每年完成胸科手术麻醉 10 000 余例、专科特色突出，肺移植手术麻醉、重度肺功能不全麻醉、肺减容手术麻醉、复杂疑难气管手术、气管隆嵴切除隆突重建、巨大纵隔肿瘤伴有上腔静脉综合征、上腔静脉、无名静脉切除成形等边缘性疾病麻醉具有独到经验，已申请多项相关专利。我科拥有 12 个一体化手术间，配备 Drager 麻醉机、飞利浦监护仪、靶控输注（TCI）工作站和 BIS 监护仪。高频喷射通气机、呼吸机、除颤器、纤支镜、血流动力学监护系统、麻醉信息系统等，可满足医教研的需要。作为首批卫生部舒适化医疗基地，在全国率先大规模开展与推广无痛纤支镜检查和治疗技术，每年全麻无痛气管镜超 3000 例，在全麻下气道支架置入、气管镜检查、治疗等方面有丰富经验，科室积极推广无痛纤支镜检查技术，每年举办全国继续医学教育项目"无痛气管镜检查、治疗技术新进展学习班"，在业界有较大影响力。

科主任及主要骨干担任麻醉学相关国家级学会常委、全国委员及上海市麻醉学会委员、国际气道学会创始成员等任职 10 余项，在业界具有一定的影响力。科室主要研究方向为：肺移植麻醉、围手术期肺保护、胸科手术麻醉、肺缺血再灌注损伤防治等。近年 5 年来发表论文 100 余篇，SCI 收录 30 余篇。获国家实用新型专利授权 20 余项，在研国家自然科学基金 3 项（面上 2 项、青年 1 项）、上海市科委、上海市卫生局等各类课题 10 余项。

作为同济大学博士生及硕士生培养基地、我科现有博导2名、硕导3名,讲师4名,师资力量较强,每年招收博士、硕士研究生3～8名,承担有同济大学研究生进修班授课等教学任务。

附录一:现任主任简介

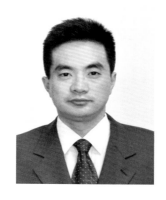

吕欣,男,博士,博士后、副教授,博士生导师,针麻研究室负责人,联合教研室主任。中国心胸血管麻醉学会常务理事、中国中西医结合学会麻醉专业委员会全国委员,中国研究型学会麻醉委员会委员、中华医学会麻醉分会气道管理学组委员、上海市麻醉学会委员、上海市医师协会麻醉科医师分会委员、上海市中西医结合麻醉与疼痛委员会委员、国际气道管理学会(IAMS)委员、国家自然科学基金评议专家、教育部科研处科研基金和科技奖励评审专家、上海市卫生局基金评审专家、南通市科技局评审专家、国家级继续教育项目负责人等。从事临床麻醉工作20余年,擅长胸科手术麻醉。主要从事围手术期脏器保护、胸科手术麻醉等相关研究,主持国家自然科学基金3项、主持部级及上海市等课题10余项,负责课题经费230余万,发表论文50余篇。主编及参编著作5部,获得优秀论文奖、军队医疗成果三等奖等5项。

现任科室班子成员合影

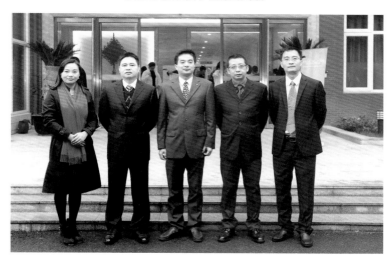

历任正副主任名单

1954年上海肺科医院派邹学超医生到中山医院(上医大外科学院)从师吴珏教授学习麻醉。

1956年在吴珏教授担任顾问并大力支持下,邹学超医生负责创建麻醉科工作,方连萍护士长则兼管手术室事务。

1978年肺科医院正式成立麻醉科,按照上海市麻醉科三级标准,我院麻醉科在体制,制度上进一步完善,邹学超任科主任至1995年。

1995—1998 年赵如明医师从吉林调入我院，任科副主任，主持工作；并于 1998—2002 年担任科主任工作。

1997 年，李明星医师调入，2000—2002 年任科行政副主任，2002—2012 年担任科主任。

2012 年，吕欣医师负责麻醉科工作，2014 年—至今任科室副主任负责麻醉科工作。

附录二：全科合影

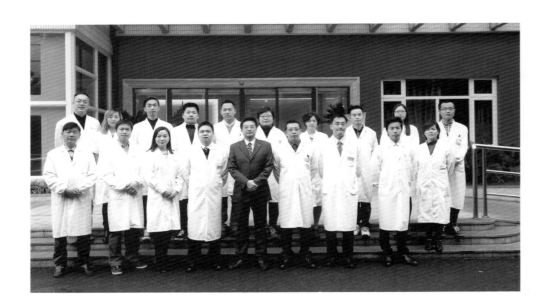

第二十六章
同济大学医学院附属第一妇婴保健院

上海市第一妇婴保健院为同济大学附属的专科性教学医院，其前身为上海市立妇婴保健院，创立于1947年，迄今已有70年历史。经过几十年的传承发展，一妇婴麻醉科逐步壮大，形成上海妇产科麻醉学科医、教、研的重要基地，在上海妇产科麻醉学科发展历程中，承担着重要的作用。

第一节 成 立 背 景

上海市立妇婴保健院第一例急症的产科手术，在针刺麻醉下进行，产妇痛苦万分，那时上海尚未解放，在市立妇婴保健院，也就是后来的第一妇婴保健院唯一的一张手术台上。

1950年，市立妇婴保健院迁至长乐路536号，随着在妇产科诊疗方面的长足进步，手术量相应增加，一妇婴紧缺麻醉医生，成为限制医院全面发展的短板。

20世纪60年代初，三名年轻的护士在一位麻醉医生的带领下，组成了一妇婴历史上第一个麻醉小组，隶属护理部。临床麻醉也只是简单的乙醚滴灌，针刺麻醉，这种原始、落后的麻醉及监护方式使得临床工作非常困难。她们先后到市一、中山、仁济等大医院进修学习。

20世纪70年代初，一妇婴的临床麻醉渐渐的步入正轨，心电监护也开始进入手术室。除了大量应用的硬膜外麻醉和腰麻，对于较复杂手术也经常尝试气管插管的全身麻醉。麻醉小组虽然仍隶属于护理部，却开始有麻醉组负责人以及独立的运行制度。

1976年，唐山大地震，麻醉小组选派两名麻醉医生先后赶赴震后灾区参加灾区的重建，为上海的医疗救护队赢得良好的口碑。

20世纪80年代初，麻醉小组引进专业人才，并购入世界上当时最先进的德国DRAGER麻醉机，PHLIP监护仪以及SIMENS呼吸机。

1983年，门诊手术室增派麻醉人员，开始了上海最早为患者提供人流和分娩时的镇痛服务，主要研究的是氧化亚氮吸入。

1987年，麻醉小组开始隶属大妇科，虽无行政主任编制，但整个小组正式改名为麻醉科。

第二节　学科发展状况

20世纪90年代，一妇婴的医院规模不断扩大，开放床位从一百多张猛增至三百张，临床妇科、产科手术日趋复杂。

1995年，一妇婴被上海市卫生局定名为三级甲等医院，麻醉科正式建制，副高以上级别医生两名，主治医师三名，住院医师五名，并配有麻醉护士，麻醉科引进DETAX麻醉机两台，每个手术室均配备专业的自动监护仪器，并较早引进了PETCO2的监护，肌松监护，BIS监护以及较为普及的困难气道处理器具。

1997年率先于手术室内设立麻醉术后恢复室，全麻患者及危重症患者在术后统一进入恢复室，由专职医生护士负责。

2005年刘志强主任以学科带头人被引进到麻醉科，负责科室全面工作。在刘主任的带领下，近年来麻醉科经历了一个跨越式发展时期，科室规模不断扩大，手术种类和数量逐年增加，业务范围不断延伸，在临床麻醉、科研教学、科室管理、人才培养、品牌塑造等各个领域均取得令人瞩目的成绩。

目前一妇婴麻醉科现共有麻醉医师30名，其中主任医师1名，副主任医师4名，主治医师14名，住院医师11名，麻醉护士7名，文秘2名，博士生4名，硕士生18名。科室学科带头人及多名医师曾经在美国克利夫兰医学中心、宾夕法尼亚大学医院、费城儿童医院、香港大学玛丽医院麻醉科等进修学习和交流。

麻醉科所管辖手术室分布于东院、西院、南院三个院区，共拥有净化层流设备的现代化中心手术室25间，产房手术室3间，麻醉恢复室（PACU）病床18张，门诊手术室手术床7张。均配备麻醉信息化系统及先进的麻醉机、呼吸机及麻醉监护系统。2016年完成住院手术逾32 000例，住院麻醉29 000余例，门诊麻醉15 000余例，实施产房内分娩镇痛15 000余例。分娩镇痛比例达70%，居全市之首。

第三节　取得的主要成绩

本学科现为上海市住院医师规范化培养麻醉专业教学基地，已在中华医学会麻醉学分会指导下筹建全国产科麻醉培训基地并即将挂牌。近年来已经培养硕士研究生4名，目前正在培养硕士生3名，博士生3名。负责本科和研究生的教学每年约10名，每年均接纳本市及外省市麻醉医生进修学习，每年举办产科麻醉与镇痛国家级继续教育学习班，同时定期举办市妇产麻醉学组研讨会。近 3 年已完成上海市局级以上课题 5 项，同济大学院级基金 2 项，主编及参编专著 5 部，发表本专业论文近 40 余篇，SCI 论文 16 篇。

　　经过不断的业务学习及工作积累，麻醉科现已形成了系统化的学科体系，业务涵盖妇产科、计划生育科、乳腺外科、生殖医学科等学科的手术麻醉及镇痛领域，已构建成包括高危产科麻醉、胎儿手术麻醉、分娩镇痛、日间手术麻醉、妇科微创手术麻醉等亚专科特色明显的临床学科。在危重急症产科患者的救治方面积累了较丰富的临床经验。2014 年，在麻醉科的主导下成功抢救一例羊水栓塞心搏骤停的产妇。2015 年成功为一例中央型前置胎盘 Rh（－）血 D 抗体阳性的剖宫产产妇实施回收式自体输血。科室硬件设施配套精良，医疗设备先进，手术房间除常规配备进口高档麻醉机和多功能麻醉监护仪，还配备相当数量的高档呼吸机、多种特殊监护仪（如肌松监测、BIS 监测、血气分析、血栓弹力曲线图分析、USCOM 无创心排量监测、血液加温仪、HAEMONETICS 自体血回收机、超声引导下穿刺等）、困难气道（纤支镜、可视喉镜）处理及抢救设备等。

　　一妇婴麻醉科临床工作中一切以患者为中心，注重保护患者权益及隐私，严格遵守诊疗规范，多次成功救治各类妇产科等危急重症患者，有利保障了患者的围手术期安全。同时注重对外交流，学习吸收国内外先进技术，与本院胎儿医学部率先在本市开展孕期胎儿手术麻醉技术，专业内涵及水平进一步提升，在国内外麻醉学界赢得了良好声誉。

附录一：现任主任简介

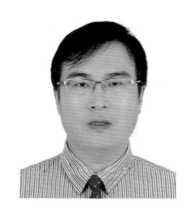

　　刘志强，男，医学博士，主任医师，副教授，博士研究生导师，同济大学附属第一妇婴保健院麻醉科主任。中华医学会麻醉学会妇产麻醉学组委员，中国麻醉医师协会委员，上海市麻醉学会委员，妇产麻醉学组组长，上海市中西医结合学会围手术期专委会副主任委员。为国际麻醉与复苏学杂志、上海交通大学学报（医学版）、上海医学等杂志审稿专家。以疼痛与抑郁的共病机制、全麻药发育神经毒性为主要研究方向，先后以第一或通讯作者发表 SCI 论文 12 篇。以第一申请人承担上海市科委课题 2 项，卫计委课题 2 项，其他子课题负责人 3 项。取得国家实用新型专利 3 项。

现任科室班子成员合影

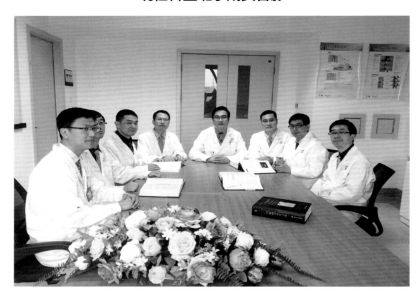

历任麻醉科主任、副主任名单

1. 陈良国主任（1993—1997 年）

2. 董国良主任（1997—2003 年）

3. 孙晓林主任（2003—2005 年）

4. 现任主任刘志强（2005—至今）

5. 历任麻醉科副主任有：孙晓林

附录二：全科合影

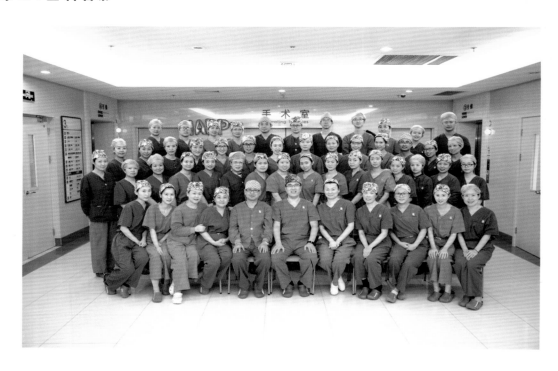

第二十七章
同济大学医学院附属东方医院

第一节　成立背景

上海市东方医院（同济大学附属东方医院）始建于 1920 年，位于上海市浦东新区，是一所集医疗、教学、科研于一体的三级甲等综合性医院。设 61 个临床、医技科室，开放床位 2000 张，年门急诊人次超过 300 万，其中外籍患者逾 5 万人次。拥有炫速双源 CT、PET-CT、3.0T 磁共振、EDGE 放射手术系统、杂交手术室、辅助循环系统等国际先进的大型医疗设备。

医院拥有高级职称的医护人员 408 名，其中博士生导师 69 名，硕士生导师 108 名；拥有包括中国科学院院士、国家千人、国家杰青、长江学者、教育部新世纪人才等一大批高素质专家队伍。设有同济大学临床医学三系、急诊与灾难医学系，拥有临床医学、口腔医学、生物医学工程、生物学一级学科博士点的核心组成单位；是国家住院医师规范化培训基地、上海市住院医师规范化培训基地、专科医师培训基地 20 个。

1960 年为浦东县人民医院，麻醉专业当时隶属于外科，被称为麻醉组。1993 年医院正式更名为上海市东方医院，随着医院全面发展，麻醉科应运而生。乘着改革开放的春风，东方医院麻醉科迅速地成长壮大。

第二节　学科发展状况

东方医院麻醉科是上海浦东新区重点专科、上海市住院医师规范化培训基地、同济大学麻醉学硕士/博士学位点，人才梯队日趋合理，医教研全面发展。

科室有主任医师 5 人，副主任医师 7 人，主治医师 19 人，住院医师 22 人，麻醉护理人员 9 人，外科监护室医护人员 29 人，另有吉安分院麻醉科医护人员 13 人。麻醉科有博士硕士学历的医生多名，科内大部分医生均到德国的心脏医学中心、美国的创伤医学中心及其他大的医学中心的麻醉科学习过，并和德国、美国等相关医学中心建立良好的合作关系。此外接受了来自德国和澳大利亚的医生来院进修临床麻醉，先后承担了支援摩洛哥、援助四川万州、云南楚雄、江苏宿迁、连云港等的医疗任务。

麻醉科工作范畴包括临床麻醉（本部、南院、吉安分院 3 个院区 30 余个手术间及导管室、胃镜室等手术室外麻醉处理场所）、慢性疼痛诊疗（本部和南院开设疼痛门诊）和重症监护治疗（南院外科监护室），作为综合性三甲医院的麻醉科，可以开展各类外科手术的麻醉处理及相关诊疗，每年手术室内麻醉手术量约 2.5 万例（其中心脏与大血管手术麻醉近 600 例），手术室外麻醉逾 1.2 万例（包括无痛胃肠镜、无痛人流、无痛取卵、无痛分娩、日间手术及介入手术的麻醉等），并承担国际医院的外籍人士的麻醉处理每年数百例，门诊疼痛治疗每年约 3000 多例。

作为同济大学麻醉学的博士、硕士点，现有博士生导师 3 人，硕士生导师 4 人，每年招收麻醉学博士硕士 3～6 名；同时承担同济大学医学院的本科生教学及临床实习带教任务。作为上海市住院医师规范化培训基地，每年招收规培医生 6～8 名，科室的规范化培训医生保持在 20 名左右，数量稳步增加。

第三节　取得的主要成绩

承担国家自然科学基金项目、上海市各类科研项目 10 多项，SCI 论文、编著、编译论著、专利等方面均有收获，逐步完善以"疼痛诊疗、围手术期脏器保护、心血管手术麻醉、严重麻醉并发症防治"等为方向的临床科学研究。

附录一：现任主任简介

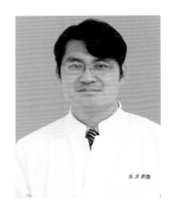

王颖林，主任医师，教授，硕士生导师，东方医院麻醉科现任主任，1998 年河北医科大学本科毕业，2008 年清华大学北京协和医学院医学博士毕业，曾先后于综合性三级甲等医院 - 河北医科大学第二医院、北京协和医院和中南大学湘雅医学院海口医院的麻醉科学习工作，曾在美国耶鲁大学纽黑文医学中心（Yale University New Haven Hospital）美国维克森林大学医学中心（Wake Forest Baptist Medical Center）的麻醉与危重症医学科访问学习。

近 20 年的临床麻醉工作经验，擅长危急重症患者的麻醉及围手术期处理，精通舒适化医疗的相关保障技术，熟悉常见急慢性疼痛的诊疗。担任中华医学会麻醉学分会青年委员、中国心胸血管麻醉协会委员、中华医学会麻醉分会骨科麻醉学组委员、中国初级创伤救治委员会（PTC）委员、中国药理学会麻醉药理学专业委员会委员、中国中西医结合麻醉分会委员等学术职务。

主持参与国家自然科学基金及省部级科研课题多项，研究方向为严重麻醉并发症的防治、术后认知功能障碍及急慢性疼痛的发生机制等。

现任科室班子成员合影

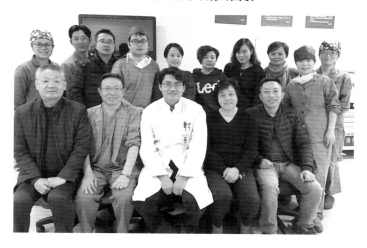

历任科主任名单

刁枢、王新华、姜桢、李泉、王颖林

年代	主任	副主任
	刁枢	
2004—2009	王新华	王清秀、刘正美
2009—2014	姜桢	王清秀
2014—2015	李泉	王清秀、杨小虎
2016—	王颖林	王清秀、杨小虎

附录二：全科合影

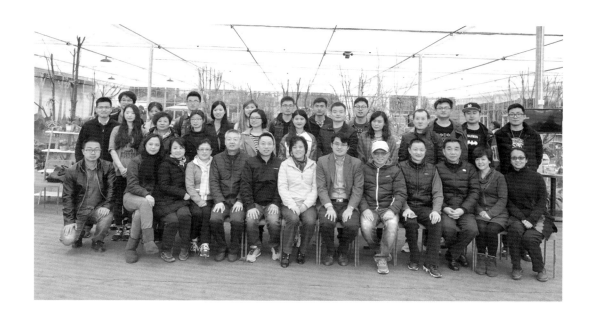

第二十八章
上海中医药大学附属龙华医院

第一节　成立背景

上海中医药大学附属龙华医院是一所以中医为主的中西医结合的三级甲等综合性医院。1960年建院初期，麻醉工作仅有几名巡回护士担当。1982年应绍根应聘进入龙华医院后，才有了正规的麻醉医师，并于1983年开始设立手术室麻醉组。1989年麻醉科正式建科，建科初期手术室5间，成员仅5人，由应绍根担任麻醉科第一任主任（负责人）。

第二节　学科发展状况

建院初期，由于龙华医院是一所以中医为主的综合性医院，虽然医院设立有西医外科，麻醉工作主要由姚秀芳、陈淑珠、杨艳敏等几名巡回护士担当，而且仅能实施简单的神经阻滞麻醉、椎管内麻醉等以配合中小型手术。1968年西医外科改为中西医结合外科，此时正值全国兴起针刺麻醉的热潮，麻醉工作方面为了结合本院传统中医药特色，努力挖掘祖国医学宝库，与上海针灸研究所张时宜、储维中联合，开始实践针刺麻醉，并成功实施甲状腺切除、阑尾切除、斜疝结扎修补、胃大部切除、股骨颈骨折三棱钉固定等手术，积累了丰富的经验。1983年建立麻醉小组后，开始引进麻醉机和监测仪，逐步开展全麻、围手术期血压、心电图、血氧饱和度连续监测等，年麻醉工作量约500例。其中硬膜外麻醉占86%，全麻占2%。1993年开始，又开展小儿整形手术的麻醉工作，当年即超过100例。1995年后由朱洪生接任主任至今。朱洪生主任接任以来，我院外科快速发展，除普外科外，还成立了胆道外科、胸外科、脑外科、泌尿外科、中医外科、伤骨科、妇科等。2002年，医院合并了浦东上钢三厂医院，使手术室麻醉科的规模进一步扩大。随着麻醉难度和要求的不断增高，麻醉科科室成员在朱洪生主任的带领下不断提高学历，加强外出学习进修和业务交流工作，不断更新设备技术，整个麻醉科的应战能力不断提高，麻醉科无论从麻醉设备还是麻醉技术、用药和围手术期监测手段等都逐步接近其他西医医院先进水平。2005年，手术室进行了重建。手术室拥有自己的层流系统、气体及电源供应一体系统。每间手术室都拥有

Drager、Ohmeda等进口麻醉机及配套多功能监护仪、微量静脉输注泵，科内还配有光纤可视喉镜、纤维支气管镜、B超机、自体血回输机、除颤仪等设备以保证手术麻醉和重症监测安全。

在疼痛治疗方面，麻醉科建科初期，在应绍根的带领下，麻醉科利用麻醉科的专业技术特长，用神经阻滞等治疗方法，以及对麻醉药物的合理应用，开始有限的为病房里的癌症患者、带状疱疹后遗留神经痛进行疼痛治疗。为了使疼痛治疗更加有效，更具特色，利用医院的中医药优势，继承传统、坚持特色，不断的摸索和尝试将传统医学诊疗手段以及传统中药结合西医麻醉手段，于2005年开设了疼痛门诊，从既往的病房会诊诊治为主，到逐渐开展门诊与病房结合，目前每周设立三次疼痛门诊，开展以中西医结合为特色的综合疗法，治疗各种顽固性头痛、颈肩痛、腰腿痛、带状疱疹后遗留神经痛、癌性疼痛、血管性疼痛、神经痛以及其他慢性疼痛。

为了能够为患者提供优质满意的医疗服务，麻醉科除了为全院提供深静脉穿刺的工作并且参与医院的急救抢救工作，还开展了术后镇痛、无痛诊疗。自1988年开展术后镇痛工作以来，麻醉科从单纯硬膜外注射吗啡类药物发展到应用持续微泵结合患者自控镇痛（PCA）技术，从单纯的吗啡类药物发展到不同种抑制疼痛机制的麻醉药物联合应用，目前每年术后镇痛约3000例左右。无痛胃肠镜、无痛人流、无痛纤支镜、无痛膀胱镜检查等无痛诊疗技术相继开展，2002年开展了门诊无痛胃肠镜诊疗工作，目前每年11 000例左右。

目前，麻醉科医疗工作主要包括各科在手术室的临床麻醉、门诊无痛肠镜、无痛胃镜、无痛人流、无痛支气管镜、疼痛门诊、术后疼痛治疗、全院各科急救插管及深静脉穿刺置管。龙华医院麻醉科浦西总院共有手术室10间，浦东分院共有手术室4间，科室成员21人，其中副主任医师4人，主治医师9人，住院医师4人，麻醉护士4人，其中硕士学位3人。目前，麻醉科年麻醉量约为6000多例，其中全麻比例约占60%，大中型手术及复杂疑难并发症患者手术占全部麻醉的35%以上，年中心静脉穿刺量约6000多例。无痛诊疗约11 000多例，急救插管约300例。

第三节　取得的主要成绩

从只有麻醉护士到1983年建立起麻醉小组，到1989年正式建立起麻醉科；从当初只能做几种类型的中小型手术发展到现在的多种多类型大型手术，从单一的手术室临床麻醉模式到包含全院深静脉穿刺，疼痛门诊，无痛诊疗等全院多功能模式，麻醉科在这短暂的几十年间取得了巨大的发展与进步，也同步见证了龙华医院从一所普通的中医医院转化为一所以中医为主的极具特色的三级甲等综合性医院。

在教学方面，主要承担上海中医药大学中医药大学本科生及夜大生等的教学任务。在科研方面，不断地探究着中西医结合的理论和方法，试图将中西医更有效的融合起来。多年来，先后有多人几十篇论文在相关杂志上发表，主持上海市卫计委课题1项。

附录一：现任主任简介

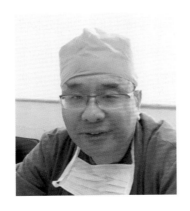

朱洪生，1985年由上海中医药大学毕业后就职于龙华医院麻醉科，1995年起担任麻醉科主任至今，领导科室工作以来逐步建立有层次的人才梯队，根据医院医疗工作的内容不断更新，派遣科室成员外出学习进修相应理论和技能，开展多学科、多单位业务交流，逐步完善麻醉和监测设备，团结全科室将业务不断提高和丰富。

老专家简介

应绍根　1950年就读于中国第七医科大学，1956年毕业后在全国多家医院工作，并多次参加支边、战地、下乡等医疗工作，积累了丰富的临床经验，1982年就职于龙华医院并着手创立麻醉科，1992年正式建科后任第一任科主任，为麻醉科制定基本规章制度和工作规范、培养最早一批麻醉专科医师等作出了重要的贡献，1998年光荣退休。

附录二：全科合影

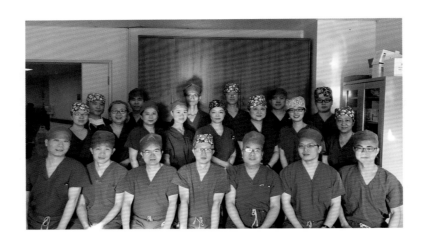

第二十九章
上海中医药大学附属曙光医院

第一节 成立背景

上海中医药大学附属曙光医院为三级甲等综合性中医院，是我国建院最早，历史悠久的综合性中医院之一。同时，曙光医院目前是全国唯一的科技部和上海市共建的研究型中医院，是国家中医药发展综合改革试验区（浦东）的核心组成部分；我院为国家中医医院医疗质量监测中心和中医药标准化中心（为国际标准化组织 ISO/TC249 秘书处），在中医药指南、规范制定的研究方面、中医医疗质量评估方面具有重要地位。

曙光医院麻醉科创建于 1978 年，是集临床麻醉、急救复苏、疼痛治疗、教学与科研于一体的一级临床科室。从 20 世纪 50 年代麻醉业务的起始阶段，到 20 世纪 60—70 年代针刺麻醉的蓬勃发展，至正式建立麻醉科后的规范化建设，乃至跨入 2000 年后在科主任傅国强主任医师的带领下经历着全方位的质的飞跃。随着麻醉数量的逐年递增、患者病情的由简趋繁、麻醉和手术难度的提高，在机遇和挑战面前，曙光医院麻醉科的科室规模不断扩大，业务范围不断延伸，学术水平也不断提高。

目前，科室已成功获批中华医学会麻醉学分会"国家级中西医结合麻醉培训基地"，并成立了以麻醉科为核心，外科、针灸科、护理部共同参与的"曙光医院针刺麻醉研究所"。

第二节 学科发展情况

1. 医疗发展

（1）手术量与麻醉种类：近十年来，随着我院手术量的逐年增长，麻醉总量也呈现逐年增长趋势，2016 年麻醉总量已是 2006 年的 4.2 倍；其中，针刺复合药物麻醉的上升幅度最为显著。我们今后将继续多学科合作，在现有工作基础上共同在冠脉搭桥手术、腹腔镜胃肠肿瘤手术、显微镜颅内肿瘤手术等领域实施针刺复合药物麻醉，为弘扬我国传统医学和共建临床科研工作而发挥麻醉科全体医生的力量。

麻醉种类更趋向于全面发展，日常工作包括手术室麻醉（心胸外科、神经外科、普外科、骨伤科、妇产科、泌尿外科、耳鼻喉科、眼科、肛肠科等），门诊的无胃痛肠镜麻醉、无痛妇科麻醉、生殖中心手术麻醉、DSA 手术麻醉（主动脉夹层支架置入术、脑动脉瘤栓塞术等），以及全院各科室中心静脉置管术、急救复苏气管插管术等。

（2）手术室规模与器械仪器配备：曙光医院手术室从医院建立初期的 3 间，1966 年扩充至 5 间，1991 年医院改扩建后，发展成为曙光西院的 7 间，随着 2005 年东院的 10 间手术室起用，最终共计 17 间，且全为层流手术室；麻醉后恢复室 2 间，均配备有先进的麻醉机与监护系统。

随着业务范围的扩大，麻醉科开放使用了更多的手术室，也增加了生殖中心、门诊手术室和 DSA 手术室的新工作岗位。为了满足临床工作需要，所有手术室均配备全功能的麻醉机和监护仪，主要品牌为 GE 和德尔格。配置便携式呼吸机一台，用来转运需要呼吸支持的危重患者。

手术室的常规监测包括 BP、EKG、SpO_2 和 $ETCO_2$、各种麻醉气体的监测、肌松监测、有创血压监测等；部分多功能监护仪具备 PICCO 和 BIS 的功能；此外，手术室还配有脑氧饱和度监测仪 1 台、血气分析仪 2 台、ACT 2 套、自体血回收机 3 台、血液加温仪 3 台，每个手术间（包括 DSA 手术室）配有 TCI 推注泵。

2015 年，新购进口 GE 移动式 B 超机一台，在围手术期为可视化操作如神经阻滞，动静脉置管提高成功率，减少操作损伤风险。每个手术室配备电脑，麻醉病史记录可完全由电脑自动记录，并且随时可以查看患者病史和各种检查，为临床工作提供便捷。

（3）麻醉科人员配备：人员编制，从最初的 2 位麻醉工作者到目前已拥有 30 位医师。现有主任医师 1 名、副主任医师 5 名、主治医师 14 名（含主管麻醉师 1 名）、住院医师 5 名、麻醉护士 5 名；人员的学历从最初的中专学历护士到目前的全部具有大学本科以上学历，其中博士 1 名、硕士 11 名；在读博士 3 名、在读硕士 2 名；硕士研究生导师 2 名。

2. 教学工作

（1）本科、研究生的教学：承担上海中医药大学本科、研究生的西医外科教学任务，内容包括麻醉与围手术期准备、疼痛治疗、重症监测与治疗等。负责实习和进修人员的带教任务，教授气管内插管、深静脉穿刺、心肺复苏等临床操作技能。

（2）国家级继续教育项目的承办：先后于 2015 年、2016 年连续举办国家级继续教育项目"中西医结合临床试验设计与实施"的学习班，参会人员众多、反向热烈，获得学科专业人士及临床工作者的一致好评。

（3）国家级中西医结合麻醉培训基地的成立：2016 年，我院麻醉科获首批国家级中西医结合麻醉培训基地的认证。全国共有 11 家医院的麻醉科被认定，其中，上海中医药大学附属曙光医院麻醉科成为入选科室之一，也是上海市唯一入选的麻醉科。

（4）科室人员继续教育工作的开展：麻醉科每年会有一名以上高年资主治医师出外进修，包括国内知名三甲医院（瑞金、长海等）以及国外综合性医院麻醉科（美国哈特福德医院、加拿大UBC大学附属医院等），根据个人的临床发展方向，着重于心血管麻醉、小儿麻醉、疼痛治疗等领域，进修人员均成为了相关麻醉亚专业的主要骨干。

3. 科研工作

（1）研究方向：跨入2000年以来，麻醉科在老一辈曙光专家们针刺麻醉的基础上，逐渐发展为"针刺复合药物麻醉对围手术期脏器保护"为主要方向的特色研究，主要研究领域包括：①针刺与脓毒症；②针刺与心肌保护；③针刺与心肺复苏后脑功能恢复；④针刺促进应激性溃疡后胃黏膜修复；⑤针刺与术后胃肠功能恢复等。

（2）目前的科研任务：麻醉科先后参与973项目2项（1项结题、1项在研）；主持国家自然基金5项（在研）、上海市科学基金1项（在研）、上海市卫计委课题1项（在研）、中药管理局课题1项（结题）以及上海市教委课题1项（结题）。

（3）针刺麻醉研究所的成立：2016年，麻醉科成功获得院级针刺麻醉研究所的批准，这是医院领导对我科以往临床与科研工作的支持与认可，也为麻醉科今后的发展提供了良好的工作平台。目前，我们再接再厉，继续申请校级针刺麻醉研究所，希望在中西医结合领域获得更多关注，并期待与更多专业人士共同为祖国传统医学事业做出贡献。

4. 学术影响力

（1）国际学术会议：2015年，麻醉科成功举办"中西医结合临床试验方案设计"研讨会，会议就临床试验设计与实施、中医大数据等问题，与国内外的医学、生物统计学等领域众多专家深入探讨，国内外数百名同行参与学习。在此基础之上，2016年，再次举办"第二届上海中西医结合临床试验国际研讨会"，国内外专家齐聚一堂，会议获得巨大的成功。今年，我科将继续举办研讨会，为临床工作者提供更广阔的学习与交流的平台，为中西医结合领域科学工作的持续发展作出努力。

（2）学术任职：麻醉科傅国强主任担任上海中西医结合学会麻醉与疼痛分学会副主任委员；

袁岚副主任担任上海市中西医结合学会疼痛与麻醉专业委员会委员、上海市医学会麻醉科专科分会第十届委员会心胸麻醉学组成员；

宋建钢副主任中国医师协会麻醉学分会临床试验中心主任、中华医学会上海麻醉学分会委员及中国针灸学会针刺麻醉分会全国委员。

科内年轻一辈的医师唐炜和王永强担任上海市中西医结合麻醉与疼痛专业委员会青年委员。

（3）大会报告：2006年以来，麻醉科发表国内核心期刊论文及SCI论文。自2012年以来，发表论文的数量和质量都有了明显提高。

近几年，麻醉科积极参与国内外的麻醉相关会议，并做大会报告。其中，宋建钢副主任受邀参加 2016 年美国泛华统计学年会并做报告；雍玥参与 2015 年上海市医师协会麻醉科医师分会年会论文竞赛并获三等奖；王剑参与 2016 年上海市医师协会东方麻醉与围手术期医学大会课题竞赛并获三等奖；郭君、宋伟参与 2016 年上海中西医结合麻醉与疼痛年会的论文竞赛并获优秀奖。

（4）国际交流：自 2015 年来，麻醉科成功邀请多位专家来访参观并做学术交流。

美国 JAMA 杂志副主编 Jill. Jin 就"Evaluating Clinical Research in TCM Current Approaches and Challenges."做精彩论述，和我们探讨中医临床试验目前存在的问题；2016 年，美国罗格斯大学新泽西医学院 Luis 教授和他的研究"Neuro-Immune Modulation：From bench to bed."向我们介绍了脓毒症专业领域的最新研究进展。

此外，我科宋建钢副主任在美国 2016 年 ICSA 大会作报告，题目为"Acupuncture and the Prevention of Chronic Postsurgical Pain：Experimental Study to Clinical Trial"；针刺与麻醉团队为泰国卫生部泰医和替代医学发展司代表团作针刺复合药物麻醉的理论讲座和手术室临场观摩。

第三节 取得的主要成绩

（1）参与和主持的课题：1986 年成立针麻研究室后，参加了由上医大牵头的针麻"七五"公关项目，所承担课题"提高胃大部切除的针麻效果及规范化的研究"，获"七五"公关表彰，发表论文 30 余篇；进入 2005 年，科室先后与针灸科、心胸外科、普外科共同承担：①973 计划项目 2 项；②十一五国家中医药管理局专病项目—针刺麻醉 1 项；③上海市卫生局特色优势专科—针刺麻醉 1 项；④上海市教委—针刺复合麻醉中针刺对脏腑的保护作用研究 1 项。

麻醉科目前独立承担的科研项目包括国家自然科学基金 5 项（在研）、上海市科委自然基金 1 项（在研）、上海市卫计委课题 1 项（在研）、中药管理局课题 1 项（结题）、上海市教委课题 1 项（结题）、中医药大学预算内项目 1 项（在研）。

（2）发表的文章：自 2012 年以来发表论文 40 篇，其中国内核心期刊 35 篇、SCI 论文 8 篇。

（3）发表的专利：目前麻醉科共发表专利 14 项，其中，麻醉科傅国强主任获得国家实用新型专利 10 项，包括可喷雾气管导管、可视喉镜片等。

（4）获奖情况：2011 年，麻醉科共同参与并获得上海市中西医结合学会颁发的"第三届上海中西医结合科学技术奖一等奖"；2013 年获得中国中西医结合学会颁发的"中国中西医结合学会科学技术奖三等奖"的荣誉。

2015 年上海市医师协会麻醉科医师分会年会论文竞赛并获三等奖；2016 年上海市医师协会东方麻醉与围手术期医学大会课题竞赛并获三等奖；2016 年上海中西医结合麻醉与疼痛年会的

论文竞赛并获优秀奖。

（5）重点学科：荣获"国家中管局中医药重点学科"，国家教育部一级学科评估，位列全国第三名；上海市高校Ⅰ类高原学科（2015年）；上海市教委重点学科（第五期）。

（6）人才培养：麻醉科每年会有一名以上高年资主治医师出外进修，国内或国外，进行麻醉亚专科的重点培养；目前科室内在读博士3名、在读硕士2名。

（7）针刺麻醉研究所成立：2016年，麻醉科成功获得院级针刺麻醉研究所。

附录一：现任主任简介

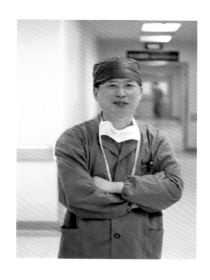

傅国强，男，1959年10月生，主任医师，硕士生导师。现任上海中医药大学附属曙光医院麻醉科主任；曙光医院针麻研究室副主任；上海市麻醉质控中心专家委员会委员；上海市中西医结合学会麻醉与疼痛分会副主任委员。参加麻醉工作30余年，积累了极其丰富的临床麻醉工作经验，擅长各类临床麻醉，特别是危重患者的麻醉管理，疼痛治疗，对于困难气道的处理、锁骨下静脉穿刺技术、肺隔离技术，具有独到的见解和创新性的方法。参与多项课题：①973计划项目——肺切除术针刺（复合）麻醉规范化方案及机制研究；②十一五国家中医药管理局专病项目——针刺麻醉；③上海市卫生局特色优势专科——针刺麻醉；④上海市教委——针刺复合麻醉中针刺对脏腑的保护作用研究等。获得国家实用新型专利10余项，发表核心期刊论文10余篇，并参与编写《临床麻醉手册》、《外科危急重症抢救程序》、《外科学临床实训》等著作。

历任麻醉科主任

年份	职务	姓名
1978—1983年	主任	张光正
1978—1992年	副主任	丁国铮
1981—1989年	副主任	陈剑飞
1992—2000年	主任	龚开泰
2000—至今	主任	傅国强

历任针麻研究室主任

年份	职务	姓名
1986—1999年	主任	项立敏
2006—至今	主任	沈卫东
2006—至今	副主任	傅国强

附录二：科室人员全体合影

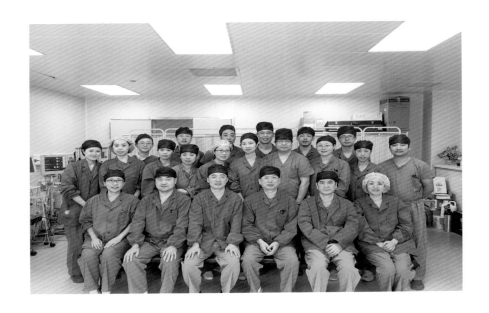

第三十章
上海中医药大学附属岳阳中西医结合医院

第一节 成立背景

上海中医药大学附属岳阳中西医结合医院是一所三级甲等综合性医院。从 1976 年建院初期只有麻醉护士到 1983 年建立起麻醉小组，到 1985 年正式建立起麻醉科；从当初伤骨科，推拿科，普外科为主的几种类型的中小型手术发展到现在的多种类多类型手术，医院麻醉科在这短短的几十年间取得了巨大的发展和进步，麻醉科目前共有手术室 10 间，科室成员 16 人，其中副主任医师 6 人，主治医师 5 人，住院医师 2 人，麻醉护士 3 人。目前科室承担普外科、胸外科、脑外科、泌尿外科、伤骨科、五官科、脊柱科、推拿科、妇科、乳腺外科、肛肠科等科室的临床麻醉工作。同时还开通了无痛诊疗及疼痛门诊，并承担了全院深静脉穿刺工作和急诊急救抢救工作。麻醉科本着以患者为中心、全心全意为患者服务的宗旨，坚持临床麻醉与教研协调发展，在搞好临床麻醉工作的同时，在教学、科研上也作出了努力。多年来科室每年承担上海中医药大学近 700 名研究生和本科生、近 300 名留学生的麻醉、急救复苏、疼痛治疗等内容的教学任务，而且不断的探索针刺麻醉的原理和方法，尽力使我国传统中医针刺与西医麻醉能够完美地结合。

第二节 学科发展状况

建院初期由于当时手术以伤骨科、推拿科、普外科中小型手术为主，麻醉工作是由进修后的麻醉护士担任，因此麻醉主要以神经阻滞麻醉、椎管内麻醉等为主。20 世纪 90 年代起，我麻醉科成员紧跟医学发展的步伐，积极引进和采用新药、新技术和新方法应用于日常麻醉工作，不断提高麻醉服务质量和技术水平，保障麻醉手术患者的安全，在不断的努力学习中，提高自己的麻醉水平和能力。目前，科室实施的麻醉方法多种多样，能掌握吸入全身麻醉、静脉复合全身麻醉、静吸复合全身麻醉、硬膜外麻醉、腰麻 - 硬外复合麻醉、外周神经阻滞麻醉等，还能熟练应用纤维支气管镜、光纤可视喉镜等仪器，熟练进行双腔气管导管插管、动脉穿刺置管、深静脉穿刺置管等技术操作。开展全凭静脉靶控输注（TCI）麻醉、新型麻醉新药—舒芬太尼、瑞芬太尼在临床中的应用、纤维支气管镜应用于双腔支气管插管定位、喉罩技术在全麻中的应用、七氟醚在小儿麻醉中的应用、麻醉深度和脑功能监测—脑电双频谱指数（BIS）监测等多项麻醉学技术。高质量的麻醉和术中管理水平为医院各种手术的顺利开展提供了安全保障，极大地推动和保障了全院外科的进步。

除满足常规手术外，还可以胜任危重疑难手术的麻醉，如：颅内肿瘤手术、胸科及胸腔镜手术、单肺通气麻醉技术、嗜铬细胞瘤手术、脊柱矫形术、各种腔镜手术以及各种介入手术的麻醉等，能完善处理各类休克、危重患者和疑难重大手术的麻醉，参与危重病例的抢救工作。

每年能够完成普外科、胸外科、神经外科、泌尿外科、伤骨科、乳腺科、肛肠科、妇科、耳鼻喉科等各类手术麻醉 3000 余例，其中全麻比例约占 90%，大中型手术及复杂疑难并发症患者手术占全部麻醉的 40% 以上。无胃痛肠镜、无痛人流、无痛纤支镜、无痛膀胱镜检查 3500 例左右。另外，麻醉科还开展了疼痛门诊。

第三节 取得的主要成绩

作为岳阳中西医结合医院的麻醉科，继承和发扬祖国医学的瑰宝始终贯穿着麻醉科的发展。1978 年正值全国兴起针刺麻醉的热潮，我院麻醉科结合本院传统中医药特色，与曙光医院联合，开始实施针刺麻醉，成为最早实施针刺麻醉的医院之一，并成功实施了各种手术的针刺麻醉。20 世纪 90 年代，随着麻醉技术、药物、设备的发展，针刺麻醉退出了麻醉主流，但作为一所中西医结合医院，麻醉科仍然致力于将中医和西医有效地融合。我们将电针等现代中医治疗方法应用在手术辅助麻醉以及围手术期研究中，顾陈怿、丁依红创造性的采用针药复合麻醉技术，使之成为与其余麻醉方法并列的主要麻醉方法之一。针药复合麻醉优势：可以减少手术中麻醉药物的用量；可以减少手术麻醉的应激反应；减少术后恶心呕吐等不良反应；患者早期恢复、早期下床；缩短住院天数；减少医疗费用等。我们还将中医特色应用在慢性疼痛治疗方面，如以神经阻滞结合祛风除湿、舒筋活血、通络止痛药外敷治疗多种神经痛；活血通络化淤方足浴、熏洗结合红花、黄芪注射液穴位注射等治疗"老寒腿"等慢性关节炎及骨刺；小针刀治疗骨刺、颈腰椎病、慢性肌纤维痛综合征等。将传统中医药有效、合理地应用于日常诊疗以及科研中，已经成为麻醉科不变的传统特色。

现随着人们生活水平的提高，人们对疼痛和无痛的认识和理解发生了巨大的转变，无痛诊疗、术后镇痛应运而生。我院麻醉科自 1995 年开展术后镇痛工作以来，麻醉科从单纯硬膜外注射吗啡类药物发展到应用静脉、硬膜外腔、皮下、神经丛术后自控镇痛（PCA）技术，从单纯的吗啡类药物发展到不同种类抑制疼痛机制的麻醉药物联合应用。自 2000 年开展无痛人流，无痛内镜检查。目前每年术后镇痛约 1200 例左右，无胃痛肠镜、无痛人流、无痛纤支镜、无痛膀胱镜检查 3500 例左右，改变了"疼痛是必然"的传统观念，为患者愉快度过康复期和营造无痛医院做出了我们的贡献。

附录一：现任主任简介

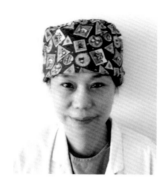

沈华，1988 年毕业于上海中医药大学医疗系五年制本科班，毕业后在上海中医药大学附属岳阳中西医结合医院麻醉科工作，2007 年起担任麻醉科主任至今。参与科室建立，完善各项工作规章制度，规范临床工作程序，建立麻醉操作常规，实现科室麻醉工作的规范化、标准化、制度化、有序化和特色化管理，同时重视科室文化建设。擅长胸科手术麻醉、重症患者的术中管理及针药复合麻醉。

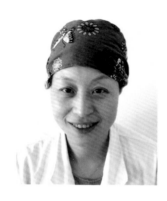

楼怡，1992 年毕业于上海中医药大学针灸系五年制本科班，毕业后在上海中医药大学附属岳阳中西医结合医院麻醉科工作，2008 年起担任麻醉科副主任至今。根据医院医疗工作的内容不断更新麻醉相应理论和技能，开展多科室业务交流，逐步完善麻醉和监测设备，团结全科室将业务不断提高。擅长胸科手术麻醉及小儿麻醉。

历任正副主任名单

主任	任职时间	副主任	任职时间
濮慧珍	1985—1988 年		
惠月琴（负责人）	1989—1991 年		
应宝珠（负责人）	1991—1995 年		
蔡云彪	1996—2007 年	沈华	2004—2007 年
沈华	2007—至今	楼怡	2008—至今

附录二：全科合影

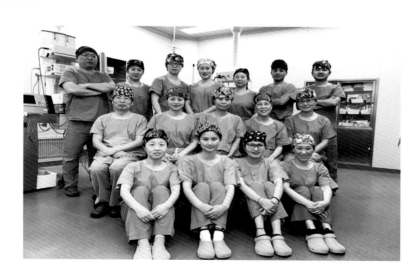

第三十一章
上海市各区县中心医院

上海市黄浦区中心医院

第一节 麻醉科成立背景

黄浦区中心医院是一所集医疗、教学、科研为一体的二级甲等综合性医院,始建于 1952 年 10 月,目前医院开放床位 600 张,现有职工 1200 余人,临床和医技科室 38 个,医院拥有全国医学重点学科石氏伤科,上海市医学重点学科乳腺外科,黄浦区医学重点学科麻醉科和老年病科,黄浦区医学特色专科内分泌科和核医学科。

建院初期医院没有麻醉科,是隶属于外科的麻醉组,起初由秦志浩医师负责(1957—1964),之后由张箴惠医师负责(1965—1983),1984 年建立麻醉科,第一任科主任陆蓉华(1984—1998),1999 年陈国娣医师主持工作(负责人),2000 年张爱萍医师主持工作(副主任),第二任科主任汪春英(2001—2017)。麻醉科在乳腺手术麻醉、重症监测治疗、老年患者麻醉及疼痛治疗方面形成了自己的特色,在区域内和院内抢救治疗和心肺复苏中发挥了积极重要的作用。

第二节 学科发展现状

黄浦区中心医院麻醉科目前拥有 7 个手术间,麻醉复苏床位 7 张,门诊手术床位 2 张,无痛人流和无痛胃肠镜床位各 1 张,开设疼痛门诊、麻醉门诊(含治疗室 1 间),现有麻醉医师 11 名,麻醉科护士 4 名,手术室护士 17 名。其中主任医师 1 名,副主任医师 3 名,中级职称 16 名,初级职称 12 人。

麻醉科现有麻醉机 10 台,呼吸机 2 台(包括转运呼吸机 1 台),除颤仪 1 台,超声机 2 台,纤维支气管镜 1 台、可视喉镜 3 台、多功能监护仪 18 台,输液加温仪 7 台,尚有自体血回输机、血气分析仪、神经刺激仪、肌松监测、麻醉深度监测、TCI 注射泵、麻醉泵、快速血糖监测仪,血流动力学监测等设备。

年手术麻醉量 4500 余例,其他工作量如:中心静脉穿刺、术后镇痛癌症晚期镇痛、参加院内抢救心肺复苏等每年 12 000 余例。科室积极开展新业务,应用技术,开展科研和临床研究:2001

年开展晚期癌症镇痛治疗；2002 年开展盲探气管插管术：2003 年开展靶控（TCI）输注技术；2004 年麻醉复苏室启用；2005 年引进意大利（CARIS PLUS 型）超声诊断定位仪，开展超声引导下中心静脉穿刺置管技术，目前已完成 20 000 余例；2004 年开展不同种类不同浓度局部麻醉药高位硬膜外阻滞对呼吸功能影响的临床研究，筛选出起效快、阻滞完善、对呼吸功能影响小的局部麻醉药配方，实施乳腺手术高位硬膜外阻滞 15 000 余例；2006 年使用一次性一代喉罩，开展喉罩全身麻醉技术用于乳癌根治术，2008 年使用一次性三代喉罩用于乳房癌根治术并与一代喉罩比较，保留自主呼吸的喉罩全身麻醉技术用于乳房癌根治术；目前喉罩全麻在乳腺手术中的应用已完成 18 000 余例；2008 年开展超声引导下周围神经阻滞技术；超声联合神经刺激仪引导周围神经阻滞技术；BIS 指导七氟醚全凭吸入麻醉技术；2009 年应用可视喉镜气管插管、光棒引导气管插管技术；生物阻抗法心排出量监测和微创心排出量（PICCO）监测技术，术中化疗患者术后恶心、呕吐防治等；2010 年开展超声在气道管理中的应用，并完成超声引导气管插管相关科研研究；2012 年应用纤维支气管引导气管插管；开展自体血回输技术；2014 年开展围手术期体温保护技术。2015 年开设疼痛门诊和麻醉门诊，以上技术均已列为科室常规。科室整体医疗技术水平显著提高。

第三节 取得的主要成绩

近 10 余年科室完成科研项目 7 项，开展各类临床新技术 20 余项，发表学术论文 40 余篇。获市级科技成果一项、黄浦区科技奖一等奖二项；黄浦区医学贡献奖二等奖一项；上海市第一届气道管理大赛团体第三名；荣获上海市三八红旗集体、上海市文明班组、黄浦区巾帼文明窗口等称号。多次被评为医院的星级服务窗口。并通过擂台赛成为黄浦区医学重点学科。

麻醉科的发展离不开一代又一代麻醉医生的敬业精神和不懈努力，离不开麻醉医学前辈的悉心培育与指导，离不开院党政领导班子关怀和支持，离不开各职能科室和临床、医技科室的支持与帮助，未来任重而道远，我们将一如既往，团结拼搏，共同创造黄浦区中心医院麻醉科美好的明天。

附录一：现任主任简介

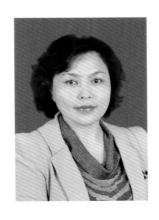

汪春英，女，1959 年 12 月生，中共党员，主任医师，现任黄浦区中心医院麻醉科主任（2001—2017），上海市医学会麻醉科分会第六、七、八、九届委员，第九届委员会基层学组组长；第十届委员会基层协作组副组长；上海市医师协会麻醉科分会委员；上海市医学会中西医结合麻醉与疼痛分会委员；上海市麻醉质控中心黄浦区麻醉质控组组长，黄浦区专业技术拔尖人才，黄浦区中心医院学科带头人。1982 年毕业于白求恩医科大学医学系，毕业后在长春市中心医院从事临床麻醉工作，2000 年 4

月人才引进到黄浦区中心医院麻醉科。主要研究方向：区域阻滞麻醉，老年、危重疑难麻醉，镇痛治疗，超声引导技术。在国内外期刊及各类专业会议发表学术论文50余篇。获市级科技进步三等奖一项，市级科技成果一项，省级新技术二、三等奖各一项，市级新技术二等奖一项。区级医学科技奖一等奖二项。先后获得第二军医大学优秀带教老师；黄浦区第一届医学贡献奖二等奖一项；黄浦区专业技术拔尖人才；上海市三学状元；上海市卫生系统先进个人，全国医药卫生系统先进工作者；上海市劳动模范（二届）；上海市仁心医者杰出专科医师提名奖；科室荣获上海市三八红旗集体、上海市文明班组等称号，是黄浦区医学重点学科。

现任科室班子成员

麻醉科主任：汪春英

副主任：张爱萍

麻醉科历任正副主任名单

第一任主任　陆蓉华（1984—1998）

第二任主任　汪春英（2001—2017）

副主任　张爱萍（2000—2017）

附录二：全科合影

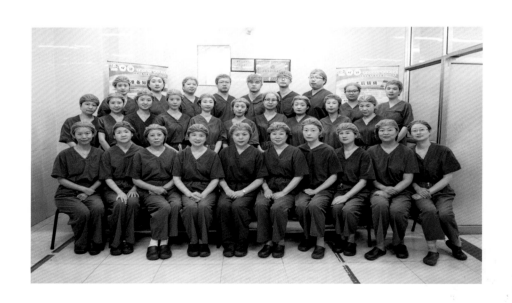

上海市静安区中心医院

上海市静安区中心医院成立于1960年,由江宁区中心医院和新成区中心医院合并而成。两院合并之前麻醉科无专职人员,是外科医师兼任。静中心成立之后,成立了麻醉组,由王梅仙负责,隶属外科。

70年代开始,麻醉组大力推广针刺麻醉,完成外科,妇科,骨科等各类手术共计两千多例。又先后派出16人次分别前往仁济、长征、胸科、儿科等各大市级医院学习进修;多次参加市级麻醉师研修班学习,掌握了当时先进的麻醉操作技术和麻醉管理技术。先后由徐萍、何国云、叶照君等主持科室工作。我们还多次派人参加援滇医疗队,在76年唐山大地震的灾后医疗救援中也出现了静中心麻醉医生忙碌的身影。

进入90年代,麻醉工作由徐萍主持,每年各类手术近3000例。同时,有三位同志先后参加了援非国际医疗队。

2000年后,华山脑外科、一妇婴与静中心合作后,麻醉组正式独立,成立麻醉科。手术室从六间增加至十一间,麻醉机增至五台,添置了各式新型麻醉设备如纤支镜、监护仪等。同时聘请了华山医院梁伟民教授为主任,提高了科室的综合能力,增强了我们对危重病例、疑难病例、老年病例的处理能力。

2011年静中心与华山医院全面合作,成立了医联体。华山医院麻醉科张弛副主任医师柔性流动到静中心任麻醉科常务副主任和主任。张弛主任以医疗质量为主线,制定了一系列规范化制度和流程,建立了麻醉复苏室,设计合理的麻醉流程,配置了麻醉设备,保证了医疗运行安全。在此期间,医院完成了手术室及麻醉科的扩改建工作。目前我们有层流空气净化手术室12间,每年完成神经外科、手外科、普外科、妇产科、骨科、泌尿外科、五官科、介入等各种手术的麻醉以及术后镇痛、无痛人流、无痛胃肠镜及其他有创检查的麻醉6000～7000余例。近年来我们在医、教、研各方面都取得了突破。科室在国家核心期刊发表论文20余篇,入选上海市静安区卫生系统"十、百、千"人才培育工程三人次,获得市级中西医结合专项课题一项。

附录一:现任主任简介

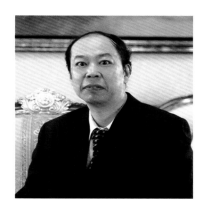

张弛,男,1961年生,中共党员。从事临床麻醉工作30余年。现担任上海市医学会麻醉分会基层学组委员,医疗鉴定专家库成员。擅长神经外科麻醉、各种疑难手术麻醉、危重患者抢救、老年患者麻醉、手术室外麻醉镇静及术后急性疼痛的管理和治疗。在围手术期的患者评估、临床麻醉教学、带教方面有丰富的经验。

现任科室班子成员

麻醉科现有麻醉医师 11 人,麻醉护士 3 人。高级职称 2 名,中级职称 8 名,其中在读硕士研究生 4 人。

历任正副主任名单

历任麻醉科主任、副主任:徐萍、何国云、叶照君、梁伟民

现任副主任:叶照君、陶伟平

附录二:全科合影

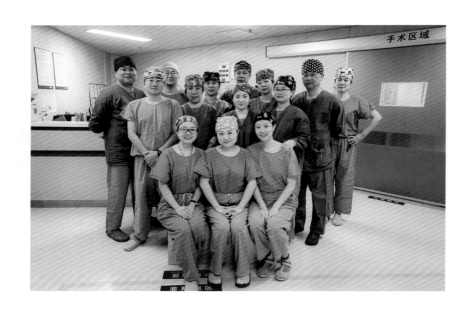

上海市静安区闸北中心医院

　　上海市静安区闸北中心医院建立于1960年4月,原名"上海市闸北区中心医院"。2016年静安、闸北两区合并后更名为"上海市静安区闸北中心医院"。50多年来我科全体同仁在自己平凡的岗位上踏踏实实地做好每一例手术,细致规范地完成每一个麻醉操作,贡献着精力与才智,麻醉学科建设也在各方面取得了快速发展。

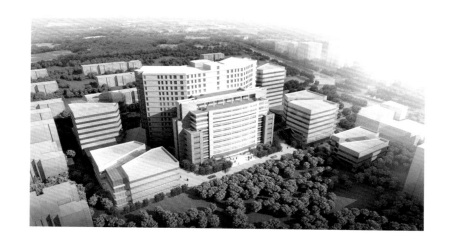

第一节　成　立　背　景

　　医院建院初期有一名从"同德医院"调入的麻醉专业人员,随着外科手术的增加,医院又逐渐从辅助科室、护士中抽调了几位青年来学做麻醉,那时麻醉方式以腰麻为主,为数不多的全身麻醉用的是乙醚开放点滴。此后院领导成立了在外科主任领导下的麻醉组,由外科医生张学忠医师担任组长。20世纪70年代前中期,医院从卫生学校召收数名中专生学习麻醉,并派出到市级医院学习进修麻醉,使我院的麻醉专业在当时初成框架。

　　到20世纪80年代,麻醉所需的药物和设备仍是普鲁卡因、哌替啶和听诊器、血压表,麻醉的方式除了颅脑及胸内手术是用当时国产的"103"型麻醉机行全身麻醉外,几乎是以"一根穿刺针打天下",而那时行政领导归附于外科主任负责,麻醉人员在工作上常受到制约与支配。自卫生部1989年12号文件:"关于将麻醉科改为临床科室的通知"颁布后,1991年我院根据此文件的精神成立了手术麻醉科,但是主任仍由外科主任兼职。直至1993年我院麻醉科正式成为了院长直接领导下的独立科室,李培龙为科主任。从此,我院的麻醉科医师也有了机会走出医院,参加全国、全市的各类麻醉学术活动,临床麻醉实施水平均有明显的提高。

第二节　学科发展状况

20世纪90年代的中后期开始，我院同全市同行一样，麻醉人员的学历不断提高，科室的软、硬件不断完善；并先后成为铁道、苏州及二军大的教学及麻醉实习基地。科室重视人才培养，优化人员结构，鼓励那些学历不够高（中专、大专生）麻醉医生通过自学考试或成人教育等形式提升学历。鼓励业务骨干及年轻医师参加在职研究生班学习，科室现有三位医师在读硕士学位。目前麻醉科共有麻醉医师13人，麻醉护士3人。其中主任医师1人，副主任医师2人，主治医师9人，主管护师1人。硕士2名，本科9人。

现在我院麻醉科已发展为集临床麻醉、急救复苏、重症监测治疗、疼痛治疗、临床教学及科研为一体的综合性临床学科。承担包括普外、胸科、脑外、骨科、泌尿外科、妇科、产科、五官科、眼科等各科手术麻醉以及门诊无痛胃肠镜的检查与治疗，人工流产术的麻醉等。目前每年手术麻醉7000余例，手术室外无痛麻醉2000余例。深静脉穿刺1000余例，参与院内各类抢救、急救气管插管100余例。能够完成各级各类手术的麻醉，特别在老年人的围手术期处理、五官科OHSAS的手术、脊柱外科手术的麻醉方面具有较强的专业优势。尤其是高难度的颈、胸、腰椎和二甲医院罕见脊柱侧弯大手术的麻醉，每年约占据麻醉总量的四分之一，手术量位居同级医院之首，并超过部分三级甲等医院，形成了我院麻醉科的一项业务特色。

第三节　取得的主要成绩

我科长期承担综合性医院各科各类手术的临床麻醉及参与重症检测治疗急救复苏；开展无痛人工流产、分娩及胃肠镜检查；手术后及肿瘤的镇痛等业务项目；自2003年长征医院与我院合作以来，年均千余例的高难度脊柱手术麻醉位居同级医院前列，形成了二级甲等医院麻醉业务的特色；2003年以来我院麻醉科为区麻醉质控组长单位，多次被评为市、区优秀质控专业组。科室自独立建制以来，加强麻醉专业的管理，认真执行规章制度，23年来未发生过一例麻醉意外死亡事故。

麻醉科主持、参与市、局级科研项目多项，撰写各类论文三十余篇，参编专业书籍1部。有多篇论文在《中华麻醉学杂志》《临床麻醉学杂志》等专业核心期刊上发表。

附录一：现任主任简介

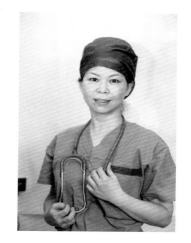

　　张清，主任医师，硕士研究生导师。毕业于上海第二医科大学临床医学系（现上海交通大学医学院）。2007—2013 年曾任上海市中医医院麻醉科主任。2017 年 4 月赴美国加州大学圣地亚哥分校（UCSD）进修学习。长期从事麻醉学的基础理论研究和临床实践，在老年、危重疑难病例的术前评估、麻醉管理及抢救等方面有较丰富经验。同时能跟踪麻醉学的最新进展，努力提升科室人员的理论素养，提升年轻医师的医疗实践能力；在科研活动中坚持密切结合临床麻醉实际开展临床科研工作，主持市、局级等科研项目四项，医学核心刊物发表论著、论文 20 余篇，参编论著 1 部。

上海市普陀区中心医院

上海市普陀区中心医院（上海中医药大学附属普陀医院）成立于 1957 年 12 月 1 日，位居当时上海市第一个工人新村——曹杨新村，成立至今为保障区域人民的卫生健康作出了巨大的贡献。1993 年医院通过卫生部评审被评为二级甲等医院，2004 年通过市教委及卫生局联合评审成为上海中医药大学附属普陀医院，2010 年通过国家卫生部复评审成为三级综合医院，成为一所集医疗、教学、科研、预防为一体的综合性医院。麻醉科于 1990 年 2 月从医院外科麻醉组脱离外科而独立成科，首任麻醉科主任龚开泰。

麻醉科成立后各级医生积极钻研麻醉技术，分批在全市三级医院麻醉科进修，并聘请沪上著名三级医院麻醉科主任前来指导，担任学术顾问。仁济医院孙大金教授于 1990 年担任麻醉科顾问，指导参与了各专科麻醉常规的制定与完善，并根据医院及科室的具体情况，指导麻醉科研工作的逐步开展，对高龄骨科患者的麻醉做了比较细致的规律总结。1995 年龚开泰主任外聘后江继医生接任麻醉科主任，2001 年江继主任退休后陈武荣博士接任麻醉科主任至今。

科室目前共有各级麻醉医师 20 人，麻醉护士 4 人，其中正高职称 1 人，副高职称 7 人，中级职称 7 人，初级职称 9 人，博士学历 1 人，硕士学历 5 人，本科学历 15 人。麻醉科目前每年开展各级各类麻醉约 20 000 例，麻醉实施涵盖了除心脏直视手术外的各类麻醉工作。手术室外的麻醉包括无痛胃肠镜、无痛支气管镜、无痛 ERCP、无痛人流、各类介入手术的麻醉工作，此外还开展了疼痛门诊的诊疗工作。科室承担了上海中医药大学、安徽医科大学的本科生和研究生培养工作，独立和合作培养毕业硕士研究生 3 名，完成了上海市、普陀区科委及中医药大学的各级课题三项，发表了包括 SCI 论文在内的各级科研文献 50 余篇。主持开展国家级和上海市继续教育项目多项，并主持承担普陀区麻醉学组和麻醉质控的相关工作。

附录一：现任主任简介

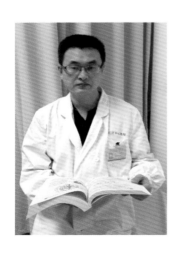

陈武荣，男，1966 年 8 月生，医学博士，主任医师，教授，硕士生导师。现任上海中医药大学附属普陀医院麻醉科主任，上海市中西医结合麻醉与镇痛学会常委，中华医学会上海市疼痛学会委员，上海市麻醉医师协会委员，上海市普陀区麻醉学组组长。主要从事危重病麻醉、急救与复苏，急性呼吸窘迫综合征（ARDS）的诊断处理，特别是肺泡表面活性剂替代治疗和吸入一氧化氮对 ARDS 的疗效研究。近年来从事创伤失血性休克的临床与实验研究，主持并完成上海市卫生局的研究课题 2 项。先后负责各级科研项目 5 项，培养硕士研究生 2 名，发表相关领域的研究论文 20 余篇，主持完成国家级继续教育项目《围术期创伤失血性休克器官功能保护的临床进展》一项。

历任正副主任名单

科室历任主任

龚开泰　1992—1995 年

江　继　1995—2001 年

陈武荣　2001—至今

附录二：全科合影

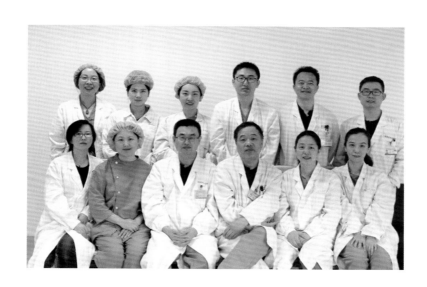

上海市青浦区中心医院

青浦区中心医院前身是 1948 年 4 月建立的中国红十字会青浦分会医院,2002 年 7 月冠名复旦大学附属中山医院青浦分院,2012 年通过三级乙等综合性医院评审。手术室在县红会医院时已建立,麻醉科是 1990 年创建的临床二级学科,涵盖临床麻醉、急救复苏、疼痛治疗等领域。

科室目前医师 21 人,其中主任医师 2 人,主治医师 17 人,住院医师 2 人;麻醉专业护士 4 人,完成全年手术室内麻醉 12 000 例以上,无痛门诊麻醉 3000 例以上。目前麻醉科亚专业涵盖普通外科(胃肠、肝胆、乳腺、甲状腺)、骨科、泌尿外科、血管外科、胸外科、五官科、妇产科、神经外科、眼科手术等;手术室外的麻醉工作,包括无痛人流、无痛胃肠镜、无痛分娩以及介入手术室的麻醉。科室开设专业的疼痛门诊,急慢性痛症治疗及术后疼痛管理;开展院内急救复苏工作,为全院提供高效专业的急救复苏帮助,包括急救插管和深静脉穿刺等。目前拥有手术间总数达 15 间,每间均配有先进的麻醉机和监护仪,科室还拥有彩色数字型超声诊断仪、血气电解质分析仪、连续心排量监测仪、自体血回输仪、肌松监测仪、麻醉深度监测仪、纤维支气管镜、可视喉镜及各类保温设备等各种麻醉现代化专用设备;麻醉术后复苏室拥有 13 张床位,配备了四人的专业医疗护理团队,保障患者手术麻醉复苏的安全与舒适。门诊手术室正在改造中,将新建 8 间手术室和 10 间无痛胃肠镜室,预计 2018 年开放。

麻醉科近年来获得上海市、青浦区两级科研立项十余项,发表论文十余篇。科室连续两年举办国家级继续教育学习班。目前拥有复旦大学研究生导师一名,培养硕士研究生一名。科室多次获得医院"先进集体","文明班组"的称号。

附录一:现任主任简介

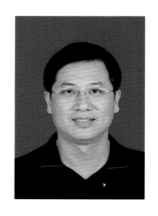

蒋晖,男,生于 1968 年 6 月,教授,主任医师,硕士研究生导师。1988 年毕业于新疆医科大学医疗系麻醉专业,就职于新疆医科大学附属肿瘤医院麻醉科。2006 年取得医学博士学位,2011 年获得新疆医科大学教授及博士生导师资格,培养硕士研究生 19 人。主持国家自然科学基金一项,主持及参与国家级、市级、大学级科研项目多项。2012 年调入复旦大学附属中山医院青浦分院麻醉科工作,2013 年被聘为复旦大学硕士研究生导师,目前培养研究生一人。

历任正副主任名单

陈良国　1990—1993 年

钱志洁　1994—2002 年

万亚君　2003—2005 年

缪长虹　2006—2007 年

范益明　2008—2011 年

蒋　晖　2012—至今

附录二：全科合影

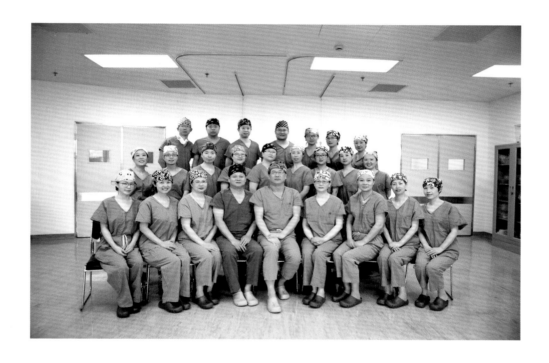

上海市松江区中心医院

麻醉科简史

松江区中心医院,成立于1949年,目前是二级甲等医院,核定床位805张,实际开放床位950张。2006年成为上海交通大学附属第一人民医院松江分院,2008年成为南京医科大学附属上海松江中心医院。医院目前有博士21人,硕士102人;博导1名,硕士生导师18人;正高职称39人,副高职称83人,中级职称403人;教授7人,副教授12人。开展了普外科、骨外科、脊柱外科、胸外科、泌尿外科、妇产科、消化外科、神经外科、五官科和口腔外科等手术科室的手术麻醉业务,目前年手术麻醉量11 800余台,门诊无痛年工作量22 000多台。

医院成立之初,麻醉一直作为外科麻醉组,至1981年麻醉科单独设置。历任麻醉科主任:1981—1994年黄翼中;1994—1998年毛雄;1998—2007年李正;2007年至今朱涛担任麻醉科主任。麻醉科人员从单独设置最初的5人,发展到今天麻醉医师20人,专科护士3人。人员结构也发生巨大变化,目前有正高1名,副高3名,中级15名,初级3名;硕士5名,本科生15名,大专3人。

麻醉业务由单纯满足手术需求到现在的门诊无痛诊疗的全面开展、中心手术室手术麻醉、日间手术中心麻醉、急诊危重病急救、无痛分娩等各领域业务的开展。2015年5月开设每周五日全天的痛疼门诊,现门诊量平均已超过70人次每天。开展了各科手术麻醉,先后开展了喉罩使用、小儿麻醉、控制性降压技术、支气管插管、自体血回输技术、围手术期血气生化动态检测技术、纤支镜技术、超声引导下周围神经阻滞技术等,有力的促进了手术科室的快速发展。

目前科室承担和已经结题的各级课题12项。其中市科委医学引导项目1项,市科委重大项目子课题1项,上海市卫计委科研课题1项;上海市医学会麻醉分会青年麻醉医师培育基金项目2项,松江区科学技术攻关项目3项,区卫计委医学领先合作项目2项;市医院协会医院管理研究基金课题项目1项,区卫生系统科研课题(重点临床学科项目)1项。朱涛主任作为学科带头人,硕导,培养硕士已毕业4人,在培硕士7人,获松江区政府科技进步奖一等奖和三等奖各一项。

附录一:现任主任简介

朱涛,男,松江区中心医院麻醉科现任主任,1965年出生,主任医师,硕士学位,硕士生导师,兼医院副院长。从事临床麻醉、疼痛诊疗、急救复苏和麻醉教学工作28年。

1989年毕业于原同济医科大学郧阳医学院,同年留校至2007年4月在湖北省十堰市郧阳医

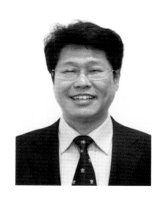

学院附属太和医院麻醉科工作。期间先后担任郧阳医学院麻醉系麻醉学教研室主任，麻醉系副主任，郧阳医学院附属太和医院麻醉科常务副主任，郧阳医学院第一临床学院副院长。2007年4月调至上海市松江区中心医院麻醉科工作至今，历任松江区中心医院麻醉科主任，医院科教部主任，松江区中心医院副院长。

目前学术任职：上海市麻醉质控中心专家委员会委员；上海市医学会创伤分会第四届委员会委员；第九届上海市医学会麻醉学专科分会基层学组委员；上海市中西医结合学会创伤医学专业委员会常务委员；上海市中西医结合学会麻醉与痛疼专业委员会委员等；先后被评为两届松江区"首席医生"；两届松江区"拔尖人才"等。

先后承担省部级课题16项，目前在研市科委课题两项；获省、区市级科技进步奖一等奖及三等奖4项；以第一作者或通讯作者发表学术论文45篇；主编或参编专著4部；已培养毕业硕士4名，在培硕士7名。

历任正副主任名单：

1981—1994年麻醉科主任：黄翼中

1994—1998年麻醉科主任：毛雄，副主任：李正

1998—2007年麻醉科主任：李正，副主任：毛雄

2007—至今麻醉科主任：朱涛，副主任：毛雄（2007—2014年）、纪健

附录二：全科合影

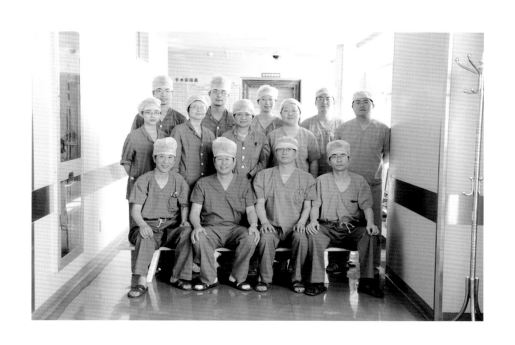

上海市徐汇区中心医院

上海市徐汇区中心医院坐落在繁华的淮海中路 966 号，是一所二级甲等综合性医院。医院创建于 1934 年，前身是虹桥疗养院，原位于虹桥路 201 号，由启明建筑事务所的奚福泉设计，由丁惠康先生投资创建，丁先生毕业于同济大学医科，获德国汉堡大学医学博士。1937 年淞沪会战爆发，医院停业。1938 年丁惠康向海上名绅叶鸿英租借霞飞路（淮海路）亚尔培路（陕西南路）路口的叶家花园，重新开办新虹桥疗养院。1958 年丁惠康捐献虹桥疗养院给上海市卫生局，同年与同在陕西南路的怡和医院（原外科骨科专科医院）合并为淮海医院。1961 年更名为上海市徐汇区中心医院。医院有着悠久的历史，又蒸蒸日上。2016 年 4 月徐汇区 - 中山医院医疗联合体成立，挂牌"上海复旦大学附属中山医院徐汇医院"。现医院正在龙川路、百色路口建设核定床位 1500 张的南部医疗中心，未来将整合大华医院、区精神卫生中心医疗资源，弥补徐汇区南部优质医疗资源匮乏的空档。

手术麻醉科也随着医院发展有了日新月异的进步。麻醉科建科前为大外科的麻醉组，隶属于大外科。建科前各科手术麻醉由各科自行负责，1989 年卫生部发布 12 号文件麻醉科于 1980 年正式建科，手术麻醉由麻醉科统一管理。

麻醉科在历届负责人方裴善、陈正义、沙婉芬带领下，及现任葛春林主任（2002—至今）的大力发展下，发生了翻天覆地的变化，麻醉科已由当初的不起眼的小科室，麻醉设备简陋，麻醉方式以腰麻、硬膜外麻醉为主，人员结构不全，逐渐发展壮大为集临床麻醉、疼痛治疗、急救复苏、教学科研工作为一体的重要临床科室。随着医院的迅速发展，麻醉科除为整个外科的临床手术提供良好、安全的保障外，与介入科、胃肠镜室、急诊科、重症监护室构成良好的手术麻醉体系。

1990 年前麻醉科只有 3 间手术室，1990—2006 年扩建到 7 间，到 2008 年扩大到 11 间手术室和 5 张床位的麻醉复苏室，并拥有 7 间现代化层流手术室，2017 年已拥有 15 间现代化层流手术间，面积约 5000 平方米，其中百级 3 间，千级 8 间，万级 4 间，同时还拥有先进的一体化手术室 2 间。拥有现代化麻醉监护系统 20 余台，拥有血气分析仪，肌松监测仪，超声仪，血糖仪，可视喉镜，纤维支气管镜等多种先进麻醉设备，拥有困难气道抢救车，自体血回输机、温毯等先进设备，为各种手术的顺利进行提供了安全保障。2007 年开始，全面实现了麻醉科和手术室的现代化信息管理，对提高麻醉科和手术室的科学管理水平、提高工作质量和效率，起到重要作用。2017 年止，麻醉科有正高职 2 名，副高职 2 名，主治医师 8 名，住院医师 6 名，其中硕士学历 9 名。麻醉科已由几名医生、护士的辅助科室发展为一个拥有 18 名麻醉医师、5 名麻醉护士，40 名手术护士的强大队伍。

麻醉科于 1991 年施行第一例心脏瓣膜置换麻醉；1994 年第一次无痛支气管镜检查及无痛

计划生育麻醉；1998 年开展术后镇痛治疗，同年响应上海市"神经外科快诊快治"的实施，与华山医院，瑞金医院共同完成大量颅脑外科手术。2000 年将患者自控镇痛技术引入临床；2000 年施行第一例低温麻醉；2006 年开始在麻醉期间应用 BIS 监测麻醉镇静深度；2007 年开展 TOF 指导肌松药使用；2008 年开始使用 NICO 进行无创心功能监测等。于 1984 年引进自动麻醉机代替全麻手控呼吸，并监测 SpO_2，1985 年时开始有创监测（直接动脉压、中心静脉压、血气等），1986 年引进自动监护仪取代手动测量心率、血压，并可实时监测 $PetCO_2$。于 1987 年在将全麻联合硬膜外阻滞方法应用于临床，于 2003 年制订并实行麻醉期间临床监测标准。2016 年与中山医院建立医联体，大量开展全麻下的 ERCP 内镜手术，肝脏胰腺手术，心胸外科手术。在高龄患者手术的麻醉方面拥有较强特色。手术室外麻醉包括无痛胃肠镜、纤支镜检查治疗，放射科介入治疗。麻醉科运用复苏急救知识和技术，对各临床科室的危重症患者进行急救复苏工作，开展癌症镇痛，为各临床科室的化疗提供中心静脉置管以及在重症监护病房、疼痛诊疗门诊以及其他有关治疗诊断场合等方面，都发挥着重要作用。

2000 年在葛春林主任带领下开始规范化实施术后镇痛，随后每年为 1000 余位患者提供镇痛治疗，从根本上改变外科"术后疼痛是必然"的传统观念，真正为舒适化医疗打下基础。2003 年与消化内科、普外科合作开展无痛胃、肠镜检查，让患者舒适安全地完成检查或手术操作。2007 年 6 月麻醉及疼痛门诊正式成立，并筹建疼痛治疗科，每月诊治慢性疼痛患者 200 余例，翻开了我院疼痛治疗的新篇章。

随着医院欣欣向荣的发展，麻醉科不断壮大，葛春林主任更加重视人员梯队建设，定期派医生赴上海胸科医院，仁济医院，中山医院进修学习，鼓励并奖励科研工作。2016 年大量引进麻醉人才，其中硕士 4 名，主任医师 1 名，2016 年申请国家自然科学基金 1 项，申请院级市级课题多项。科室建立图书馆，建立周讲课制度，不断灌输麻醉前沿、新技术新理念。

麻醉科承担江苏大学医学院临床实习任务，还接受进修医师和轮转医师的临床培训，以及院内急救复苏的培训，在各种层次的教学评估中都取得非常优秀的成绩。自 1999 年获得第一笔科研基金后，每年获得多项院级、区级科研基金资助。2016 年在同级医院 40 个科室质控评比中荣获第一名。20 年间共发表论文 30 余篇。

附录一：现任正副主任介绍

（1）葛春林，男，1962 年生，主任医师。复旦大学附属中山医院徐汇医院副院长，麻醉科主任，江苏大学教授，上海大学客座教授。上海市麻醉质控中心委员，第一届上海市中西医结合学会麻醉与镇痛专业委员会常务委员，麻醉与镇痛专业委员会疼痛学组副组长。《Anesthesiology》中文版编委。毕业于安徽蚌埠医科大学，从事临床麻醉工作 30 余年，2002 年任徐汇区中心医院麻醉科主任，同年建立独立建制的徐汇区中心医院麻醉科。作为学科带头人，带领麻醉科从无到有，迅速成长，创建了管理规范，麻醉技术精湛，具有较高专业学术水平的麻醉科。擅长临床急症的急救处理、各类老年患者的围手术期处理及危重症患者的麻醉管理，在麻醉、疼痛药理学方面也有较高造诣，已完成多项区级科研课题，曾在国内各类核心期刊上发表论文30余篇。

（2）张振英，女，1967年出生，主任医师，副教授，硕士研究生导师，现任中华医学会麻醉分会第12届神经外科麻醉学组组委，2016年1月被人才引进至复旦大学附属中山医院徐汇医院，任麻醉科副主任。从事麻醉专业20余年，具有扎实的理论基础和专业技能，熟练掌握各种麻醉方法，擅长神经外科手术的麻醉。主持并参与多项研究课题，在国家级、省级刊物发表论文20余篇。目前参与人民卫生出版社《神经外科麻醉学》（第3版）编写。

（3）王良刚，男，1968年生，上海第二医学大学毕业，1993年调入徐汇区中心医院麻醉科工作，现为上海市徐汇区中心医院麻醉科副主任医师；擅长老年患者的围麻醉期评估及处理、疼痛治疗及功能康复锻炼。在国内各类核心期刊上发表论文10余篇，已完成两项院级科研课题。

上海市杨浦区中心医院

第一节　成立背景

　　杨浦区中心医院（前身是上海市立第二劳工医院）建立于 1948 年，1954 年圣心医院并入，1956 年升格为三级医院，1958 年改为二级医院。2010 年成为三级乙等综合医院，2012 年成为同济大学附属医院，2014 年 10 月 31 日安图医院并入为杨浦区中心医院安图分部。1978 年设立麻醉组。1985 年成立麻醉科，由陈希宝负责。1988 年改称麻醉组。1990 年恢复麻醉科设置，薛金奎任主任。1998 年，陈希宝任主任。2000 年，秦海庆任主任。2007 年，SICU 病房归属麻醉科，郭旋任第一主任兼 SICU 病房主任，秦海庆任第二主任。2014 年麻醉科成为临床规范化培训基地。

　　20 世纪 50～60 年代，麻醉工作隶属外科、妇产科，仅限于手术室内麻醉操作，以乙醚开放点滴吸入及腰麻为主。70 年代，开展了针刺麻醉及中药麻醉。1973 年上海市针麻协作组曾在该院举行针麻胃切除现场示范交流会，针麻下甲状腺手术一直沿用至 80 年代。1974 年麻醉配合首例动脉导管未闭手术获得成功。1978 年配合胸外科第一例二尖瓣分离术成功。1986 年，率先在全市二级医院为首例"房缺"患者在体外循环麻醉下行修补术获得成功。同年，开展首例低温麻醉冠状动脉狭窄搭桥术。1988 年，在全市二级医院率先开设疼痛门诊。1992 年二级甲等医院等级评审，考核了麻醉三项技术：风心二尖瓣狭窄麻醉、轻比重脊麻、低温麻醉下心脏直视手术，皆获得成功。自 1989 年卫生部发文起，麻醉科按照二级学科一级临床科室标准建设。全面承担临床麻醉、急救复苏、重症监测治疗和疼痛诊治四项任务。

第二节　科室发展状况

　　医院现在核定床位 1012 张，实际开放床位 1140 张。现有职工 2000 余人。麻醉科（包括手术室、SICU 病房）现有麻醉医师 25 名，其中正副主任医师 7 名、主治医师 11 名、住院医师 7 名，麻醉护士 8 名。护士 86 名（手术室护士 62 名，SICU 护士 24 名），其中主管护师 26 名、护师 35 名、护士 25 名。总院现有手术室 15 间，其中 13 间（外科 8 间，妇产科 3 间，眼、耳鼻喉、口腔科 2 间）为层流净化手术室，2 间为普通手术室。1996 年成立分院（中原分部），现有 2 间层流净化手术室。2014 年并入的安图分部有层流净化手术室 3 间。

　　2013 年至 2016 年共完成各类临床麻醉 45 000 余例，年平均 11 000 余例。其中椎管内麻醉占 16%，静脉麻醉 54%，气管内麻醉 25%，神经阻滞麻醉及其他 5%。自 2003 年开设麻醉复苏室（PACU），2016 年麻醉复苏人次 1849 例。疼痛门诊已由过去的每周 1 次增加到现在的 8 次，特色治疗是神经阻滞和硬膜外注药，并开设了麻醉科病房。术后镇痛、无痛人流、无痛腔镜、无痛分娩都取得了很好的疗效，晚期癌痛实施三阶梯治疗和硬膜外给药，深受病人和家属的欢迎。

麻醉科现有麻醉机 19 台，有创呼吸机 6 台，除颤仪 3 台，多功能监护仪 39 台，心电图机 3 台，TCI 注射泵 8 台。先后开展的比较有特色的技术有低温体外循环下心内直视手术麻醉（共实施 60 余例），单肺通气支气管麻醉（1999 年开始为常规技术，已实施 3600 余例），异丙酚靶控输注麻醉（目前已是常规），镇痛泵的临床应用（1999 年开始使用，已超过 3 万例），神经刺激器在神经阻滞麻醉中的应用，困难气管插管，逆行气管插管，中心静脉置管，外周动脉置管有创监测，麻醉恢复室（年收治 1900 余例），晚期癌痛的综合治疗等。

SICU 成立于 1993 年，原由普外科管理，2007 年移交麻醉科管理。现有床位 15 张，配备了有创呼吸机 4 台，床边多功能监护仪 16 台，中央监护仪 1 台，降温毯 1 条，静脉推注泵 21 台，静脉输注泵 4 台，除颤监护仪 1 台，心电图机 2 台。主要收治生命体征不稳定的危重患者及外科大手术后患者。以大手术围手术期的监护治疗、急性呼吸窘迫综合征（ARDS）、急性重症胰腺炎的救治以及危重患者的营养支持为特色。年平均收治患者 1500 人次。

第三节　取得的主要成绩

医院长期担任第二军医大学、南京医科大学、皖南医学院、江西医学院、南通医学院等医学院校的教学医院。科室常年接受全国各地的进修实习人员，常年为医院各科室和上海市 120 急救站培训急救医务人员。2014 年麻醉科成为住院医师规范化培训基地。承担住院医师规范化培训任务。

科室曾主持区级课题"芬太尼和丙泊酚全静脉麻醉的群体药效分析研究"，院级课题"咪达唑仑和异丙酚 ICU 镇静剂量—年龄相关性及协同性的研究"，"免疫增强型肠内营养剂促进胃肠道恶性肿瘤术后免疫功能的恢复"。"麻醉手术期间有创血压监测"获院科技大会新技术新项目二等奖，"神经刺激器定位行臂丛神经阻滞的临床应用"获院科技节新技术新项目三等奖。近五年来科室撰写各类核心期刊文章 18 篇，其中 SCI 文章 3 篇。实用新型专利 1 例。

附录一：现任主任简介

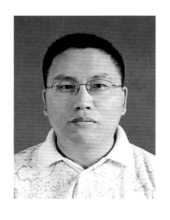

（1）郭旋，麻醉科第一主任兼 SICU 病房主任。上海交通大学医学院医学系毕业，本科学历。从事临床工作 20 余年，副主任医师。擅长临床麻醉、危重症急救及疼痛诊疗。上海麻醉学会委员、上海市麻醉学会重症学组组长。

（2）秦海庆，麻醉科第二主任。上海中医药大学医学系毕业，本科学历，学士学位。1984 年开始从事临床麻醉工作至今。现担任杨浦区麻醉质控组副组长。擅长临床麻醉、支气管麻醉和疼痛诊疗。

附录二：全科合影

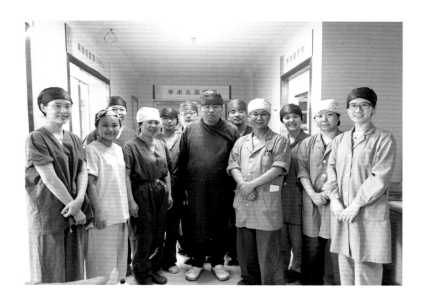

第三十二章
其他医院

复旦大学附属金山医院

第一节　成立背景

1972年，杭州湾畔围海造地，我国第一批从国外引进化工化纤生产装置和技术，数万人的建设大军聚居于此，伴随着上海石化工业的发展及地区人口的增长，群众对医疗的需求越来越大，1975年9月创建了上海石油化工总厂职工医院（复旦大学附属金山医院的前身），也成立了麻醉科，随着上海石化的快速发展，麻醉科的发展也步入正轨。1984年上海石油化工总厂与原上海第一医学院联合办院更名为上海第一医学院附属金山医院；1985年更名为上海医科大学附属金山医院；1994年通过国家三级乙等医院评审，同时被中国红十字会命名为上海市金山区红十字医院；2000年因上海医科大学和复旦大学合并，更名为复旦大学附属金山医院。麻醉科的发展也步入快车道，并逐渐成为金山医院外科发展的重要平台和支撑外科发展的重要基石，由于地处上海西南，远离市区并与浙江交界，加之石化工业的特点，科室特别是在创伤外科、烧伤患者麻醉上取得了重大成就和突破，挽救了无数生命。科室自徐德珍担任第一任麻醉科主任以来，先后有李晓岩、徐文庆、唐俊等担任麻醉科主任，经过近四十多年的发展，2013年复旦大学附属金山医院麻醉科从复旦大学附属中山医院引进了年轻有为的学科带头人——博士生导师方浩主任医师，现已成为复旦大学"985工程"医院优势学科、金山区卫计委医学重点学科、复旦大学博士、硕士培养点，并承担医学院校实习点，也是上海市金山区最大的麻醉教研中心和金山区麻醉质控组长单位。

第二节　学科发展状况和取得的主要成绩

复旦大学附属金山医院麻醉科目前拥有国内一流的硬件设备，近几年在医、教、研等方面取得了长足的进步，承担着保障全院围手术期安全和院内急救的重任。科室在全体员工的努力下获得 2016 年度上海市卫计委优秀先进集体, 2016 年度"复旦大学文明班组"称号, 2013 及 2016 年度"金山区工人先锋号"称号, 是复旦大学麻醉学硕士和博士生培养点, 是复旦大学"985 工程"优势建设学科。科内现有主任医师 1 名, 副主任医师 3 名, 主治医师 10 名, 住院医师 2 名, 麻醉护士 6 名, 其中博导 1 名, 博士 1 名, 硕士 9 名, 在读硕士研究生 1 名。

科内现拥有层流手术间共 13 间, 恢复室病床 8 张。拥有先进的 GE 及 Drager 系列麻醉机及监护设备, 并且配有肺功能、BIS、心排量、肌松监测、体温监测等模块。此外还拥有纤维支气管镜, 视频喉镜, 血液回收机, 血气分析仪, 温液仪, TCI 注射泵和疼痛治疗仪等先进设备。我科已成功建立麻醉信息化系统并且引入了先进的进口药车及金山区第一台麻醉超声设备, 在硬件设施方面处于全市领先水平。

在医疗方面, 临床麻醉是复旦大学附属金山医院麻醉科的强项。每年完成各类手术麻醉 8000 余例, 涉及除了心外科的外科各科室。另外完成手术室外麻醉, 主要包括无痛胃肠镜和无痛人流等 5000 余例, 无痛分娩 300 余例, 介入手术的麻醉 200 余例, 同时开展疼痛门诊, 进行各种神经阻滞和药物镇痛及晚期癌症患者疼痛治疗。掌握各种麻醉新技术, 主要包括: 困难气道的处理、TCI、术中自体血回收、控制性降压, 漂浮导管放置及经超声引导下中心静脉置管和外周神经阻滞等。患者年龄跨度大(1～102 岁), 急诊创伤患者病情危重, 因此在疑难危重患者的围手术期处理方面积累了丰富的经验。

2009 年, 科室先后派出两位主治医师赴上海第六人民医院进修学习疼痛诊疗, 并于次年开设疼痛门诊, 进行各种神经阻滞和药物镇痛及晚期癌症患者疼痛治疗, 建立至今已诊疗数万人次。

在教学方面, 主要承担复旦大学急诊医学选修课授课和九江医学院麻醉本科生实习教学, 常年培养各级临床麻醉医生, 主要有实习医生、住院医师、进修医生等。科内每周进行系列小讲课及国外最新文献解读, 并定期进行病例讨论。积极参加国内外相关的麻醉学会议, 并且定期举办金山区麻醉学术论坛。同时邀请国内外知名专家来金山医院进行学术交流。2014 年、2015 年和 2016 年连续三年成功举办国家级麻醉继续教育学习班。

在科研方面, 近 4 年主要承担国家自然科学基金 1 项, 上海市科委课题 2 项, 上海市卫生局课题 2 项, 复旦大学课题 1 项, 金山区区级课题 3 项, 金山医院院级课题 3 项, 实用新型专利 5 项。近 4 年在国内外核心期刊发表论著三十余篇, 其中 SCI 收录 14 篇。自 2010 年起, 在临床和科研方面全面培养硕士研究生 11 名, 目前毕业 7 名, 4 名在读。

经过数十年发展, 使复旦大学附属金山医院麻醉科在上海及周边的影响越来越大, 交流也越来越密切, 麻醉科业务技能深受当地群众和业界赞誉。

附录一：现任主任简介

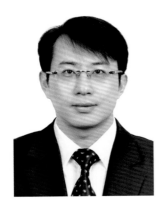

方浩，博士研究生，博士生导师。2012年获得硕导资格，2015年获得博导资格，目前培养硕士研究生5名。他具有丰富的临床经验和扎实的科研能力，主要从事围手术期脏器功能保护与术后认知功能障碍方面的研究。在国内外核心期刊发表论著二十余篇，其中SCI收录12篇。主持并完成国家自然科学基金1项，上海市科委自然基金2项，上海市"新百人"计划及上海市卫计委基金各1项，复旦大学青年基金和复旦大学上海医学院基金各1项。

附录二：全科合影

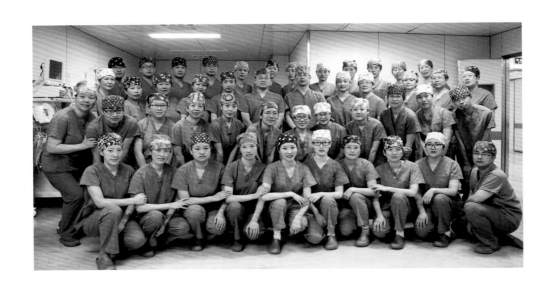

上海交通大学医学院附属同仁医院

上海交通大学医学院附属同仁医院麻醉手术科成立于 2013 年 12 月 8 日,由原上海市长宁区中心医院麻醉科与原上海市长宁区同仁医院麻醉科合并而成,作为一个有着光荣传统和优良作风的科室,目前拥有手术麻醉,外科重症监护室(SICU),疼痛及麻醉门诊部门三个亚专科,医护人员 100 余人。

20 世纪 90 年代末期,科室引进留日博士陈俊峰同志担任麻醉科主任,在他的领导下,麻醉科从一个普通的科室很快成长为在同级同类医院中技术先进,管理出色的科室。在医院面临升级转型的时刻,麻醉手术科在现任主任张光明博士带领下,不断实现跨越式发展,医疗、科研和教学相辅相长。医疗工作涵盖整个围手术期,包括麻醉门诊手术前评估、手术室临床麻醉、手术后外科重症监护病房,以及各种慢性疼痛治疗等。

麻醉科目前是长宁区医学重点专科,年度完成各类手术的麻醉逾 2 万例,各种慢性疼痛患者5000 余人次。患者年龄覆盖范围从婴幼儿到百岁高龄,各类高危、高龄、合并多种脏器功能不全患者的高难度麻醉和手术比率亦逐年增多。科室现拥有各类手术间共 15 间,配置具有国际一流水准的现代化麻醉设备,如彩色超声仪,有创心排量监测(PICCO),麻醉深度监测仪(BIS 监测仪)、血气电解质分析仪等。全面开展包括超声辅助麻醉技术,精确麻醉技术、全凭静脉靶控输注(TCI)麻醉、麻醉深度和脑功能监测等多项麻醉应用。SICU 则常规开展持续肾脏替代治疗,并逐步开始体外膜肺氧合技术(ECMO)应用。

近年来在国内外各种医学专业期刊发表论文 30 余篇,其中 SCI 收录论文 5 篇。获国家自然科学基金青年项目 1 项,上海市科委课题 1 项,上海市卫生局课题 1 项,长宁区特色专科课题 2项,长宁区卫生局课题 5 项,长宁区明日之星课题 1 项。获得实用专利 2 项。国家级继续教育项目一项,并参与两项全国多中心临床试验。

作为上海西部地区的区域医疗中心,科室还承担摩洛哥援外医疗任务,先后 2 次选派优秀医师承担援外医疗任务,并承担云南红河、云南丽江、井冈山等多项对口支援任务,多名医师先后赴上述地区进行工作,并接受多名上述地区及本地进修医生。

附录一：现任主任简介

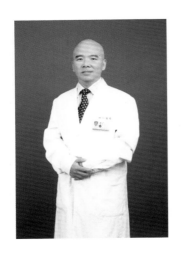

　　张光明，主任医师，2002年毕业于复旦大学，获临床医学博士学位，毕业后留复旦大学附属中山医院麻醉科工作，2003年10月至2004年2月在美国加州大学旧金山医疗中心临床进修，2005年到上海市同仁医院（前长宁区中心医院）担任麻醉科主任至今。现在担任《中华麻醉学杂志》通讯编委，中国心胸血管麻醉学会疼痛学分会委员，上海市医学会麻醉学专科委员会委员，疼痛学专科委员会委员，上海市医师协会麻醉科医师分会委员等职，2005年当选长宁区首届名医。擅长临床麻醉、重症医学和疼痛治疗。曾负责上海市卫计委科研课题、长宁区卫计委特色专科项目，现在参研国自然课题等，以第一作者和通讯作者发表SCI和核心期刊论著20余篇。

现任科室班子成员合影

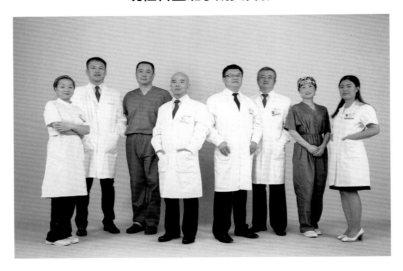

历任正副主任名单

时间	科主任	科副主任
1987—1999年	黄国汉	
1999—2004年	陈俊峰	王玉嘉
2004—2005年	董国良	王玉嘉
2005—2017年	张光明	王玉嘉、唐坤、钱刚、张俊杰

上海市浦东医院

上海市浦东医院始建于1932年，经历了80多年的沧桑发展历程。2015年9月，上海市浦东医院成为上海首家通过JCI（第五版）认证的综合医院，12月获上海市教委批准，成为复旦大学附属医院，是美国DUKE大学合作单位，也是上海市迪士尼乐园唯一认定医疗服务单位。

上海市浦东医院麻醉科始建于1987年。历经30年的发展，已呈现良好的发展态势，现已发展成为包括临床麻醉、急救与复苏、疼痛诊疗等具有一定特色的一级临床科室。

目前，学科招收复旦大学、贵州医科大学硕士研究生。2012年挂牌卫生部"舒适化医疗研究基成地"，是上海市医学会麻醉专业委员会老年学组副组长单位；上海市医师协会麻醉科医师分会委员单位；上海市浦东新区麻醉质控组长单位；上海市浦东新区医学会疼痛专业委员会主委单位；上海市浦东新区医学会麻醉专业委员会副主委单位。

学科拥有一支年轻化的人才队伍，现有医师21名，其中正高2名，副高4名，中级11名，初级4名，麻醉护士3名，研究生占38%。复旦大学硕士研究生导师1名。每年招收、培养硕士研究生5人、实习本科生8人。

学科拥有国内一流的层流手术室12间，麻醉后恢复室1间。每个手术室都配置有高档麻醉机、监护仪、血气分析仪、自体血回输机、智能药柜，以及其他相关医疗设备，能在手术麻醉期间对患者生命体征及多种药物参数进行连续、同步监测，可满足各种手术需要，最大限度地为患者提供安全保障。现在每年完成2.1万余例手术麻醉，其中，高龄、危重、疑难患者的麻醉占相当高的比例，在全市二甲医院评比中名列前茅。2003年率先在本区开设特色疼痛门诊，广泛开展了各种急、慢性疼痛的诊疗，包括神经病理性疼痛、癌症疼痛等顽固性疼痛的镇痛治疗，采用药物治疗、神经阻滞、神经电刺激器等先进治疗方法。近年，我们致力于"无痛医院"的建设，给患者以真诚关爱。积极开展舒适化医疗，对各种侵入性检查治疗，如内镜检查、DSA造影、人工流产、分娩等进行麻醉、镇静、镇痛，使患者在无痛、舒适的状况下完成诊疗，取得了良好的社会效益。目前，学科是浦东新区重点学科群—血液科重点建设单位之一；学科承担市级课题2项，区级课题5项以及"浦英奖"、"浦秀奖"，以及浦东新区"优青"等人才奖项，年发表论文数十篇。

学科特色：1. 困难气道管理；2. 糖尿病与肥胖患者麻醉；3. 老年患者麻醉；4. 关节（髋、膝）置换麻醉；5. 疼痛诊疗

学科未来将更加注重医教研，注重人才引进、培养，注重医疗质量和安全，正逐步向专科化、信息化、智能化、现代化迈进。为广大病患的生命安全保驾护航。我们的宗旨是"关爱、服务、奉献"。

附录一：现任主任简介

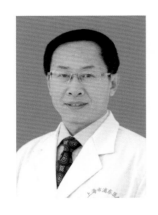

学科带头人，段宏伟，男，主任医师，复旦大学硕士研究生生导师，美国 Duke 大学访问学者。上海市医学会麻醉专业委员会老年学组副组长、基层学组委员，上海市医学会疼痛专业委员委员，上海市医师协会麻醉科分会委员，上海市中西医结合学会疼痛专业委员会委员、创伤医学专业委员会委员。上海市浦东新区麻醉质控组长。浦东新区医学会麻醉专委会会副主委、浦东新区疼痛专委会副主委。《中国医药导报》、《中华现代外科学杂志》审稿专家。从事麻醉专业 25 年，积累了丰富的临床经验。带教硕士研究生 5 名，主持卫生部项目 1 项，上海市卫计委科研项目 2 项，上海市科委 1 项，是浦东新区重点学科群—血液科重点建设负责人之一，与美国 DUKE 大学开展麻醉与疼痛项目研究合作 1 项；以第一作者或通讯作者发表论文 30 余篇，SCI 2 篇。

现任主任：

段宏伟（主任）；李占芳（副主任）；杨京利（副主任）

历任主任：

翁顺庆（女）；陆诚

附录二：全科合影

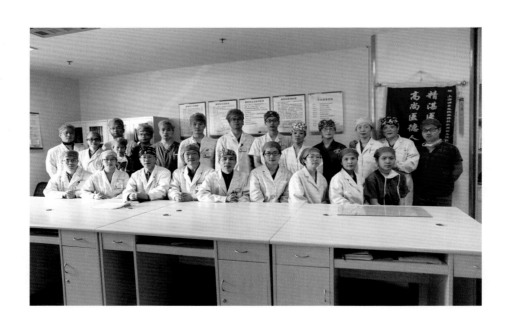

上海市第四人民医院

上海市第四人民医院其前身是日本顿宫宽先生创建的福民医院，始建于 1921 年，1949 年改名为上海市第四人民医院。2000 年 7 月 20 日上海市第一人民医院与市四医院合作成立上海市第一人民医院分院。2017 年 4 月 1 日恢复原名上海市第四人民医院。

新中国成立前没有专职麻醉医师，新中国成立后由王芥子医师一人负责较大手术的全身麻醉。1952 年王芥子医师建立了麻醉组，1992 年麻醉科正式成为独立的临床科室，2000 年成立市一分院后由市一麻醉科孔宁主任担任麻醉科主任至今。

早期，除简单的开放点滴麻醉用具及腰麻穿刺针外，无其他麻醉设备，王芥子医师设法用防毒面具改装成简易麻醉机，用普通橡胶管改制成气管导管，因陋就简地开展气管插管全身麻醉。1952 年成立麻醉组后，逐步开展了静脉麻醉、低温与深低温麻醉、硬膜外阻滞麻醉及各种周围神经阻滞麻醉。1958 年，四院和上海胸科医院共同举办了上海市麻醉专修班，连续办了三期，每期约 40 人，其中多数后来成为各区中心医院及县医院的麻醉负责人。20 世纪 90 年代后期，外科业务逐渐萎缩，麻醉科发展停滞不前。

2000 年孔宁医师担任麻醉科主任后，重视学科建设，引进先进麻醉技术和设备。推广患者自控镇痛、设立 PACU、广泛开展手术室外麻醉、完善术中监测（BIS、麻醉气体监测、便携式血液分析、有创血流动力学监测等）、开展术前急性血液稀释、自体血回输、靶控输注、喉罩全麻、视频喉镜和纤维支气管镜应用等。重视青年医师的培养，常年选送医师前往三级医院进修麻醉、重症、疼痛治疗，为科室的发展打下坚实的人才基础。2007 年 11 月起麻醉科接管原先的外科监护病房，成立了独立的外科重症监护室，2016 起开设疼痛门诊。

目前麻醉科有麻醉和重症医师 12 名，其中副高 3 名，中级 7 名，初级 2 名，硕士学位 1 名。麻醉专科护士 2 名，ICU 专科护士 16 名。共有住院部手术室 8 间，麻醉恢复室床位 6 张，门诊手术室 3 间，恢复室床位 2 张，外科重症监护室床位 6 张。配备了中高档 Drager、GE 麻醉机、呼吸机、GE 和 Phlips 多功能监护仪、麻醉信息管理系统、便携超声仪、纤维支气管镜、除颤仪、TCI 注射泵、手掌和床旁血液分析仪、转运呼吸机、自体血回输机、视频喉镜、血液净化仪等设备。麻醉科业务涵盖临床麻醉、重症监护、疼痛治疗等。年临床麻醉 5000 余人次、收治各类重症患者 300 余人次、疼痛门诊量 600 余人次。承担包括普外科、骨科、泌尿外科、妇科、耳鼻喉科、眼科、胸外、脑外、神经介入等各科手术麻醉和日间手术麻醉、门诊无胃痛肠镜和计划生育麻醉、ERCP 麻醉等。其中 ERCP 麻醉率达 100%，患者包括数名百岁老人。参与各科气管插管急救、微创气管切开、深静脉置管。重症监护室能独立完成绝大多数的专科诊疗项目，包括肠内肠外营养、经皮扩张气管切开、PiCCO 监测、重症超声、血液净化等。

近 10 余年科室开展各类临床新技术近 20 项，发表学术论文十余篇，承担和已经结题的区级课题 5 项。SICU 护理组近两年连续荣获上海市青年文明号。

现任麻醉科主任：孔宁

麻醉科执行主任：白刚

历任麻醉科负责人和主任名单

麻醉组组长 / 负责人：王芥子、夏祥霆、杨森明、龚全根、许建华

麻醉科主任：洪大卫、陈丽芳、孔宁

海军四一一医院

解放军第四一一医院的前身是教会医院,日本占领上海后成为日军的海军医院,抗战胜利后成为国民党海军上海医院,1949 年 5 月 27 日上海新中国成立后由华东军区海军接管,组建为华东海军上海医院。1954 年 6 月按全军统一序列编为中国人民解放军第四一一医院。医院现开展床位 800 余张,全院实有各类人员近千名。医院集医疗、科研、教学、康复为一体,是第二军医大学、中国药科大学、江西中医学院和皖南医学院的教学医院,是海军医学研究所的临床研究部。1993 年被总后勤部评为军队首批三级甲等医院。

411 医院第一位从事麻醉工作的医生为朱耀甫,朱医生是新中国成立前海军上海医院的外科医生。陈兆德为眼科主任,新中国成立前曾留学美国,归国后,带回一批小儿麻醉器械,为我院小儿麻醉的发展创造了条件。1973 年,沈选平医生开展了针刺麻醉,用于甲状腺肿块切除术和阑尾切除术。1974 年成立麻醉组,沈选平医生任组长,李宝法医生任副组长。1976 年,开展第一例二尖瓣扩张术,1979 年底,开展第一例体外循环。至 1992 年,连续实施 100 例体外循环下心脏手术无死亡,受到同行一致好评。1978 年正式成立麻醉科,李宝法任麻醉科主任。李宝法主任毕业于第二军医大学,任麻醉科主任期间十分重视水电酸碱平衡在危重症患者救治中的作用、有创监测的应用和慢性疼痛的治疗。1988 年,开展疼痛门诊,采用椎管内注射和神经阻滞等方法治疗颈、肩、腰、腿痛。

作为一家部队医院,麻醉科参与了国家、军队及上海市的诸多重大任务,具有海军鲜明特色。参加的重大任务有:抗美援越医疗队、唐山大地震、抗震救灾医疗队、对口帮带云南省福贡县人民医院、驻港部队医院、汶川大地震、航天神舟飞船、亚丁湾护航、马航失联飞机搜救等系列任务。

目前麻醉科开展手术室 12 间,年手术量约 5000 例,开展了气管内插管全身麻醉、静脉全身麻醉、椎管内麻醉、臂丛阻滞、颈丛阻滞等常用麻醉方法。具备术中、术后的呼吸、循环、水及电解质平衡的监测条件和技能,能处理各类休克、危重患者和疑难重大手术的麻醉,目前科室共有麻醉医师 16 名,其中副主任医师 2 名,主治医师 6 名,住院医师 8 名。

现任麻醉科主任夏建华,男,副主任医师,全军麻醉与复苏专业委员会委员、海军麻醉与复苏专业委员会副主任委员、上海市医学会麻醉学分会委员。从事临床麻醉工作 20 余年,拥有丰富的临床工作经验,对高龄和急危重症患者的麻醉处理有丰富的临床经验,对于慢性颈肩腰腿痛和晚期癌痛的治疗积累了较多的临床经验。发表学术论文十余篇。

上海市浦东新区浦南医院

始建于 1983 年,是一所集医疗、科研、教学、预防保健、康复、伤残及司法鉴定为一体的综合性二级甲等医院。医院现有四个院区:东院、南院、西院及科教基地,占地总面积为 2.9 万平方米,建筑面积达 8.3 万平方米,实际开放床位 700 张。年门急诊量 90 万人次,住院患者 1.9 万人次。医院设有国际医疗部,年特需及涉外门诊 8000 余人次,住院 400 余人次,开展国际医疗转运 15 年。

全院在职员工千余人,副高及以上职称专家 119 名,博(硕)士以上学历 77 人。神经外科是上海市重点专科,是上海市"脑卒中"特约诊疗医院,还领衔并整合神经内科、急诊科、麻醉科、康复科、放射科、超声科、电生理室组建多学科团队,成为浦东新区"脑卒中多学科一体化救治"重点学科群。医院拥有 30 个临床科室和 8 个医技科室并配置国际先进的医疗仪器设备,如 3.0T 磁共振、320 排 CT、大型 DSA、神经导航系统、神经内镜等。还设有神经外科复合手术室,能够开展术中介入治疗及影像检查。医院目前是上海中医药大学、湖南中医药大学教学基地并成为上海市全科医生规范化培训基地。神经外科、普外科等 6 个专科是上海市住院医师规范化培训教学基地。在院培训的外籍医护人员 20 名。医院是日本南东北医院集团的友好医院,并与日本、美国等 8 所海外医院和大学保持长期合作与交流,每年定期举办国际学术活动。医院连续获得五届市文明单位和八届市卫生系统文明单位,本着"以质量求生存,以特色求发展"的理念,努力成为上海医疗服务最佳医院。医院多次以其优质的诊疗服务和就诊环境得到各级政府、媒体、相关评估机构及患者的好评,还得到了日本外务省的嘉奖,服务质量享誉海内外。

随着神经外科的发展以及多种医生团队专家的加入,手术量、手术种类和手术难度逐步增加,特别是高龄及并发症手术患者不断增多。麻醉科在保障手术患者的安全舒适、参与重危患者的抢救治疗、促进重点学科的发展壮大中发挥了至关重要的作用。

第一节 成立背景

1984 年 4 月医院开设外科病房,同时成立由黄树仁医师为组长的麻醉组。初期的 4 位麻醉医师分别来自上海市第一人民医院、长江后方医院及本院护士在市六或市九医院麻醉科进修后担任。随后又调入 2 位麻醉医师,其中黄小发医师担任麻醉组组长。1985 年 12 月原位于安徽贵池县境内的上海长江后方医院并入浦南医院,同时有 4 位麻醉医师加入浦南医院,其中王谊生医师从 1990 年 12 月起担任麻醉组负责人,于 1993 年创建麻醉科并担任麻醉科主任。

第二节　学科发展状况

早期浦南医院麻醉工作主要为普外科和妇产科提供腹部手术的硬膜外麻醉。20 世纪 90 年代，浦东改革开放，浦南医院进入快速发展阶段。1992 年 11 月与华山医院神经外科合作开始神经外科手术，1996 年 1 月与中山医院肝外科合作开始肝癌切除手术，以及骨科手术全面开展，麻醉科顺势发展成为医院的重点科室之一。静吸复合麻醉、硬膜外复合全身麻醉、深静脉穿刺置管、动脉穿刺置管监测、困难气道处理、血压控制技术、平稳气管拔管技术、重危患者抢救、术后镇痛等麻醉工作普及开展。2005 年开始无痛人流和胃肠镜的静脉麻醉。2006 年伴随着胸外科手术发展，开展双腔支气管插管、纤支镜辅助气管插管及定位、单肺通气、自体血回输等麻醉科专项技术。2007 年建立麻醉复苏室，开始应用喉罩、可视喉镜技术。麻醉科也承担对口支援医院和基层医院的麻醉科医生短期进修培训并且完成两项新区课题。至此麻醉科完成基本发展目标。

目前，浦南医院麻醉科拥有 10 间手术室，12 位麻醉医师和 3 位麻醉护士。其中正高职称 1 名，副高职称 2 名，中级职称 3 名。拥有 Zeus 等麻醉工作站以及 Olympus 纤支镜、GE 超声等多种现代设备。每年承担各类择期、急诊及门诊手术麻醉 6500 余人次。特别擅长神经外科手术麻醉，承担从脑干、听神经瘤、巨大脑膜瘤、动脉瘤夹闭、烟雾病颅内外血管搭桥等手术到各种脑血管介入治疗的麻醉管理以及功能神经外科的小儿麻醉管理。也开展多种并发症的高龄患者骨科、泌尿、普外和妇科手术的麻醉，多种腹腔镜、胸腔镜、宫腔镜手术的麻醉并开展超声引导的深静脉穿刺和神经阻滞。承担麻醉总量 25% 的急诊手术麻醉。承担麻醉科实习生带教任务并在核心期刊发表论文 9 篇，获取浦东新区课题 1 项，主要研究方向为麻醉深度监测和无创心排出量监测。麻醉科继续追求"安全、有效、舒适"的麻醉管理目标。

第三节　取得的主要成绩

一、形成神经外科麻醉特色

如：术中血压控制技术包括控制性降压或升压，术中神经电生理监测的麻醉管理，长时间手术的液体管理，术后镇静状态下气管拔管，术后镇静及转运管理。

二、发表的主要论文

1. 王谊生. 双频指数在颅脑肿瘤手术麻醉诱导中的变化.1999 年 6 月.临床麻醉杂志

2．王谊生．脑电双频指数指导异丙酚麻醉诱导．2004 年 10 月．上海医学

3．王谊生．熵指数监测异氟醚复合异丙酚的麻醉深度．2007 年．现代医学

4．王谊生．异丙酚麻醉状态下拔除气管导管．2008 年 2 月．现代医学

5．张钰．腹腔镜气腹期间呼吸参数对部分 CO_2 重复吸入法监测的心输出量影响．2014 年 9 月．临床麻醉学杂志

三、完成的项目

1．王谊生．浦东新区科委课题"双频指数在颅脑肿瘤手术麻醉诱导中的变化"．1997 年

2．王谊生．浦东新区社发局课题"脑电双频指数指导异丙酚麻醉诱导"．1999 年

四、在研的课题

贡瞻．浦东新区卫计委课题"脑状态指数与脑瘫调整手术患儿呼气末七氟醚浓度的相关性研究"．2016 年

附录一：现任主任简介

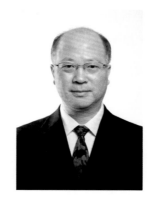

王谊生 男，汉族，1956 年 6 月出生，本科，学士学位，主任医师。现任上海市浦东新区浦南医院麻醉科主任、医院专家委员会委员，并兼任上海市麻醉学会神经外科麻醉专业组副组长、上海市中西医结合麻醉疼痛专业委员会委员，浦东新区医学会理事、麻醉专业委员会名誉主委、疼痛专业委员会副主任委员、医疗事故技术鉴定专家。曾担任上海市麻醉学会委员和上海市麻醉质控中心专家组成员。1985 年毕业于上海职工医学院医疗专业，之后通过交大医学院夜大学本科学习，并获得学士学位。精通英语，熟悉日语。主要研究方向为神经外科麻醉、麻醉深度监测。1977 年起在上海长江后方医院工作，并在上海市第一人民医院麻醉科多次进修。1987 年来到浦南医院，从事临床麻醉工作 40 年，积累了大量临床工作经验，并成功抢救多例危重患者，获得上海市卫生系统第六届"银蛇奖"提名奖。1997 年参加上海医科大学"社会医学与卫生事业管理"专业班学习，之后担任 2 年医务科长。积极参加市区两级麻醉质控管理工作，参与《上海市麻醉质控手册》和《现代麻醉学》麻醉质量管理章节的编写，组织并承担浦东新区麻醉学术活动和麻醉质控督查。2001 年赴美国纽约北海岸大学医院接受麻醉及管理短期培训。2003 年起担任日韩重症患者回国专机转运工作。2004 年成为浦东新区卫生系统优秀学科带头人，主持完成科委和局级课题两项。在核心期刊上发表第一作者论文 7 篇。

现任科室班子成员合影

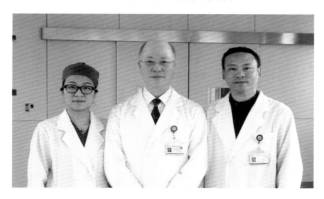

历任正副主任名单

科主任：王谊生

科副主任：洪运忠　陈卫东

附录二：全科合影

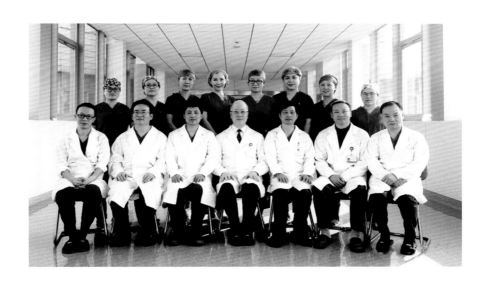

宝山区中西结合医院

上海宝山区中西医结合医院脱胎于 1956 年成立的江苏省宝山县人民医院。1958 年,宝山县划归上海市,成立上海市宝山县人民医院。1983 年,升级为宝山县中心医院。1988 年 9 月,吴淞区和宝山县"拆二建一"成立宝山区,宝山县中心医院为更名宝山区中心医院。2008 年 12 月经宝山区人民政府批准,依托曙光医院整合宝山区中心医院和宝山区中医医院,成立具有中西医结合特色优势的曙光医院宝山分院。2012 年成功创建成为三级甲等中西医结合医院,并被列为上海市首批中西医结合重点建设单位,是南京中医药大学教学医院和上海中医药大学教学医院。医院设有 25 个临床学科,11 个医技科室,17 个病区,开放床位 650 张,年门急诊量一百五十万人次,出院患者三万多人次。

医院在 1982 年成立麻醉组,组长是陈玉洁主任,科里有 4 间手术间,麻醉医师 4 人,1986 年正式成立麻醉科,科主任是张爱娣主任,经过三十多年几代人的不懈努力和建设,发展到现在科室有麻醉医师 16 名,其中副主任医师 3 名,主治医师 12 名,住院医师 1 名,麻醉护士 2 名,其中硕士研究生 4 名,硕士在读 2 名,手术室护士 23 名,其中主管护师 10 名,开放手术间 8 间,均为高级别层流净化手术室,麻醉复苏室病床 4 张,配有先进的麻醉机、监护仪、呼吸机、可视喉镜、除颤仪、麻醉深度监测、纤维支气管镜、血气分析仪等设备,不仅承担全院各类手术患者的临床麻醉,维护围手术期患者的安全,还担负院内急救与复苏、重症监护治疗及疼痛治疗等工作,年完成各类手术麻醉 7000 余例,门诊无痛人流及无痛胃肠镜检查 9000 余例。近年来科室完成宝山区科委课题 2 项,在国家级期刊发表论文 20 余篇。

附录一:现任科主任简介

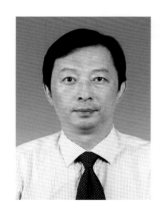

汪建胜 男,副主任医师,上海医学会麻醉学分会区县协作组委员,上海中西医结合学会麻醉与疼痛学会委员,从事麻醉专业二十多年,有丰富的临床经验,擅长高龄和疑难危重患者的麻醉处理、急救复苏、疼痛治疗等,主持完成宝山区科委课题项目 2 项,发表学术论文十余篇。

历任麻醉科主任

1982—1986 年　陈玉洁

1986—1996 年　张爱娣

1996—2006 年　李　洪

2006—2010 年　唐新龙

2010—至今　　汪建胜

第三十三章
上海市老一辈著名麻醉学专家

陈雄斌教授

陈雄斌教授（1932—2003），1932年5月出生于浙江省东阳市一个农户家庭，依靠自己的勤奋努力以优异的成绩考取公费第一名就读于公立宁波中学，后又考入人才辈出的杭州第一中学。于1949年加入共青团，中学毕业后，作为一名进步青年参加了当地土改工作队，积极宣传党的土改政策，发展基层团组织，并于1950年担任乡团支部书记，带领进步青年，发动群众，冒着生命危险与残余土匪、恶霸、地主做坚决的斗争。该事迹被录入东阳市市志。1952年考入北京医学院医疗系，1956年在大学里加入中国共产党。1957年9月毕业分配到华东医院后即奉命到中山医院麻醉科进修。1961年至1964年在上海市第一人民医院麻醉科负责业务技术管理，为市一医院麻醉科的发展做出了贡献，同时兼任华东医院麻醉工作，并于1965年9月筹建华东医院麻醉组，1987年创建华东医院麻醉科，此后，一直担任麻醉科主任至2000年退休。

陈雄斌主任是一位老知识分子，老专家。他热爱党，热爱祖国，热爱社会主义，热爱医疗卫生事业。虽然在文革中，陈主任蒙受了一些不白之冤，但他仍然坚持共产主义信念，积极拥护和宣传党的改革开放政策，热爱救死扶伤的医疗卫生事业，他刻苦钻研医疗业务，积极努力的为党工作，对医术精益求精，专长麻醉专业，在学术上有很深的造诣，曾先后参与编写了《实用麻醉学》、《老年常见病诊断与防治》、《老年人外科问题》、《实用临床麻醉学》等著作，撰写专业论文50余篇，在麻醉界享有很高声誉。曾分别担任上海市卫生系列高级专业技术职称评审外科组评委，上海市医院等级评审委员会麻醉科评审员，中华麻醉协会疼痛治疗专业组委员。

陈雄斌主任是我国麻醉学科疼痛治疗的先驱者之一，早在60年代，他就开始采用硬膜外注射治疗腰腿痛，70年代率先应用腹腔神经丛阻滞治疗上腹部癌痛，1988年，陈主任领导麻醉科开设疼痛门诊，诊治大量的疑难患者，其中包括了许多国际友人，为医院，为祖国赢得了荣誉。1998年由陈主任负责开展的《疼痛治疗》研究项目获得了上海市第二届临床医疗成果奖。1992年起终生享受国务院颁发的政府特殊津贴。

陈雄斌主任一生从事临床麻醉工作，四十多年如一日，无论是党和政府高级干部，还是普通平民百姓，他都一视同仁，不为名不为利，默默奉献。在医疗工作中，作风严谨，深入细致。在他的心目中，患者的利益高于一切。几十年来，他早出晚归，常常为抢救患者忙到深夜。有时因工作需要日夜坚守工作岗位不回家。平时不管节假日，不论白天黑夜，风里雨里，不管自己有多累，只要患者需要，他随叫随到。为高干保健工作和治疗抢救工作，他经常在书房里，饭桌旁，甚至在睡梦中和患病时被招回医院，默默地投入到医疗救护第一线，挽救了无数危重患者的生命，深得党和国家领导人和医院领导及同仁们的好评，也赢得了广大患者的尊敬。

陈雄斌主任除了完成繁忙的医疗任务之外，还非常重视医院的发展和科室梯队建设，十分注重教学和人才培养，坚持定期在科内进行各类讲课及病例讨论分析，教导青年医师开拓思路，学会正确的思维方式，并将自己多年积累的心得体会和宝贵经验毫无保留的传授给大家，极大的提高了青年医师独立处理临床问题的能力。在他多年的培养指导下，一批又一批的医师成长成熟起来，成为干部医疗保健事业的有用人才，为医院的建设发展打下了坚实的基础。陈主任即使在病重期间乃至弥留之际仍然非常关心科室的发展，谆谆教导年青医师的成长。

陈雄斌主任于 2003 年 6 月 12 日凌晨 2 时 10 分因患胆管癌医治无效永远的离开了我们，享年 71 岁。

杭燕南教授

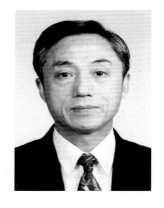

杭燕南，上海交通大学医学院附属仁济医院 麻醉科和 ICU 教授，博士生导师，学科带头人。生于 1936 年 10 月，浙江湖州人。1961 年毕业于上海交通大学医学院前身上海第二医学院医学系本科。毕业后以优异成绩留校并分配在仁济医院外科工作。1962 年进入麻醉科。在近 50 年的医教研经历中，杭燕南教授始终踏实工作，勤奋学习，取得了卓越成绩。他承上启下，无私奉献，甘为人梯，工作以身作则，一丝不苟，学术造诣很深。对仁济医院麻醉科和 SICU 以及上海市麻醉学分会乃至中国麻醉学做出了重要贡献。

20 世纪 60 年代他刻苦学习、努力工作，为麻醉理论和实践操作打下了扎实基础。1963 年因氧化亚氮筒倒下致 3 根跖骨粉碎骨折，他带病编写仁济医院第一版麻醉科常规，为住院、实习和进修医生提供了实用学习教材。1964 年去金山参加卫生工作队，9 个月在硬膜阻滞下施行 136 例脾脏切除术，脾血回输，没有 1 例术中输血。同时应用左颈丛阻滞，基本克服了膈肌牵拉痛，在简陋条件下确保患者安全无痛。

1971 年赴云南和 1976 年去唐山参加抗震救灾医疗队，并赴安徽宁国上海小三线，建立了后方古田医院麻醉科。开展颅脑、心胸等各类手术麻醉，尤其是众多严重创伤的处理，积累了丰富的临床经验。在那个动荡年代，他仍坚持学习，在国外医学外科及麻醉与复苏分册刊出很多译文和综述。还参加《实用麻醉学》的编写。

改革开放后，给学术发展带来生机，杭燕南教授返回仁济医院，停止17年的职称评审重新启动，1977年晋升讲师和主治医师，1985年晋升为副教和副主任医师。1986年任科副主任。在孙大金和张小先教授带领下，积极开展医教研工作和各类学术活动，加强国际交流，协助孙大金教授带教研究生，以及做上海市麻醉学会秘书工作多年，包括举办年会、各类学习班、住院医师培训（建立考试题库1000题），长期以来，为上海市麻醉学会做了大量工作。1988年赴美国考察参观哈佛大学麻省总医院和加州大学医院等，参加年会并成为美国麻醉医师学会会员。在他儿子杭键帮助下，直至2008年20年中每年订阅Anethesiology和Anesthesia and Analgesia。在他任科主任期间，杭燕南教授与孙大金教授密切合作，承上启下，虚心向孙大金教授（麻醉与循环）和张小先教授（麻醉与呼吸）学习，传承优良传统，并选送王祥瑞、王珊娟、皋源、曹建国、刘仁玉、高玉瑛、龚国庆、闻大翔、张马忠、周仁龙等10位医生赴英、美和日本深造，以及三位医生到香港中文大学威尔逊亲王医院进修，为仁济医院80、90年代发展，做好了充足的人才准备。

1990年晋升为教授和主任医师，1991年接任仁济医院麻醉科主任。1993年申请成立上海第二医科大学麻醉药理和重症监测治疗研究室，并担任研究室主任。杭燕南教授1995年申请成立二医大麻醉学教研室，并任教研室主任。1995—2001年，作为重点学科仁济医院负责人经二次打擂台，使仁济医院麻醉科进入上海市医学领先专业麻醉学重点学科，1997年在孙大金教授带领下，与于布为等教授一起，为上海第二医科大学申请到麻醉学博士培养点，并成为二医大麻醉学博士点的第一位麻醉学博士导师。1999年仁济医院麻醉科申请到卫生部上海第二医科大学临床药理基地麻醉药理专业组，并担任麻醉专业组负责人。2001年5月退居二线，仁济医院党委宣布杭燕南教授为麻醉科学科带头人。担任麻醉科主任10年中荣获上海市卫生局、上海第二医科大学先进工作者等荣誉称号12顶。

杭燕南教授曾任中华医学会麻醉学会第七届全国委员，中华医学会上海分会32届、33届理事，中华医学会上海分会麻醉学会副主任委员，中华麻醉学杂志编委和栏目编委会，临床麻醉学杂志常务编委，国外医学麻醉与复苏分册常务编委，中国麻醉与镇痛杂志常务编委，上海市麻醉质控专家，上海市高级职称评审专家，上海市医疗事故鉴定专家，药品评审专家及上海市政府医疗仪器采购咨询专家。美国Anesthesiology中文版和Anethesia and Analgesia（海外中文版）编委，美国麻醉医师学会会员，美国密西西比州大学医学院访问教授，美国科州大学医学院访问教授。

杭燕南教授从医从教近50年，在麻醉专业医教研工作中积累了丰富的经验。专业特长和研究重点为：麻醉药理、心血管手术麻醉、老年患者麻醉和重症监测治疗及麻醉机和呼吸机技术等。研究课题分别为心脏患者麻醉和老年患者麻醉。杭燕南教授已发表论文216篇；SCI收录3篇。发表文献综70余篇，译文30多篇，估计近100万字，还主译循证临床麻醉学，由人民卫生出版社2010年出版。主编当代麻醉与复苏（1994），重症监护治疗手册（1999，获得1999年华东地区优秀图书三等奖），当代麻醉学（2002，获得2003年华东地区优秀图书二等奖），当代麻醉手册（2004），疼痛治疗技术（2005）《疼痛治疗手册》（2006），当代麻醉药理学丛书（总主编）（分主编4本）（2008—2009）等著作共10本，副主编实用监护治疗学、实用临床麻醉学、心血管麻醉与术后处理、实用重症监护治疗学和麻醉科手册，还参编现代麻醉学等专著10本。已培养硕士研究生15名，博士研究生12名。作为第一完成人《心脏病人麻醉》获上海第二医科大学医疗成果奖（1999），《急性呼吸衰竭治疗》荣获上海市科技进步成果三等奖（2000），老年病人麻醉药的药代学和药效学临床研究获上海市医学成果三等奖（2005）。合作研究者：2001年"针刺麻醉听神经瘤的规范化研究"教育部科技成果二等奖等五项。2009年9月荣获中华医学会麻醉学分会的中国麻醉学贡献奖，2010年7月荣获临床麻醉学杂志贡献奖。"智慧源于勤奋，成功来自平凡"，在杭燕南教授的写字台旁挂着一个"诚"字，是30年前一位不相识的神经外科患者家属送给他的雅正。他以"诚"为座右铭，诚恳待人，勤奋工作，创造成绩。虽然已步入老年，但他还在认真读书、写书、翻译、上课、审稿，积极帮助带教麻醉科的研究生，为他们修改论文。继续为平凡的麻醉事业默默奉献……

蒋豪教授

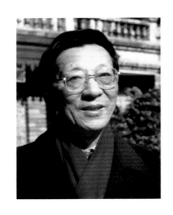

蒋豪教授，1935年10月出生于江苏省常州市。1959年毕业于上海第一医学院医疗系。同年入中山医院麻醉科工作。1962年考入上海第一医学院麻醉学教研室研究生，师从我国著名麻醉学家吴珏教授。1988—1989年赴美进修临床麻醉一年，1990年晋升为教授，1994年协助中山医院麻醉科建立麻醉学博士点，1995年成为上海市领先学科。曾任上海医科大学麻醉教研室主任、中山医院麻醉科主任、博士生导师、中华医学会麻醉分会常委、上海市麻醉学会副主任委员和主任委员、全国药典委员会委员，现任复旦大学麻醉科教授、《中华麻醉学杂志》及《临床麻醉学杂志》常务编委。

勤于思考，勇于创新是蒋豪教授在临床工作中的一大特点。蒋豪教授从事医疗、教学、科研工作50年，发表论文80余篇。其工作重点是临床麻醉及血流动力学监测、麻醉药的临床药理、麻醉期间控制性降压的临床和实验研究，联合麻醉以及危重病员的救治和麻醉质量的控制等。20世纪80年代，蒋豪教授在国内率先开展了联合麻醉方法的探索和研究，不仅丰富了麻醉理论，也为血管外科手术、肝脏手术、呼吸功能不全患者及心脏患者进行非心脏手术等提供了较好的麻醉方法。20世纪90年代，在国内首次提出急性非等容血液稀释的概念，既降低了术中出血，也减少了围术期并发症的发生。蒋豪教授先后承担了"ARDS综合治疗探讨"、"联合麻醉的基础与临床研究"、"麻醉期间控制性降压"、"老年人围术期呼吸与循环功能的维护"、"血液稀释与自体血回收"、"麻醉期间并发症的流行病学研究"等国家、卫生部及上海市课题。曾获卫生部先进工作者、上海市劳动模范等荣誉称号。培养博士研究生17名、硕士研究生7名。

金定炼教授

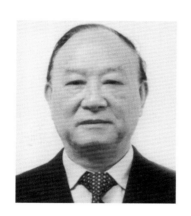

　　金定炼，男，1935 年 5 月 29 日生于温州。1961 年毕业于上海第二医学院医疗系本科，1961 至 1964 年在上海胸科医院胸外科服务。1964 年师从尚德延教授在北京心血管研究所学习，1965—1988 年在上海胸科医院从事胸科及心血管麻醉。承恩师教导，重点攻习胸科麻醉下的诊断、处理及危重病抢救，并将心得写入"内科疑难危重病案选"（1988，主编颜和昌）及"胸心外科手术学"（1985、1993 主编顾凯时）。为确保气管外科及小儿气管内腔镜治疗的开展，和全科同志一起，进行"气道中断后特殊通气方法"的研究，并将心得发表在中华外科杂志（17（6）：410，1979）。1965 年在上海针灸研究所党波平、金舒白教授指导下开展针灸麻醉下施行心血管手术，总结 100 例重症二尖瓣手术及 74 例针麻开胸前后血气分析，被收集在"针灸针麻研究"（1986，主编张香桐）。1981 年以学者交流赴美留学，在伊利诺州 Michael Reese 医学中心从事"血管外肺水及肺毛细血管壁渗透性"研究，同年完成实验及论文，参加年会报告。发表在 Journal of Surgical Research，33；482-488（1982）及 Circulatory Shock，9；172（1982）。

　　80 年代初我国还没有 ICU，而重症监护的确是我国迫切需要跟上国际的重点学科，他主动向主任教授 Dr. Moss 提出要求学习 ICU，于是第二年被安排在 Rice 教授的综合 ICU，并得到他的直接指导。二年学习期满被授予心血管外科 FELLOW 证书。回国后继续打拼五年，和多所医院及医学院同道一起，总结重症治疗经验，出版"重症监护治疗手册"（1988，上海科技出版社，任主编；1999，第 2 版，任主编）。因参加"计划性扩大肺癌手术适应证"的研究，获 1986 年度上海市科技进步奖一等奖和 1987 年度国家级科技进步奖二等奖（沪卫胸字第 88015 号证书）。

　　1988 年后移居美国，任职宾州 Graduate Hospital，与友人合作成立痛治疗中心。继续为促进中美文化交流、促进两岸统一及传播中国传统医学而尽力。

　　金定炼医师于 1985、1986、1987 年被选为中华医学会上海麻醉学会秘书及中华麻醉杂志编委，认真贯彻学会各项决议。由于我国麻醉专业起步晚，基础弱，麻醉科在医学院中比重很小，加上十年文革，摆在当时麻醉学会面前的迫切任务有三：①加强麻醉队伍的基础建设。②提高麻醉学术水平、加强学术交流、提高麻醉学科意识。③加强麻醉队伍的团结。麻醉学会办了以下实事：

　　1. 定期举办基础讲座，每月一次，时间在周五下午，对手术影响少，参加人数在 80 人左右。由各医院高年资医师轮流主讲，并有提问及讨论，学习气氛活跃。

　　2. 开办麻醉培训班，从基础到临床进行系统学习，并有详细讲义。

　　3. 举办全市性及全国性学术交流及年会，将论文汇编成册，并积极参加地区性学术活动（如徐州、南京、宁波……）。

4. 加强麻醉学会和其他学会之间的交流（如重症监护全国会议，心血管外科学术会议……）。

5. 年终座谈和联欢，促进麻醉队伍的感情和团结，并得到有关工厂的支持。

6. 加强和麻醉医疗器械工厂的合作，参加产品的研制、鉴定、讲课和交流，并邀请他们参加联欢，关系十分融洽。

金熊元教授

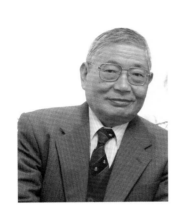

金熊元教授，是上海市交通大学医学院附属新华医院教授，硕士生导师，中共党员，曾担任新华医院麻醉科主任，中华医学会麻醉学分会委员。金熊元教授于 1950 年 9 月至 1952 年 7 月就读于南京大学医学院。于 1952 年 9 月至 1956 年 1 月深造于浙江医学院，于 1956 年 2 月在上海市第二医学院附属仁济医院担任外科住院医师，1957 年 6 月在上海第二医学院附属第九人民医院担任外科住院医师。1958 年金熊元教授以满腔热情积极参加了新华医院麻醉科的创建工作，并为医院麻醉科的学科建设付诸了大量心血。作为新华医院麻醉科创始人，他先后担任了麻醉科主治医师、副主任医师、主任医师、讲师、副教授、教授、硕士生导师、麻醉科主任等职，在我国麻醉学界具有崇高的威望。

作为我国麻醉界的元老，金熊元教授刻苦钻研，勤奋工作，以其精湛的技术、渊博的知识兢兢业业地为医学事业奉献了他毕生的精力和才华。作为国内麻醉界先驱，他于 1974 年 12 月参加中国麻醉界改革开放后第一批医学代表团出访伊拉克，先后作为国内著名麻醉学者专家出访日本和德国等国家。

金熊元教授曾积极参与成功抢救心搏骤停 18 分钟的高压电电击伤患者，创造医学史上的一大奇迹并获得国家科技大会奖。早在 1962 年，金熊元教授就研究并提出了对小儿腹部大手术实施硬膜外复合全身麻醉的理论，这一临床创新成果的提出早于国外 5 年。并先后主编并参编了《心跳呼吸骤停的抢救》、《中药麻醉的临床应用与探讨》、《实用麻醉学》、《高压氧的临床应用》、《外科学》等十余部论著和我国首部麻醉学专业教材的编写工作，在学术期刊发表了论文近百篇。金熊元教授桃李满天下，1972 年金熊元教授曾和著名的丁文祥教授联合带教国内的第 1 名海外进修医生，作为改革开放后上海第一批硕士研究生导师培养了多名硕士研究生，尤其在小儿麻醉方面，为我国培养了大批的小儿麻醉专业人才。

李杏芳教授

李杏芳教授，是原上海第二医科大学（现已改称上海交通大学医学院）附属仁济医院、广慈医院（现称瑞金医院）麻醉科创始人，是我国老一辈著名麻醉学专家，是我国麻醉事业开拓者之

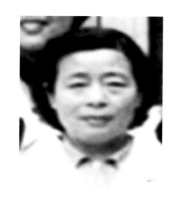

一，是当时我国麻醉界五位学术带头人之一。她在20世纪40年代末至80年代初近40年间为我国麻醉事业的发展做出了很大贡献。她在20世纪80年代初赴美国定居，随着时光流逝，逐渐淡出麻醉界，但她对上海第二医科大学及我国麻醉事业贡献功不可没。

李杏芳医师于抗战早期大学毕业后赴美留学攻读麻醉专业，毕业后在美国担任麻醉医师工作，1947年与丈夫董方中医师（著名外科教授）放弃在美国的优越条件及较高的收入，毅然回国到上海仁济医院工作，可以说外科、麻醉是一家。

在当时，仁济医院没有专科麻醉医师，麻醉由外科医师兼管，仅有开放式乙醚滴入麻醉和脊麻，李杏芳医师从美国带来一台Ohio麻醉机及吸入全身麻醉药环丙烷等，在国内领先开展了紧闭式全身麻醉。

1949年新中国成立后，在党的领导下我们的医疗事业和其他事业一样蒸蒸日上。1952年仁济医院成为上海第二医学院附属医院，她带领麻醉护士进行麻醉工作，并在国内较早地开展了气管内插管下全身麻醉，她参照从美国带来的麻醉机请上海有关单位共同制造了国内首台紧闭麻醉机，1954年3月仁济医院外科进行全国首例心脏二尖瓣闭式分瓣术获得成功，她开创了心脏手术麻醉的先河。仁济医院于当年成立了麻醉科，李杏芳医师担任科主任，仁济医院成为上海继我国麻醉泰斗吴珏教授创造中山医院麻醉科后的第二家有麻醉科建制的医院。1954年7月孙大金医师毕业后从外科调入麻醉科成为李杏芳主任的第一位学生，是在1955年1月从外科到麻醉科工作的，以后金熊元医师毕业后从外科进入麻醉科工作。1956年李杏芳主任带着我们工作不满2年左右的青年医师及数名麻醉护士，在国内首先开展了低温麻醉，在低温麻醉下我科进行了全国首例下腹主动脉瘤切除血管移植手术及低温下阻断心脏循环在心内无血直视下切开狭窄的肺动脉瓣手术。低温麻醉为手术创造了条件，在国内首先闯入心内直视手术禁区。

1957年，由于院系调整，李杏芳教授调至广慈医院（瑞金）医院，在原来由外科史济湘医师负责的麻醉组基础上建立了麻醉科，李杏芳教授为主任，史济湘医师兼任副主任（1958年调至灼伤科）。广慈（瑞金）医院麻醉科建立后，在李杏芳教授带领下先后开展了麻醉新理论、新技术、新方法的应用，并大力开展科研工作。1957年率先对肌肉松弛剂导致呼吸抑制延长进行了探讨，论文被刊登在中华外科杂志首页，引起国内同道重视，1958年在国内首先应用氟烷吸入全麻，应用人工冬眠在抢救钢铁工人邱财康这一国际首例大面积严重烧伤救治成功的病例发挥了麻醉保障作用，1959年开展了体外循环心内直视手术麻醉及针刺麻醉的探索。此外继续进行并扩大低温麻醉的应用范围，并较先开展持续硬膜外麻醉用于临床。

她在国内领先开展了麻醉方面动物（犬）实验工作对大量输血并发症防治与人工冬眠在出血性休克应结合临床进行了动物（犬）实验研究，并在实验中制造了不可逆出血性休克模型。以上成果在全国有关医学杂志发表,皆属首篇论文,广慈(瑞金)医院麻醉科成为当时国内领先的麻醉科之一。

1964 年在南京召开全国第一届麻醉学术会议,李杏芳教授参加了大会筹备工作,这是全国麻醉界第一次聚会与学术交流,显示了当时麻醉水平,对促进我国麻醉事业的发展有着里程碑的意义。大会上广慈医院麻醉科在李杏芳教授带领下宣读了有关肌肉松弛剂应用、低温麻醉、人工冬眠、氟烷麻醉、大量输血并发症防治等九篇论文,引起与会代表的关注,为全国同道所瞩目,奠定了李杏芳教授在国内麻醉界的学术领先地位。

文革时期,在当时特有的社会环境情况下,瑞金医院麻醉科在李杏芳教授指导与支持下重点进行了针刺麻醉与中药麻醉(东莨菪碱静脉复合麻醉)的临床应用与探索工作,针刺麻醉用于数十例巨脾切除获得成功,学习徐州医学院经验后在上海率先开展中药麻醉临床应用与探索,麻醉科成为上海市中药麻醉研究协作组的组长单位,在瑞金医院进行了毒扁豆碱用于中药麻醉催醒的动物(犬)实验及志愿者实验的药物研究。1971 年与协作组成员上海曙光医院在临床上同时将毒扁豆碱用于中药麻醉催醒获得成功,属全国首创,此项成果迅速在国内推广(论文刊登在中华医学杂志),在此时期主编了《中药麻醉临床应用与探索》一书(上海人民出版社出版)。此外,在国内首先应用并进行数十例中药麻醉下体外循环心内直视手术,还成功地应用东莨菪碱抢救污染血导致中毒性休克的病例(发表于中华外科杂志)及东莨菪碱用于抢救心衰病例。协助外科用中药麻醉治疗下肢血栓性脉管炎获得了较好效果,说明东莨菪碱在治疗微循环障碍的疾病中有一定疗效。20 世纪 70 年代中期协助西藏地区首先成功地开展了高原地区中药麻醉的应用(论文刊登于中华外科杂志)。瑞金医院麻醉科在李杏芳教授指导与支持下在麻醉领域中西医结合探索工作中做出了努力与贡献。

1978 年粉碎"四人帮"后,我国麻醉工作迎来了新的春天。1978 年瑞金医院麻醉科在李杏芳教授带领下配合外科、胸外科在数十例动物(犬)实验的基础上在国内进行首例肝脏移植、心脏移植手术获得成功,麻醉对手术的成功起了重要保障作用,并在国内发表了肝脏、心脏移植手术麻醉的首篇论文,走在国内麻醉界的前沿。

李杏芳教授为人谦虚、平易近人、待人亲切,科内同事都亲切地叫她李医生,而不是以主任相称,她默默耕耘从不计较个人得失,她有坚定不移的创业精神。她的学识与学术地位很高,但她对没有担任过全国麻醉学术团体领导人之一从不计较,她与吴珏教授二人是上海麻醉事业的开拓者及带头人,平时她十分尊敬吴珏教授的学识与创业精神,经常教导她的学生们要向吴老学习,有重大事情总要向吴珏教授请教、商量,形成了上海麻醉界的团结无间,被全国麻醉界所称道。她还培养了大批进修医师,其中不少已成为当地麻醉学科的带头人。

李杏芳教授重视青年医师的培育,在开展新技术、新课题时指导青年医师的学习业务的方向,放手培养青年医师论文写作能力,她待人亲切,经常邀请她的学生们到家中聚会,现在她的学生们年龄都已超过七旬，有的已是 80 高龄，大多数已成为麻醉界的知名专家、教授，并已退休，他们曾分别在二医大系统附属瑞金、仁济、新华、九院等医院麻醉科担任过负责工作，曾任全国或上海有关麻醉学术团体的委员、主任委员、荣誉主任委员，其中大弟子孙大金教授现在是我国著名麻醉学家、麻醉师终身成就奖获得者、仁济医院终身教授。

改革开放 30 年以来，我们麻醉科的发展已今非昔比，饮水思源不忘掘井人，我们不应忘记李杏芳教授的创业艰难，与她对上海二医大（交大）系统及上海乃至全国麻醉事业的开拓及发展的贡献。李杏芳教授对祖国麻醉事业所作的贡献足迹永存，载入我国麻醉事业的史册。

孙大金教授

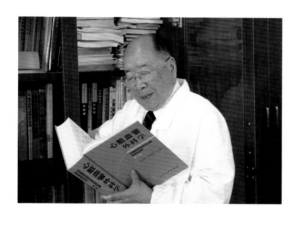

孙大金教授，是我国著名的麻醉学专家，是上海交通大学医学院（原上海第二医科大学）麻醉学科主要创始人之一。1929 年 12 月 1 日出生于上海。1948 年在上海育英中学毕业后，考入上海同济大学，一年后转入上海同德医学院（上海第二医科大学前身）学习，1954 年毕业后进入仁济医院麻醉科工作。历任上海交通大学医学院附属仁济医院麻醉科住院、主治和主任医师，麻醉科副主任、主任。上海交通大学医学院助教、讲师、副教授、教授、终身教授、硕士生和博士生导师。曾任中华医学会麻醉学会副主任委员、卫生部医学科学委员会专题委员会委员、上海市医学会麻醉学会主任委员、上海市医学会生物电阻抗研究会主任委员、《中华麻醉学》和《临床麻醉学》杂志副主编，国外医学麻醉与复苏分册常务编委及《上海医学》杂志编委。另任上海第二医科大学附属瑞金医院及上海市胸科医院等 6 所医院的麻醉学顾问医师。1987 年因在医学科学委员会中的突出工作获卫生部荣誉证书，1992 年获国务院颁发高等教学特殊荣誉证书并享受特殊津贴，2000 年获中华医学会学会先进工作者称号。现任上海市麻醉学会顾问、《中华麻醉学》杂志栏目编委、《上海医学》编委、美国《Anesthesia and Analgesia》杂志和英国《Anaesthesia》杂志中文版顾问。

1954 年秋，从医学院毕业，刚当了两个月外科医生的孙大金，经医院和教研室领导指派，开始从师归国不久的李杏芳教授从事临床麻醉工作。当时中国百废待兴，临床麻醉更是一片空白，孙大金从零开始，一步一个脚印地攀登麻醉学术这座高峰。通过半个世纪的辛勤耕耘，他在麻醉学发展道路上攻克了一个又一个难题，并不断挑战麻醉学的新高度，终成一代医学大师。

从 20 世纪 50 年代开始，孙大金教授就开始致力于心血管麻醉的研究，是我国心血管麻醉的先行者。1954 年 3 月，全国首例心脏二尖瓣闭式分离术在仁济医院获得成功，开创了国内心脏手术的先河，在孙大金教授的努力下，心脏手术麻醉逐步开展。1956 年在国内首先开展低温麻醉下腹主动脉瘤切除血管移植术，1957 年在低温下施行国内首例心内直视术 - 肺动脉瓣狭窄切开术，在国内首先闯入心内直视术禁区。同期发表了数篇心脏麻醉方面的论文，在全国麻醉届崭露头角。

60 年代开始孙大金教授开始主持麻醉科的工作，医教研工作全面开展起来，并独立进行实验研究，1963 年组织编写了上海第二医科大学附属仁济医院麻醉科工作常规。大量先天性和风湿性心脏患者手术麻醉，使孙大金教授在心脏患者手术领域内积累了非常丰富的临床经验，为人工瓣膜置换术和针麻体外循环心内直视手术打下了良好的基础。1964 年孙大金教授参加了南京全国首届麻醉学术会议，发表了普鲁卡因静脉强化麻醉用于 400 例二尖瓣交界分离术和连续硬膜外麻醉失败原因探讨等论文 4 篇。

1972 年孙大金教授配合心胸外科首创针麻体外循环心搏停跳直视下修补心内缺损获得成功，这一创举引起医务界极大关注。至 1980 年共完成 250 例，以后孙大金与秦亮甫等人组成专题组，精筛穴位，并在生理、生化、呼吸、循环等方面对针麻及针药结合麻醉进行了规范和系列研究，获得多项成果与奖项。

20 世纪 80 年代，改革开放给麻醉学科发展开辟了广阔的前景，孙大金教授赴日本、美国等地考察和参加生物电阻抗的国际学术会议，并邀请欧美等国专家来沪讲学，引进了许多麻醉新药、新技术和新方法，并逐渐确定"麻醉与循环"及"心血管手术麻醉"是麻醉科的主攻研究方向。孙大金教授率先在国内开展了中心静脉穿刺插管测压、桡动脉穿刺插管测压等血流动力学监测技术，应用 Swan-Ganz 漂浮导管测定肺动脉压和心排出量，还较早应用了监测呼吸功能的脉率血氧饱和度和呼气末二氧化碳监测等一系列监护方法，为我国临床监测学的发展做出重要贡献。积极开展麻醉药物研究和应用工作，在国内较早研究吸入麻醉药、静脉麻醉药、肌松药等，并努力推广。

1995—2003 年，仁济医院麻醉科进入上海市医学领先专业麻醉学重点学科，孙大金教授作为中山、仁济、市一、市六医院麻醉学重点学科的带头人，带领大家，团结一心，圆满完成研究计划，为上海市麻醉学科的飞速发展作出重要贡献。获得科研经费 300 万元，发表论文 40 多篇，培养 2 名跨世纪人才。近年指导和协助申请到国家级科研项目：①科技部国家重大基础研究计划（973）基金；②国家自然基金；③国家中医药管理局攻关课题等。

孙大金教授十分重视同国际间的交流，他认为：不断学习新的知识和先进的技能是学科发展的重要途径，为提高疑难和重症患者麻醉水平提供保证。因此，自从改革开放以来，他倡导"走出去，请进来"的方针，通过学术交流将国际上最先进的麻醉理论和监测仪器引进到麻醉科，从而使仁济医院的麻醉学科始终在全国处于领先地位。1981 年 8 月，孙大金教授参加了在东京举行的第五届国际电生物阻抗会议，在会上被推举为中国理事。1985 年由孙大金教授和心外科主任领导包括心内外科、麻醉科、放射科和 ICU 等一组医护人员赴美，在美国西部心脏中心，休斯敦等地学习冠心病冠脉搭桥术的外科、麻醉、造影、诊断等系列知识和操作。以后，又相继与美国康涅狄州、德国柏林等心脏中心合作，参加短期学习培训，不断引进新的知识和技能，使仁济医院心血管手术和麻醉又有长足的进步和发展。1986 年 9 月参加在香港召开的第七届亚太麻醉学术会议，在会上作学术报告交流。1988 年－1998 年期间四次参加美国麻醉医师学术会议，1992 年－2000 年三次参加世界麻醉会议，作学术报告交流。

孙大金不仅致力于临床和科研工作，同时也深深懂得教学的重要性，他兼任教职 50 余年，治学严谨，始终热衷于麻醉的教学工作，为我国麻醉学的教育事业呕心沥血，教育、教学成效显著，是位德才兼备的优秀导师。孙大金教授编写了英语麻醉学本科教材，承担了中英文本科班、专升本班级的麻醉学教学工作，经过多年的努力，把"重危病医学"建设成我科的特色项目，2008 年被评为上海市精品课程，并成为本科生、大专班和英七班受欢迎的选修课。

孙大金教授为培养年青一代，付出了极大的智慧和辛劳。1983 年，开始招收硕士研究生，培养硕士 9 名，1989 年起开始招收博士研究生，培养博士 10 名。他亲自带教实验研究和修改论文，倾注了大量的心血和劳动。自 1954 年以来，仁济医院培养了 500 多名来自全国各地的进修医师，他培养的大多数研究生和进修生都已成为当地的学科带头人和麻醉科主任，为现今我国麻醉学科的迅速发展做出很大贡献。

孙大金教授主编和参与主编了多本麻醉学论著。他主编的《麻醉机和呼吸器理论和应用》一书 1987 年由上海医学会出版；主编的《重症监测与治疗》1998 年由上海科技文献出版社出版；主编的《心血管麻醉和术后处理》1999 年由上海科技文献出版社出版；主编的《实用临床麻醉学》2001 年由中国医药科技出版社出版。参编的《实用麻醉学》（1976 年）、《中国医学百科全书 - 麻醉学》（1986 年）、《当代麻醉学》（2002 年）均由上海科技出版社出版；参编的《心胸血管外科学》第 1 版（1985）、第 2 版（2002 年），《现代麻醉学》第 1 版、第 2 版、第 3 版，《黄家驷外科学》3～6 版，均由人民卫生出版社出版。

孙大金教授迄今为至已发表论文 200 余篇，均发表余国内外核心期刊。

孙大金教授通过多年的努力，获得了多项科技成果，1976 年，他主持的"血液稀释和电解质平衡液代血浆临床应用"获上海市重大科技三等奖；1998 年，他主持的"电针复合连硬胆囊手术麻醉"获上海市卫生局科技进步三等奖；1989 年他参与的"针刺麻醉在体外循环心内直视术中的研究"和"针刺麻醉在前颅手术中的研究和应用"荣获国家中药医管理局科学技术进步一等奖；1991 年，他参与的"针麻在颞枕颅后窝手术中的研究和应用"荣获国家中药医管理局科学技术进步一等奖；1992 年，他参与的"猪心肌缺血与再灌注损伤"荣获卫生部科技进步三等奖。1997 年，他参与的"损伤性窒息导致多脏器损伤的机制研究"荣获上海市卫生局科技进步二等奖；2001 年，他参与的"围术期呼吸衰竭的防治"荣获上海市卫生局科技进步三等奖；2005 年，他参与的"老年病人麻醉药的临床药代学和药效学研究"荣获上海市卫生局科技进步三等奖；2007 年他参与的"手术病人循环调控新策略"荣获上海市卫生局科技进步三等奖。2008 年荣获"麻醉学医师终身成就奖"。

王景阳教授

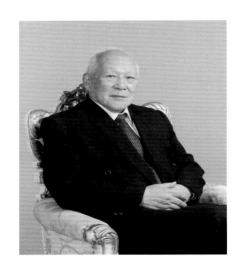

王景阳教授，国防医学院毕业，原第二军医大学附属长海医院麻醉科主任，主任医师，现为该科顾问，三级教授。是长海医院麻醉科的开创者和奠基人。他培养的研究生仅7名，但几乎都成为上海许多大医院乃至全国麻醉界的领军人物。他曾任中华医学会上海外科学会学术委员、中华医学会麻醉学会委员、上海麻醉学会副主任委员、委员；上海输血学会副主任委员、上海献血促进会理事；全军麻醉专业组副组长、顾问；《中华麻醉学杂志》编委、《临床麻醉学杂志》编委。《中国外科年鉴》麻醉专业编委，《人民军医》特约编辑。现为世界麻醉医师学会联合会会员。

1952年王景阳教授从事临床麻醉工作之初，即创用了以麝香溴酚蓝溶液监测麻醉中患者呼出气中CO_2浓度，1953年为抢救感染性休克濒死患者，用动脉输血先后使3名危重患者均转危为安，授予二等功。1956年自制硬外穿刺针及导管，在国内较早开展了持续硬膜外麻醉（人民军医，1958）。1962年完成闭胸体外循环深低温实验研究（解放军医学杂志，1964年）。在此基础上，于1965年在国内首次以深低温（15℃）麻醉为我国第一例球型二尖瓣置换术的成功作出贡献。20世纪80年代开始研究高频通气，经临床应用1048例的总结，明确了其适应证与禁忌证（临床麻醉学杂志，1987）。继而在国内首先采用经皮气管内高频通气进行声带息肉摘除术，临床成功应用200余例（中华麻醉学杂志，1987），同时研制成功通气喉镜，安全气管内插管时间可由2分钟延长至6分钟（中华麻醉学杂志，1985）。1973年，王景阳教授参加宁夏医疗队时被邀在隆德县兽医站传授动物麻醉及示范有关技术，在国内可能是首次在骡身上作了硬膜外麻醉。

王景阳教授一生致力于麻醉装置的研究，1959年，研制成功国内第一台空气麻醉机，后被采纳为部队卫生装备之一，再次为此荣立二等功。随着国际形势的缓和，在空气麻醉机基础上，研制成DNM多功能麻醉机，具有空气麻醉机和一般麻醉机的功能，且查任意选用呼吸环路内或呼吸环路外吸入麻醉达到平战结合的目的，供应部队医院及全国各基层医疗单位（上海生物医学工程通讯，1987），至20世纪90年代，设计了原理新颖的麻醉呼吸机（中华麻醉学杂志，1990），同年代又设计了小流量紧闭麻醉装置（临床麻醉学杂志，1995），样机曾试用于临床，证明其可行性（医疗卫生装备，2009）。晚年仍坚持参与疼痛门诊，并与药学部共同研制成用于软组织损伤疼痛治疗效果卓著的"三利巴布膏剂"和止痛止痒有明显疗效的"川利明涂剂"（实用疼痛学杂志2007、2008）。

改革开放后 1986 年王教授赴香港参加第七届亚澳麻醉医师（7AACA）大会，在分组会上分别报告了有关论文 4 篇，后均收入汇编，1988 年应邀赴法国访问，参加在巴黎举行的第 22 届世界麻醉会议，并在巴黎 Salpiteriere 医院麻醉科作了"高频通气"和"颈部硬膜外麻醉"的报告，1993 年王教授又应邀前往英国访问，在 Bristol Zorab 的 Frenchy 医院及曼彻斯特 Healy 教授所在的 Withington 医院作了"小流量紧闭麻醉"的报告，1995 年及 2001 年两次去澳大利亚，先后参加了在墨尔本召开的新西兰、澳大利亚麻醉年会及在悉尼召开的第 11 届世界麻醉会议，"小流量紧闭麻醉新设计"被收入大会论文汇编。

在学术上，主编出版有《麻醉问题处理》、《麻醉须知及参考题解》、《基础物理及临床麻醉》、中英双语《简明眼科麻醉学》及《麻醉新概念》。先后发表医学论文 180 余篇。曾获上海市重大科技三等奖 2 项（1983、1985），军队科技进步三等奖 2 项（1993、1994），军队科技进步四等奖 3 项（1981、1982、1987），上海市优秀发明选拔赛四等奖，获国家实用型专利两项，并获国家特殊津贴及国防卫生事业作出突出贡献的奖状。

吴珏教授简介

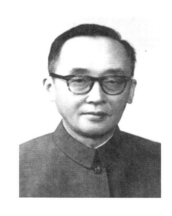

吴珏教授，是我国著名的医学教育家，卓越的临床药理学家和临床麻醉学家，我国麻醉学创始人之一及我国临床药理基地的创始人。

吴珏教授 1912 年生于江苏省江阴县，1933—1938 年就读于国立上海医科大学医本科；1938—1946 年任国立上海医学院生理学和药理学助教；1947 年，在国家公费留学考试中成绩优秀，被派赴美国威斯康新大学医学院附属医院，师从世界著名麻醉学家 Ralph M. Waters，专修临床麻醉，同时成为美麻醉学会的会员；1949—1950 年任美犹德大学医学院附属盐湖城县医院（教学医院）麻醉科负责人，其时该校麻醉科主任 Scott M. Smith 教授，留美期间仍参加该两校药理学科的科教研活动；1950 年 10 月吴珏教授回国后，不仅任上海医学院附属中山医院和华山医院麻醉科主任，而且还要兼顾其他四个附属医院的临床麻醉工作；1954 年秋成立临床麻醉学教研室，负责麻醉学医疗教学科研事宜，大力培养训练全国各医学院校指派来的临床麻醉学进修人员；1952—1966 年间还兼任华东医院、胸科医院、结核病第一防治医院、第二军医大学附属第一医院和上海市第一人民医院麻醉科荣誉主任；1956 年吴老被提升为教授（药理学与麻醉学），成为我国第一位麻醉学教授。曾任国家科委发明评选委员会委员、中国药典委员会委员、卫生部学术委员会委员、中华麻醉学分会副主席、中国橡胶协会名誉顾问、上海医科大学临床药理研究所名誉所长等。在长达 62 年的从医、执教生涯中，吴珏教授在麻醉方面贡献卓越，桃李遍布全国及海内外。

吴珏教授十分重视学科梯队建设和人才培养，为了年青一代能迅速成长，他甘当人梯，奖掖后进，把青年人的每一点进步视为自己最大的快乐。桃李不言，下自成蹊。吴珏教授数十年来言传身教，诲人不倦，他的良苦用心获得了丰硕的回报，一代又一代的年轻人在他的关心下健康成长，攀越医学高峰，造福广大患者。他为全国各地培训了大量的临床麻醉工作者，桃李遍布全国及海内外。

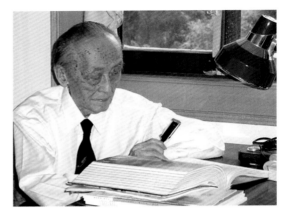

吴珏教授在阅读

吴珏教授治学严谨，强调"严字当头"。他对实践经验不断加以总结提高，不知疲倦地探求未知领域，留下了大笔珍贵的财富。从医数十年来，吴珏教授先后发表中文论著 65 篇（17 篇为第一作者），英文论著 11 篇（7 篇为第一作者），述评和评论 12 篇，文献综述 37 篇（26 篇独自撰写），亲自编写了《临床麻醉学》，组织编写了《实用麻醉学》等麻醉学方面的专著十余本。1978 年起他担任《上海医科大学学报》主编长达 12 年。70 年代末至 80 年代初，他积极推动并参与了《中华麻醉学杂志》和《临床麻醉学杂志》的创刊。其他负责创办或襄助的期刊包括《新药与临床》、《中国外科学年鉴》、《国外医学•外科分册》、《国外医学•麻醉学与复苏分册》、《国外医学•外科基本问题分册》、《中华外科杂志》等，此外还有《中麻通讯》、《麻醉学通讯》和《外科学报》（《中华外科杂志》前身）三份期刊，现均已停办。

吴珏教授的科学贡献，尤其是麻醉方面，1986 年美麻醉学会加州分会的会讯期刊上，已经加以总结，刊登出来作为向他致敬致贺。该文除推崇他为中华人民共和国临床麻醉学的奠基人外，把他的成绩分十项提出，即：①证实中草药羊角拗苷是一强心药，载入 1954 年版中国药典；②高浓度的血管收缩药注入脑脊液后，能导致脊髓内神经细胞变质退化，这在临床上有指导实践的意义；③在国内首先成立医院范围内血库（创始人），襄助着上海输血事业的发展；④在倡用和推广使用支气管内麻醉和硬脊膜外阻滞中有创新，尤其是技巧和适应证；⑤从实验和临床两方面，明确了速效和长效局麻药合用，亦即使用混合液的优点；⑥证实普鲁卡因和利多卡因，均能促使琥珀胆碱（肌松药）增效；⑦报道了中草药氯甲左箭毒碱的肌松作用和临床应用；⑧首倡静吸复合全麻，经济实惠，适用于剖胸手术的麻醉，符合国情，在国内推广使用称安全；⑨研究非药物麻醉，曾广泛深入复习文献，写出时代总结，为针刺镇痛的临床应用，创造条件，继往开来；⑩推荐苯哌利啶和双氢埃托啡（均为镇痛药）应用于剖心手术的静吸复合全麻。此外，吴珏教授的其他成果包括：①颈交感迷走神经阻滞的临床应用；②麻醉期间心搏骤停诱因的分析；③动脉穿刺；④麻醉与低温；⑤胸骨后封闭亦即纵隔区局麻药的浸润阻滞；⑥苏夫卡因混合液应用于脊麻；⑦臂丛神经阻滞的安全与危险；⑧氟烷吸入全麻药的安全使用；⑨心内直视手术麻醉的管理；⑩心脏病非心脏手术麻醉的危险等。

1986 年及 2000 年美国麻醉学会等多家机构将吴珏教授的成就及贡献加以总结，并在《Anesthesiology》等主要麻醉杂志上刊登，称其为我国 20 世纪卓越的临床药理学家和临床麻醉学家，并推崇他为中华人民共和国麻醉学先驱者之一。1993 年 1 月 16 日，具有 78 年历史的中华医学会正式宣布首批聘任 41 位在医学上有重大成就、德高望重的内外科专家为中华医学会资深会员。时任上海医科大学临床药理研究所所长、临床麻醉学专家委员会委员的吴珏教授获得这一荣誉。

吴珏教授不仅是位麻醉学家，也是位业余诗词爱好者，对于唐宋诗词、六朝文学素有爱好，撰有《诗词纪事杂咏》两本（图 2）。

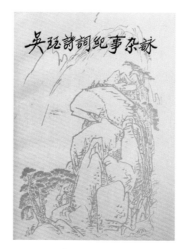

吴珏诗词纪事杂咏封二

肖常思教授

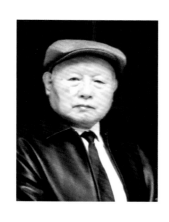

肖常思教授，1930 年 3 月出生于湖南，1955 年 12 月毕业于沈阳中国医科大学医学本科专业。1956 年 3 月分配至上海医科大学附属中山医院麻醉科工作，师从吴珏教授，1980 年晋升为副教授，1984 年晋升为教授。1984 年—1986 年任上海医科大学儿科医院麻醉科主任，1986 年 9 月—1988 年 9 月受美国麻省医学中心邀请，赴美从事"阿片类药物在硬膜外腔的镇痛作用"的实验研究，1989 年—1992 年，任中山医院麻醉科主任。曾任上海医科大学麻醉教研室主任、中华医学会麻醉分会委员、中华医学会上海麻醉分会副主任委员、上海医科大学疼痛研究中心副主任、中山医院专家委员会委员。

肖常思教授长期从事临床麻醉、危重医学及疼痛治疗工作，积累了丰富经验。早期，在技术封锁条件下，参与国内麻醉呼吸机、心电监护仪、血气分析仪、体温监测仪的研制和改良工作。1980 年至 1984 年间，与蒋豪教授合作，总结了心脏手术后 ARDS 重症治疗的经验，撰写十数篇论文，其中多篇由吴珏教授在第一届麻醉年会上宣读。留美期间，比较了五种阿片类药物在豚鼠硬膜外腔的不同镇痛强度、时效、浓度、剂量和镇痛作用，证实了椎管内注射阿片类药物有显著的强化镇痛效应。在国家自然科学基金资助下，与中科院合作，用电子自旋共振技术捕捉氧自由基，实验性证实了丹参在肺高压治疗中抗氧自由基作用机制，成果得到国家科委肯定，并为此后丹参治疗心血管疾病提供了宝贵的经验。撰写论文 40 余篇，并参与多本书籍的编写工作。培养硕士研究生 5 名，包括非洲留学硕士研究生 1 名，其中一名研究生获全国中青年论文一等奖和中青医学科技之星奖，协助培养临床博士研究生 3 名。

徐惠芳教授

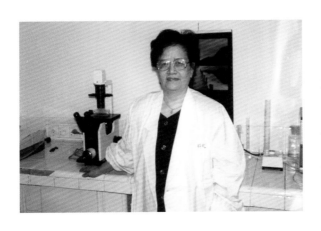

徐惠芳教授（1938—2003 年），上海市人，1973 年 10 月加入中国共产党。1963 年 7 月毕业于上海第二医科大学医疗系，同年分配到我院任外科、麻醉科住院医师，1973 年 3 月晋升麻醉科副主任医师，1987 年 9 月晋升为麻醉科主任医师，1989 年 1 月起兼任上海第二医科大学教授，1999 年起任第二医科大学博士生导师，麻醉科是我院第一个建立的博士点。2002 年上海交通大学博士生导师。徐惠芳教授曾历任中华医学会麻醉学会委员、上海医学会麻醉专科学会秘书、副主任委员、并任"中华麻醉学杂志"、"临床麻醉学杂志"、"国外医学麻醉与复苏分册"及"麻醉与镇痛"等杂志编委。

徐惠芳教授从医四十年，悬壶济世，鞠躬尽瘁，把自己毕生的精力倾注于医学麻醉事业。她一生奋战在临床麻醉第一线，积累了丰富的临床经验和资深的理论功底，对临床麻醉的各种监测治疗及操作技术有很深的造诣，在临床麻醉、疼痛诊治和重症治疗方面享有很高声誉。徐惠芳教授在国内外有影响的学术专业杂志上发表论文 60 余篇，主编、参编专著及高等院校教材 5 部。先后承担市、局级课题 5 项。内容涉及严重创伤的麻醉、复苏、四肢显微手术的麻醉处理，创伤及感染后多器官衰竭的防治、术中心搏骤停的抢救以及疼痛治疗等多个领域，其中多功能脏器衰竭及救治获局科技进步三等奖。多次受邀出席国际学术会议宣读论文，其中部分论文被选入"中国当代外科专家论文集"。为扩大国际交流和合作，她曾应邀率上海市医学代表团赴日本大阪讲学，并多次赴日本、法国、意大利、美国及中国台湾等地大学作讲学、考察、访问和交流，取得很好的国际声誉。

徐惠芳教授在临床麻醉和生命复苏的学科建设上，敢于创新和敢为人先，1991 年在我院建立了麻醉科 ICU，使危重患者的救治上了一个新台阶，对提高麻醉学科整体学术水平和地位起到了积极推动作用。随着麻醉学科的发展，疼痛治疗已成为麻醉学科重要的组成部分，自 1988 年起徐惠芳教授在全市率先开设了疼痛治疗专科门诊，并对疼痛治疗理论进行了卓有成效的研究。万余例的多种疼痛患者得到了治愈，为镇痛作为麻醉亚学科的发展奠定了坚实的基础。1995 年，徐惠芳教授领导的麻醉科，与上海市其他三个兄弟医院麻醉科共同承担上海市卫生局麻醉学科重点学科建设任务，由此我院麻醉科被列为上海市医学领先专业重点学科。与此同时，徐惠芳教授十分重视麻醉学科的教学任务，多次参与上海麻醉学会举办的各类麻醉医师进修班，并亲自编写教材与授课，赢得了全国各地学员的赞誉。1989 年成立了第二医科大学硕士点，

1999 年成为第二医科大学博士点。多年来她培养了麻醉学硕士研究生 11 名，博士研究生 5 名，研究生论文获得了"施思明奖学金"、中华医学会第二届全国中青年麻醉专业会议一等奖等多项荣誉。徐惠芳教授为我国麻醉医学的发展，为我院麻醉学科建设，为培养新一代麻醉学高级医务人员作出了不可磨灭的贡献。

徐惠芳教授热爱党、热爱社会主义祖国、热爱人民，她有很高的政治素质和政治修养。她多次被评为院先进工作者，她曾获得"全国综合医院十佳医师"、"上海市三八红旗手"等光荣称号。1992 年获政府特殊津贴。为表彰她为医院建设作出的贡献，2002 年和 2003 年获医院一等特殊津贴奖励。2003 年 5 月 4 日徐惠芳教授因病逝世，享年 65 岁。

徐惠芳教授生平大事年鉴

1. 徐惠芳教授生于 1938 年 6 月 23 日。

2. 1963 年 7 月毕业于上海第二医科大学医疗系，同年分配到我院任外科住院医师。

3. 1973 年 3 月晋升麻醉科副主任医师。

4. 1973 年 10 月加入中国共产党。

5. 1987 年 9 月晋升为麻醉科主任医师。

6. 1988 年起徐惠芳教授在全市率先开设了疼痛治疗专科门诊。

7. 1989 年 1 月起任上海第二医科大学教授。

8. 1989 年起任上海第二医科大学硕士生导师。

9. 1991 年在我院建立了麻醉科 ICU。

10. 1991 年获得"全国综合医院十佳医师"光荣称号。

11. 1992 年获得"上海市三八红旗手"光荣称号。

12. 1992 年获政府特殊津贴。

13. 1995 年，徐惠芳教授领导的麻醉科被列为上海市医学领先专业重点学科。

14. 1999 年起任上海第二医科大学博士生导师。

15. 2002 年任上海交通大学医学院博士生导师。

16. 2002 和 2003 年获医院一等特殊津贴奖励。

17. 2003 年 5 月 4 日因病去世，享年 65 岁。

徐振邦教授

徐振邦教授，1924 年 10 月出生于浙江省乾元镇。1951 年毕业于国立上海医学院医疗系（六年制）。1951 年 3 月—1952 年 12 月赴朝鲜任中国人民志愿军军医，1953 年回中山医院麻醉科工作，师从自美国学成回归祖国的吴珏老师学习和从事麻醉工作。1955 年 7 月调至华山医院，当时华山医院是一所从内科的专科医院转型的综合性医院，他便和董绍贤老师一起创建华山医院麻醉科，一直工作至 1990 年 7 月退休。期间曾任华山医院麻醉科主任、上海医科大学麻醉教研室副主任和教授，硕士研究生导师。徐教授在麻醉学领域内勤恳耕耘了近四十载，取得了众多的成绩。

（一）教育工作

解放以后，医学得到了很大的发展，而麻醉学作为一门新兴的学科，专业人才奇缺无比，全国各地前来寻师求学的医务人员很多，指导和带教进修人员是徐老的一件重要工作。自 1953 年至 1990 年徐老所指导和培养的进修医师不下 200 多人，这些人才回原单位后建立麻醉科或成为业务骨干。

麻醉学是一门高风险和高事故的学科，为了医疗安全首先应加强教学。徐教授每日晨会时指点当日每名患者的注意事项，对风险大的患者亲自参加操作，每逢周五修刀日作系统讲课 2 小时左右。常年坚持介绍的都是最新最实用的知识，都是从中华医学会进口的书籍和杂志中挑选出来，特别是麻醉并发症的问题，例如类癌患者的麻醉问题，化疗患者的麻醉问题等。在科内，徐老还为全科医务人员教专业英语，授之以渔使他们能直接学习国外先进的知识，共培养了博士研究生 1 名，硕士研究生 3 名。

徐老参写了吴珏老师主编的《麻醉学》，武汉刘俊杰医师主编的《临床麻醉学》和北京赵俊医师主编的《疼痛治疗》。在疼痛治疗的章节里介绍了国外对疼痛程度评估的各种方法，比较详尽，供很多书籍参考，又介绍国际上对头痛的分类，又介绍了中医的疼痛理论。

（二）讨索、引进和发展新的麻醉方法

麻醉科开设早期，麻醉方法只有乙醚吸入，先用氯乙烷开始再加乙醚，第二种是脊麻，方法不多，并发症不少，发展新的方法在当时显得十分重要。

1953 年吴珏老师提出普鲁卡因静脉麻醉，最初吴珏老师指定徐教授和李德馨医师试用研究，用硫喷妥钠诱导，静脉普鲁卡因作维持，用于甲状腺切除手术，胜利完成几十例，以后在吴珏老师指导下在普鲁卡因中加哌替啶，增强止痛作用，加氯琥珀胆碱，防止普鲁卡因引起的抽痉。此种复合麻醉的方法一直用到文革结束以后，用于各种大手术，解决了电灼止血时的乙醚爆炸问题。1955 年 7 月以后，又改良了全麻的诱导方法，先静脉注射硫喷妥钠后再用面罩滴乙醚，待有了肌松药氯琥珀胆碱后又开展了快速诱导和气管内插管。

1954 年，徐老和沈阳的张秉钧医师共同翻译了一本苏联依绍托夫的著作《硬膜外麻醉》，在当时药物不丰富和专业人员不多的情况下，此麻醉方法解决大问题，应用于上腹部手术和胸壁手术的麻醉和术后镇痛，特别在胃切除手术中的应用大大提高安全性，一直沿用至今。

当时的硬膜外阻滞用的是细针，不放留置导管，所以麻醉时间不能随意延长，手术时间受到限制，而且细针穿刺的技术要求高。1959 年徐老和上海注射针一厂联系制造了连续外硬外穿刺针又将小姑娘扎辫子用的细塑料空心管子用做硬膜外导管，以此开展了连续硬膜外阻滞，此后，麻醉安全性更高了，手术时间也基本不再受限了。

徐老在此后的麻醉生涯中又引进了封闭疗法、张力性浸润麻醉、硫喷妥钠麻醉、动脉输血抢救出血性休克的患者、降压麻醉、降温麻醉、单腔和双腔支气管插管和各种神经阻滞麻醉，包括三叉神经、舌咽神经、肋间神经、腰神经、呈状神经节、腹腔神经丛等的阻滞。

（三）研究药物的相互作用以及与麻醉的关系

患者的术前药物治疗，对麻醉的安全性有影响，国外的麻醉专家早有了一些报道，但中国有其特殊性。如骨结核患者，术前用抗结核药冲击治疗后，再做手术，结果造成术后高热昏迷和死亡，这是异烟肼和哌替啶相互作用引起。通过深入研究和实验室化验，徐老发觉了是异烟肼抑制了体内的单胺氧化酶，改变了哌替啶的代谢而产生毒性。国外麻醉医师不用哌替啶，也没有将异烟肼列入单胺氯化酶抑制药，所以国外不会发生这情况。徐老把这研究结果写了文章在全国药理学会作了交流，很有实用价值。

（四）研究针刺麻醉的成果

徐老自 20 世纪 50 年代末起开始研究针刺麻醉的镇痛原理，致力于提高针麻的优良率。先提出用具有胆碱能受体激动剂的甲氧氯普胺能提高针麻优良率的假设，后经上医针麻研究室在动物实验中证实，并发表在美国的一家医学杂志上。以后，在实验室中进行了一系列的药物实验，从而对针麻的镇痛原理有所了解。

（五）中医理论的研究和中药麻醉

自 1955 年以后，徐老响应党的"中西医结合"的政策，一直对中医的理论研究十分关心也涉足到中医临床实践，治疗了一些疑难杂症，先后有 4 名肝性脑病的患者在治疗后清醒。徐老也研究了中药麻醉，用党参黄芪的注射液加入库血内提高和促进红细胞的带氧功能的恢复。党参黄芪被称为补气药，因此可以促进红细胞酵解葡萄糖，增加 2.3-DPG 而提高带氧功能，有利于抢救休克患者。研究结果被《中华医学杂志》外文版看中，用英文发表，再次证明了"中西医结合"政策的正确和伟大圣明。

（六）癌痛研究的发现

1986 年至 1990 年，徐教授开始从事癌痛研究，成果为（1）国内首先采用了世界卫生组织推荐的三阶梯治疗的策略；（2）采用平衡麻醉的原理和中医的辨证论治把癌痛患者当虚症对待；（3）独创性地应用钙通道拮抗剂，强化止痛药的效果和减少止痛药的耐药性；（4）分清了癌痛和疾病引起的疼痛属于"痛感觉"，是由 A$_\delta$ 类神经纤维传导的，是两种完全不同性质的疼痛，其解剖学、传导途径、临床表现和生化变化（内啡肽）都不同的。原本的针灸是只能用于"痛知觉"，并不能作用于"痛感觉"，这个观点在《疼痛治疗》中作了阐述。用钙通道拮抗剂治疗疼痛，当时国内外尚未有人报道过，是根据该药的药理作用而尝试的，徐教授用的是硝苯啶，而文献有报道大概是 10 年以后的事。

（七）戒毒研究

1993 年徐老被无锡第六人民医院请去对患者的戒毒作指导。经徐教授带领的团队的反复观察研究，观察到此类患者夜间心率缓慢，至晨 3～4 点时，心率慢至 50 次 / 分以下。徐老认为对这些患者的诊断应为"脾肾阳虚"，也有"气虚"，从西医的角度判断是神经递质紊乱。因为有虚症，所以有精神依赖，徐老又从中西医结合的角度对此类患者进行了治疗，取得了明显的成效。

徐振邦教授把自己毕生的精力贡献给祖国的麻醉学事业，为华山医院麻醉科的建设作出了不可磨灭的功绩。而徐教授为人谦和，在其自我评价中可见一斑："总之，若讲贡献，大概只能算培养了数量庞大的进修医师。第二是听党的话，努力学习俄文，向苏联学习，引进介绍了硬膜外麻醉，请工厂制造了小小的穿刺针。就是那根小小的穿刺针是突出的贡献。第三，响应党的号召学习中医，研究针刺麻醉，就此而已。"

朱也森教授

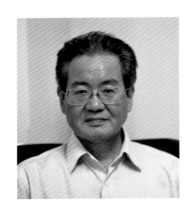

朱也森教授，博士生导师，上海交通大学医学院附属第九人民医院麻醉科学科带头人。1946 年出生于上海，1969 年毕业于上海第二医学院，同年进入上海第九人民医院麻醉科工作。1990 年至1992 年在法国斯特拉斯堡第一大学附属医院访问学习，1996 年晋升为教授、主任医师。1993 年至 1997 年担任上海第二医科大学附属第九人民医院副院长。2001 年起任博士研究生导师。目前担任中华口腔医学会口腔麻醉学专业委员会主任委员、华东地区急救和危重病专业协作委员会副主任委员、上海医学会急救和危重病分会副主任委员、上海市急诊和 ICU 质量控制中心专家组成员、上海市医疗事故鉴定专家库成员、亚洲口腔麻醉学会联盟（FADAS）轮值主席和美国微笑列车基金会麻醉专家组组长。此外，朱也森教授还担任《上海医学》、《口腔颌面外科杂志》、《中国口腔颌面外科杂志》、《国际麻醉与复苏杂志》编委和《中华麻醉学杂志》、《临床麻醉学杂志》、《上海交通大学学报·医学版》、《武汉大学学报》审稿专家。朱也森教授在颅颌面外科麻醉、围手术期困难气道管理以及危重病治疗方面具有很高造诣。自行研制的"盲探气管插管装置"获得国家实用新型专利和医疗器械生产许可，进入产业化生产，并获得上海市科学技术进步二等奖、中华医学科技成果奖三等奖、上海市医学科技成果奖三等奖各一项。主编的专著有《现代口腔颌面外科麻醉》、《口腔麻醉学》、《实用纤维支气管镜下气管插管技术》、《麻醉学系列高级专著》之《头颈颌面部手术麻醉》、《当代麻醉手册》，参编《现代麻醉学》、《当代麻醉学》等专著 20 余部。发表论文共 50 余篇，其中 SCI 论文 14 篇。承担省部级、上海市科委、上海市教委和上海市卫生局课题 10 项。先后培养博士研究生 7 名，硕士研究生 20 余名。1993 年获上海市优秀教师、2006 年获上海交通大学医学院校长奖。

庄心良教授

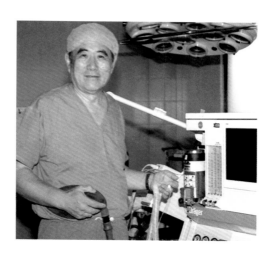

庄心良教授，男，1934年4月生，江苏武进人，中共党员。1950年参加中国人民解放军，退伍后回到在江苏省立常州中学高中求学。1953年到1959年上海第一医学院（即今复旦大学上海医学院）医疗系求学。1962年到1965年为上海第一医学院麻醉学系研究生，师从吴珏教授。1989年2月到1990年8月为荷兰鹿特丹Erasmus University，Dijkzigt医院麻醉学系访问教授，从事临床麻醉、疼痛治疗及实验研究。1991年到1992年在美国洛杉矶Loma Linda University，White纪念医院麻醉科进修临床麻醉。主要工作经历有：1959年到1962年在上海市第一人民医院外科工作。1965年研究生毕业后至今一直在上海市第一人民医院麻醉科工作，1978年晋升为副主任医师，1987年升任主任医师、教授（1987）、硕士生导师（1988）、博士生导师（1995）、上海市劳动模范（1993）及麻醉科主任兼针麻研究室主任（1978—2000）。上海医科大学第一临床医学院麻醉教研室主任（1994—2000）。1999年1月至2010年2月担任上海市麻醉质量控制中心主任。

庄心良教授是美国麻醉医师协会（ASA）、国际麻醉研究协会（IARS）、欧洲麻醉医师协会（ESA）会员。自1980年上海市麻醉学会成立，担任第一至第六届麻醉学会委员，其中第三、四、六届为副主任委员，第五届为主任委员，第七届和第八届为顾问，并担任医学会外科学会常务委员及上海医学会第33届理事。中华医学会麻醉学会第五届委员，第六、七届常委委员，第七届副主任委员，第八届顾问。2005年中华医学会90周年庆祝会被表彰为中华医学会优秀学会工作者。《中华麻醉学》杂志第一至第七届编委，第七届副总主编，第八、九届顾问。《临床麻醉学》杂志第一届至第七届编委和常务编委。《国外医学》麻醉复苏分册编委及副主编。《麻醉与镇痛》（中文版）顾问编委。

庄心良教授在科技上的主要成就和贡献概括为以下四个方面：

一、临床麻醉：从医五十年，坚持临床麻醉实践，不断总结临床麻醉规律与经验。在此期间1.领导上海市第一人民医院麻醉科，曾创连续25年无医疗事故，受到上海市卫生局表彰；2.在临床抢救危重患者的麻醉和手术中，敢于承担重任，竭尽全力救治患者，曾被《文汇报》、《大众卫生报》等多家媒体誉为勇于负责的"拍板医师"；3.在国内最早研制并在临床麻醉中应用和推广肌松监测仪；4.在临床麻醉药理、肌松药、硬膜外阻滞和药物相互作用，新药新技术应用，危重患者治疗，麻醉监测等领域发表论著60余篇；5.从1999年至2010年担任上海市麻醉质量控制中心主任，工作重心集中在规范麻醉质控管理、科室建设、统一麻醉监测、继续教育及上海市麻醉二级质控网络建设等方面,为提高上海市麻醉质量和麻醉整体水平及发展麻醉学科贡献了自己的大量精力。

二、学术研究:坚持临床麻醉和基础实验相结合的科学研究。

1. 肌松药研究:1)在临床上研究和总结肌松药的药效(海轮藤碱、琥珀胆碱、美维松、维库溴铵、罗库溴铵、阿曲库铵、顺式-阿曲库铵、杜什氯铵和哌库溴铵),并研究胆碱酯酶异常、终末期肾衰和肝功能受损对中短时效肌松药药效的影响;2)在分子水平克隆乙酰胆碱受体,并研究受体上肌松药之间的相互作用和探讨肌松药作用机制;3)在临床和实验室研究局麻药普鲁卡因和利多卡因对琥珀胆碱药效影响、阻滞性质变化及作用机制;4)为《实用麻醉学》、《现代麻醉学》、《当代麻醉学》、《麻醉药理学》和《临床麻醉学》等专著撰写有关肌松药的章节。

2. 硬膜外阻滞研究:1)建立犬硬膜外阻滞模型,研究药液在硬膜外间隙内扩散规律及影响因素;2)正常血容量、低血容量状态下硬膜外阻滞对肝肾血流量影响;3)用不同种类的升压药纠正硬膜外阻滞低血压前后的肝肾血流量变化;4)在临床上比较椎管内麻醉不同阻滞平面对血流动力学变化;5)总结老年人和危重患者特殊病情应用硬膜外阻滞的临床经验。

3. 细胞离子通道的药理作用:利用膜片镶嵌技术研究局麻药、静脉麻醉药等对心脏、脑海马、脊髓背角脊神经元、脊神经节和颈交感神经节不同离子通道(包括钙、钾、钠、氯等离子通道)的作用,探讨麻醉药毒性、不良反应和作用机制。

4. 针刺镇痛:研究针刺镇痛的穴位相对特异性,针对不同穴位的适宜针刺刺激强度与频率,针麻辅助用药的合理应用及针麻手术的临床规律。

5. 肺泡表面活性物质:1)分别在人羊水、牛肺及猪肺中提取肺泡表面活性物质;2)建立大白鼠灌洗肺引起肺泡表面活性丢失的动物模型;3)比较不同来源的肺泡表面活性物质替代治疗的效果;4)比较肺泡表面活性物质复合不同 PEEP 和 NO 的治疗效果。

三、学术成果:

1. 获得奖项:

1)针麻甲状腺临床研究 1985 年获国家科技进步二等奖(名列第三),全国协作组副组长,负责科研设计和临床应用。

2)甲状腺针麻手术获卫生部甲级成果奖,主要负责人。

3)针麻肾移植手术的临床研究获 1996 年中医药管理局科技进步三等奖(名列第三)。

4)针刺镇痛及同神经电针镇痛的脊髓机制获上海市卫生局科技进步一等奖(协作单位第一)。

5)普鲁卡因和利多卡因增强琥珀胆碱作用的机理与临床应用 1988 年获上海市科技进步三等奖(名列第一)。

6)硬膜外阻滞对血流动力学影响及硬膜外阻滞对全身血流配佈影响分别获 1999 年上海市科技进步三等奖(名列第一)和 1999 年卫生部科技进步三等奖(名列第一)。

7）在细胞离子通道水平探讨局麻药毒性反应获 2003 年上海市科技进步二等奖（名列第二）。

8）静脉麻醉药对心功能影响获 2002 年上海医学成果奖三等奖（名列第二）。

2. 获得主要课题有：

1）硬膜外阻滞对全身血流分布的影响。国家自然科学基金，第一负责人。已结题。

2）羊水肺泡表面活性物质的实验研究。国家自然科学基金，市一医院第一负责人（与上海医科大学妇产科医院合作）。已结题。

3）甲氧氟烷酯质体构建长效局麻药。国家自然科学基金，已结题。

4）针麻甲状腺的临床研究。卫生部课题，全国协作组副组长。

3. 论文：在国内外发表论著百余篇，其中有六篇分别发表在国际著名麻醉学杂志上，包括《Anesthesia & Analgesia》、《Anesthesiology》、《British Journal of Anaesthesiology》、《Acta Anaesthesiology Scandinavia》、《Canadian Journal of Anaesthesiology》及《Chinese Medical Journal》。此外在《Anesthesia & Analgesia》上发表两篇摘要。

4. 在国际学术会议发表论文和做学术报告：

1）1979 年第一次国际针灸针麻研讨会（北京），报告论著五篇。

2）1986 年第七届亚太麻醉会议（7AACA）（香港）作两个专题报告。

3）1986 年中日交流（日本大阪）作两个专题报告。

4）1990 年荷兰鹿特丹疼痛会议上作专题报告。

5）2002 年中日临床麻醉会（日本横滨）作专题报告。

6）2005 年亚太肌松药专家峰会作专题报告。

5. 著作：共参加编写专著十余本，如

1）《实用麻醉学》（上海科技出版社 1978）主要发起和编写者。在"文化大革命"结束之时，全国百废待兴，麻醉同样面临人员、设备甚至学习材料的严重缺乏。为此庄心良教授在病休期间，花费数月时间通读和翻译了日文麻醉学，并构想发起编写一部麻醉学参考书，在吴珏等老教授带领和组织下，编写出版了《实用麻醉学》，先后多次印刷，发行量达 5 万余册。

2）《现代麻醉学》（北京人民卫生出版社），第 1 版（1987）及第 2 版（1997）编委，第 3 版（2003）第一主编。获全国新闻出版一等奖。

3）《当代麻醉学》（上海科技出版社 2002），第 2 版主编之一。

4）《局部麻醉药》（世界图书出版公司 2009 年）第 1 版副主编之一。

此外还参加《麻醉药理学》、《临床药理》、《临床麻醉学》、《危重病治疗手册》、《败血性休克》、《外科体液问题》等编写。

6. 重视教育培养年轻医师：

1）成人继续教育：20 世纪 80 年代初组织和负责在上海市虹口区举办临床麻醉和基础知识

学习班,面向青年医师和全市麻醉进修医师,连续三年,在国内影响较大;上海市麻醉质控青年麻醉医师学习班,连续举办了近10年。

2)研究生教育:培养硕士生四名、博士生十四名和博士后研究生一名,其论著发表在国内外专业杂志上,并在中华麻醉学杂志举办的学术评奖中有三篇论文获特等奖。

邹学超教授

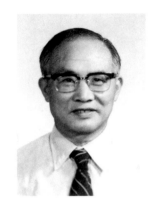

邹学超教授,男,1928年生于福建省龙岩市,1946年就学于上海同德医学院,1954年毕业于上海第二医学院。同年7月师从吴珏教授学习麻醉一年。以后40余年来一直在上海市第一结核病医院,现改为上海市肺科医院创建麻醉科,并负责和从事有关麻醉科的医教研工作。

1954年7月任住院医师,1960年11月任外科主治医师,1978年9月任麻醉科主任,副主任医师,1978年兼任临床针麻研究室副主任,1986年代主任1987年—1997年12月任麻醉科主任医师。1998年1月—2000年6月退休回聘专家类别,1992年10月起享受政府特殊津贴专家。

主要专业技术成果;

一、上胸部硬膜外神经阻滞术,1956年我对患活动性肺结核拟施行二期胸改或塑胶球填充术病例采用此术,以避免乙醚全麻的缺点或用局麻浸润的镇疼不全,对可能产生呼吸抑制者,加用在局麻或少量镇静镇痛药辅助下作气管内插管,辅助呼吸在当时仅有单次硬膜外阻滞术时代此操作在国内尚未见报道。

二、单侧肺通气对临床"湿肺"肺切除病例,1957年我们在国内首先用双腔导管插管。单侧肺通气1977年设计制造右侧双腔管导管,弥补了国内空白。1983年总结我院3579例应用双腔管期间发生意外和并发症的经验教训。采用经术侧管腔作持续或高频供氧通气法以避免缺氧。对导管定位不满意或可能有意外者运用小儿纤支镜检查作鉴别。对湿肺小儿在插单腔导管前预置细塑料管于术侧总支气管内或隆突附近,术中作持续吸引,使播散率大大减少,这法后也适用于成人。对气管,隆突切除开放吻合术,设计出一套高频通气用导管,解决开放吻合期间无法施行人工通气难题。总之,单侧肺通气技术我科应用时间早,病例最多,积累经验也多,在国内属领先之列。

三、针麻肺切除术的研究,自1960年与上海针灸研究所协作,从第一例起便参加,经历二十余年。主要的任务是从事针麻期间对患者的监护,监测,呼吸管理辅助用药,沟通手术医生与针灸医生间协调。术中,术后效应的观察与评定,以及探索针药复合麻醉的施行,并进行针麻各阶段的总结,曾多次参加全国性综合或/及肺切除协作组的学术交流,在刊物上发表多篇论文。本课题组先后获国家科委和上海市中医,中西医结合成果奖三次。

四、肺区域阻抗通气图，1982 年将肺阻抗通气技术应用于外科领域，通过测定与计算可了解各肺区域通气与血流的分布百分率，尤其是通气图如结合常规肺功能测定，更有助于外科决定肺切除术的指征，切除范围和预测术后肺功能。此法操作简便，无创，安全，经济，对患者无不适，尤适于危重（ICU），多痰，咯血，气急等特殊病例的呼吸监测。1997 年参与共同进行肺区域通气图的微机化的制造（六个肺区同步化描记和分析）和临床应用（中华结核与呼吸杂志 1998，2（11）691—）。此课题曾多次参加全国或 / 及华东地区生物电阻抗会议。在肺阻抗通气描记测定领域，不论在使用时间，技术改进和应用例数方面居国内领先。

五、肺音频谱分析及其临床应用，主要参与临床操作（对象有健康人群，吸烟者及肺疾病者和麻醉患者）资料收集和总结，以论文方式发表（上海医学 1997，20（3）125—127，上海医学 1997，20（7）383-384），此课题经鉴定通过并获得上海市科学技术进步三等奖。

1978 年 10 月—1980 年 7 月被卫生部以针麻师身份派遣赴叙利亚进行针麻讲学，并参加由北京中医学院组成的针灸医疗组进行医疗工作。（获卫生部 1993 年 4 月颁发的光荣证书。）

主要社会兼职

自 1984—1999 年任中华医学会上海分会麻醉学会委员。

1999 年 1 月中华医学会麻醉专科委员会特别授予表彰证书及表彰银盘一个。

2009 年 9 月 4～6 日在上海国际会议中心召开‘中华医学会全国麻醉学术年会暨纪念中华医学会成立 60 周年，麻醉分会成立 30 周年’大会上授予‘中国麻醉学贡献奖’奖牌及奖碑各一块。

复旦大学附属中山医院

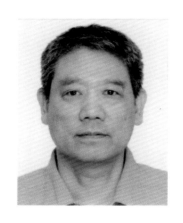

薛张纲，主任医师，教授，博士研究生导师，复旦大学上海医学院麻醉学系主任、中山医院麻醉科主任、麻醉与危重症医学教研室主任、教授、博士生导师。曾任中华医学会麻醉分会第八、九、十及十一届副主任委员，现任中华医学会麻醉分会常委及区域阻滞学组组长、中国心胸血管麻醉学会副会长、上海医师协会麻醉科医生分会副会长、《中华麻醉学杂志》和《临床麻醉学杂志》副主编。长期从事临床麻醉和危重症监测与治疗工作，具有丰富的临床经验。曾获卫生部和上海市卫生系统先进个人奖。2003 年于原上海医科大学大学晋升为博士生研究生导师，培养医学博士研究生数十位，发表国内外论文百余篇，先后主持国家自然科学基金面上项目、卫生部临床项目重点课题、上海市领先学科课题、上海市科委 GCP 重大专项及上海市"创新行动计划"基础研究重点科技项目等。

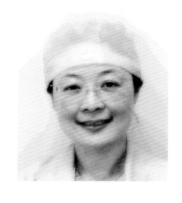

仓静，主任医师，教授，博士研究生导师，毕业于原上海医科大学。现任复旦大学附属中山医院麻醉科副主任、疼痛科主任、麻醉与危重症医学教研室副主任、上海医学会麻醉学分会副主任委员、中华医学会麻醉专业委员会输血与血液保护学组副组长和急诊与创伤学组委员、中国医师协会麻醉医生分会委员、中国中西医结合学会麻醉专业委员会委员。《The Journal of Thoracic Disease》编委，《临床麻醉学杂志》和《国际麻醉学与复苏杂志》通讯编委，《中华麻醉学杂志》、《中国临床药学杂志》及《中国临床医学杂志》审稿人。2009 年于复旦大学上海医学院晋升为硕士研究生导师，2016 年于复旦大学上海医学院晋升为博士研究生导师，先后培养研究生 20 余名。在国内外杂志发表论文 40 余篇，其中 SCI 论文 17 篇。主持省部级课题 3 项。参与了《现代麻醉学》（第 4 版）、《当代麻醉学》（第 2 版）、研究生教材《麻醉学》、留学生双语教材《麻醉学》、《吸入麻醉的临床实践》、《中国麻醉学进展（2015）》和《肝胆麻醉与围术期管理》等书籍的编写工作。

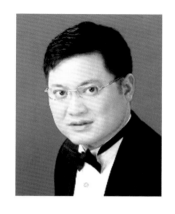

葛圣金，主任医师，教授，博士研究生导师。毕业于安徽医科大学。现任复旦大学附属中山医院麻醉科副主任，中山青浦分院麻醉科主任；中华医学会麻醉学分会青年委员上海医学会麻醉专科委员会委员及加速康复与日间手术麻醉学组（筹）组长上海口腔医学会麻醉学分会委员。2007 年于复旦大学上海医学院晋升为硕士研究生导师，2015 年于复旦大学上海医学院晋升为博士研究生导师，先后培养了 18 位医学硕士。以第一作者及通讯作者身份发表 SCI 论文 16 篇，编写《全麻原理及研究新进展》、《医学研究生入学考试精要丛书外科学》、《麻醉必会技术心血管麻醉学》、《现代骨科学》、《心血管麻醉和术后处理（第 2 版）》等医学，麻醉学论著 7 部，主持省部级以上课题 7 项，目前结题一项。曾先后入选上海市优秀青年医学人才培养计划，卫生部医政司"优秀医疗队员"等荣誉称号。

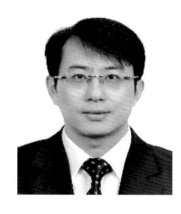

方浩，主任医师，教授，博士研究生导师。毕业于原上海医科大学。现任复旦大学附属中山医院麻醉科主任医师，兼任复旦大学附属金山医院麻醉科主任；中国心胸血管学会疼痛学分会委员，世界华人肿瘤学会常委，上海市医师协会麻醉科分会委员，上海市医学会疼痛学分会委员，上海市医学会麻醉学分会血液保护学组副组长，上海市医学会麻醉学分会青年委员，上海市中西医结合麻醉与疼痛专业委员会委员，上海市金山区医学会理事，上海市金山区医学会麻醉学组组长，上海市金山区医学会麻醉质控组长。2012 年于复旦大学上海医学院晋升为硕士研究生导师；2015 年于复旦大学上海医学院晋升为博士研究生导师。先后培养了医学硕士 2 名。以通讯作者及第一作者身份发表 SCI 论文 11 篇，获得国自然及省部级课题 4 项。入选上海市卫计委优秀学科带头人培养计划即"新百人"计划。

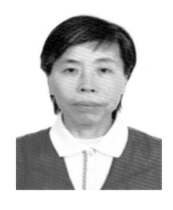

方琰，副主任医师，副教授，博士研究生导师。毕业于原上海医科大学。现任复旦大学附属中山医院研究员。2005 年于复旦大学晋升为硕士研究生导师，2016 年于复旦大学晋升为博士研究生导师。先后培养了医学麻醉学硕士 5 名。获得国家、省部级基金 12 项，发表 SCI 论文 12 篇，获得 9 项中、美发明专利授权和 1 项上海市优秀发明选拔赛优秀发明铜奖，1993 年 HFSP SF PI 和 2003 DFG PI，2012—至今 IEC/TC113/JWG1 委员，2019 年 8 月—至今中国光学会生物医学光子学专业委员会委员兼第二届常委。

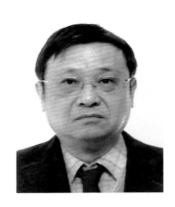

苏子敏，副主任医师，副教授，硕士研究生导师。毕业于原上海医科大学，师从吴珏、蒋豪教授。现任复旦大学附属中山医院设备科科长，并长期从事麻醉工作。1996年于原上海医科大学晋升为硕士研究生导师，培养医学硕士数十位。发表国内外论文十余篇。

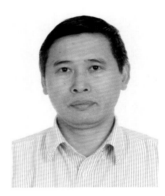

诸杜明，主任医师，教授，硕士生导师。毕业于原上海医科大学。2013年于复旦大学上海医学院晋升为硕士研究生导师。现任复旦大学附属中山医院重症医学科主任，中国医师协会重症医学分会副主任委员，中华医学会重症医学分会委员，上海医学会重症医学分会副主任委员。长期负责外科ICU行政工作，主要研究方向为危重病医学。以第一作者或通讯作者在SCI、核心期刊发表论文10余篇，并参与编写《实用外科学》、《实用内科学》等相关章节的编写。

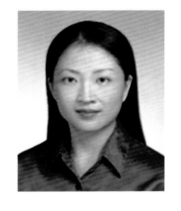

冒海蕾，副主任医师，副教授，硕士研究生导师。毕业于第二军医大学。现任复旦大学附属中山医院麻醉重症医学科副主任医师。2013年于复旦大学上海医学院晋升为硕士研究生导师。培养了1位硕士，协助培养博士1名。已在 ACS Macro Letters；ACS Applied Materials & Interfaces；J. Proteome Res.；Stem Cell Research & Therapy；Lung Cancer；Clinical Biochemistry 等学术期刊发表第一作者／通讯作者论文16篇。参编教学参考书3部。作为课题负责人，已主持并完成国家自然科学基金青年基金项目，国家973计划的子课题（2011CB510100/2011CB510103）、复旦大学青年教师科研能力提升项目（20520133394）各1项。此外，作为课题负责人完成省、部、局级课题各1项。申请中国发明专利1项。

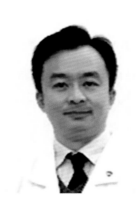

罗哲，副主任医师，副教授，硕士研究生导师。毕业于原上海医科大学。现任复旦大学附属中山医院重症医学科副主任，中华医学会麻醉分会重症分会委员，上海医学会创伤分会秘书，中华医学会上海重症医学分会青委副主任委员。2016年于复旦大学晋升为硕士研究生导师。以第一作者及通讯作者身份发表SCI论文9篇，专利2项，国自然及省部级课题1项。

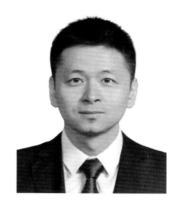

钟鸣，副主任医师，副教授，硕士研究生导师。毕业于原上海医科大学。现任复旦大学附属中山医院重症医学科副主任，中国医师协会重症医学分会青年委员，中国心胸血管麻醉学会体外生命支持学会常委，上海重症医师协会委员，中华医学会麻醉学分会超声学组委员，上海医学会麻醉专委会气道学组委员，上海中西医学会麻醉分会重症医学委员。2016 年于复旦大学晋升为硕士研究生导师。以第一作者及通讯作者身份发表 SCI 论文 11 篇，专利 5 项。主持省部级课题 2 项。

复旦大学附属华山医院

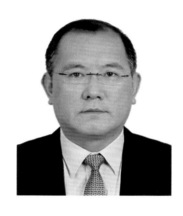

王英伟教授，现任华山医院麻醉科主任，医学博士、教授、博士生导师。任中华医学会麻醉学分会青年委员会副主任委员（10、11、12 届）、中国医师协会麻醉医师分会常务委员、中国高等教育学会麻醉学教育研究理事会常务理事、中国心胸血管麻醉学会器官保护分会副主任委员、中国研究型医院麻醉学分会常务委员、中华口腔医学会麻醉学分会常务委员、中华医学会麻醉学分会神经外科麻醉学组副组长、中华医学会麻醉学分会基础与应用研究学组秘书、中国药理学会麻醉药理分会委员。同时还担任上海市医学会麻醉学分会秘书、委员，上海市医学会医疗鉴定专家、上海市麻醉质控委员。王英伟教授曾在美国华盛顿大学麻醉学系及 Branes-Jewish 医院麻醉科进行基础研究及麻醉临床工作 3 年。目前主要从事临床麻醉、重症监测治疗、疼痛治疗等方面的工作，擅长疑难重危患者的麻醉处理，对小儿麻醉、移植外科、血管外科、神经外科和心胸外科麻醉具有丰富的临床经验。先后获得上海市科委"科技启明星"、上海市教委"曙光学者"、上海市科委"科技启明星后"、上海市卫生系统"银蛇奖"二等奖、国家教育部"新世纪优秀人才"、上海市卫生系统"优秀学科带头人"及上海市科委"优秀学术带头人"等荣誉。2005 年评为硕士生导师，2009 年评为博士生导师，迄今为止已培养硕士研究生 30 名，博士生 9 名。作为课题负责人主持国家 863 重点课题、科技部重点专项课题各一项，以及国家自然科学基金 5 项。发表 SCI 期刊论著 30 余篇，在国内专业期刊发表论著 100 余篇，主编出版专著 2 部，主译专著 1 部。

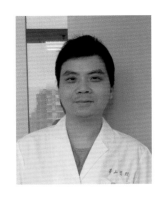

张军，主任医师，博士生导师，麻醉科副主任。1995 年上海医科大学毕业获医学学士学位后进入附属华山医院麻醉科参加工作，主要从事临床麻醉。1998 年至 2004 年先后获得麻醉学硕士、博士学位，多次参加 ASA，全国和上海市麻醉学年会并作大会交流。在国内外专业杂志上以第一作者或通讯作者发表论文近 30 篇［其中 SCI 文章 16 篇，在国际麻醉学（BJA, 2016）和神经影像学（NeuroImage, 2016）排名第一的杂志上发表论文］，并参加《全麻原理及研究新进展》和《神经导航外科学》中章节的编写。获得 1 项国家自然科学基金面上项目和多项局级课题资助。主要从事术中容量治疗，应用神经电生理监测和 fMRI 进行麻醉机制研究以及麻醉药对发育脑的神经毒性研究。2007 年评为硕士生导师，2014 年评为博士生导师，迄今毕业硕士研究生 8 名，在读博士研究生 2 名；2009 年 8 月—2010 年 2 月在美国麻省总医院麻醉科作访问学者。2010 年 11 月参加在新加坡举办的亚太区紧急医疗救援培训。2012—2014 年担任华山医院北院麻醉科执行主任，2015 年 1 月起担任华山医院麻醉科副主任，目前是上海医学会麻醉学分会青年委员会副主委及疼痛学会委员。

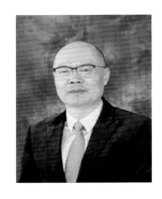

梁伟民，1961 年生。1984 年毕业于上海第一医学院医疗系，获医学学士学位。1990 年获上海医科大学医学博士学位后，至华山医院麻醉科工作。1997 年 7 月晋升为麻醉学教授，1992 年评为硕士研究生导师，2006 年评为博士研究生导师。1994 年 4 月起任华山医院麻醉科副主任，全面负责麻醉科的医教研工作，1997 年 8 月赴美国匹兹堡大学医疗中心（UPMC）移植外科进修移植外科麻醉，1998 年 7 月获得美国宾州医疗执照，以客座教授在 UPMC 附属 Presbytarian 医院从事临床麻醉工作。1999 年 8 月回国，任麻醉科主任，2000 年 6 月起任华山医院麻醉科教研室主任，2003 年 12 月至 2015 年 7 月再次担任麻醉科主任。培养博士后 1 名，培养博士研究生 6 名，培养硕士生 37 名，其中 1 位博士生学位论文获 2015 年上海市优秀博士生论文。以第一作者及通讯作者在国家级杂志上发表论文 40 余篇，SCI 论文 4 篇（单篇 IF6.3），多篇论文在国际和全国会议上作交流。主编出版论著 1 部，参与编写专著多部，获卫生部资助课题 1 项，国家自然科学基金 1 项。

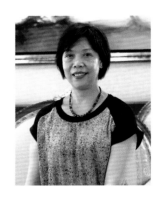

周守静，1985 年毕业于上海医科大学医学系医学专业，2000 年评为硕士生导师，2002 年升主任医师。周守静教授多年来致力于麻醉临床工作，主要从事临床疑难病例麻醉，疼痛治疗工作，药物脱瘾治疗，共培养硕士研究生二十余名，主要研究方向是麻醉深度监测及脑保护问题，以第一作者及通讯作者发表论文 30 余篇。曾经担任上海医学会麻醉专业委员会委员、上海市医学专家咨询委员会委员，现任上海市医疗鉴定评审专家、上海市科学技术成果鉴定评审专家、上海市政府采购评审专家。

复旦大学附属儿科医院

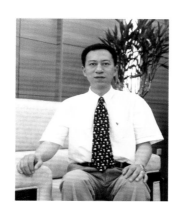

王炫，生于 1968 年 11 月 21 日，中共党员，硕士研究生导师。1993 年毕业于上海医科大学，2011 年获得复旦大学儿科学博士学位。1999 年在复旦大学附属儿科医院完成上海市住院医师规范化培训后，晋升为麻醉科主治医师。其后在复旦大学附属儿科医院麻醉科历任副主任医师和主任医师。在儿科医院工作期间，分别于 2000 年和 2006 年，赴香港中文大学威尔斯亲王医院麻醉科以及加拿大不列颠哥伦比亚大学儿童医院麻醉科进修。2010 年 3 月开始担任复旦大学附属儿科医院麻醉科主任。2011 年成为硕士研究生导师，至今已培养 2 名硕士研究生毕业。

复旦大学附属耳鼻喉科医院

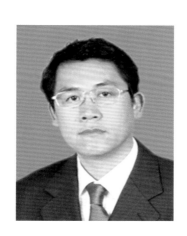

李文献，男，1966 年出生，2003 年于第二军医大学获得硕士生导师资格，2014 年于复旦大学获得博士生导师资格。培养硕士研究生 11 名，其中 7 名已毕业，3 名在读，1 名转博在读科研型博士。获得国家自然科学基金委面上项目 1 项、上海市科委项目 2 项；以第一作者或通讯作者发表学术论文 30 余篇，其中 SCI 收录论文 15 篇；获得国家级实用新型专利 5 项。共同主编《围手术期心血管药物》；共同主译《耳鼻咽喉科手术麻醉》；参加《临床麻醉学》、《米勒麻醉学．中文版》、《当代麻醉学（第 2 版）》、《2013 年麻醉学更新》、《中国麻醉学指南与专家共识（2014）》、《现代麻醉学（第 3 版）》、《吸入麻醉临床实践》、《麻醉学进展（2015）》等麻醉学专著的编写或编译。

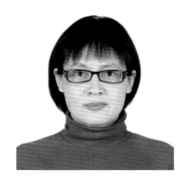

沈霞，女，1974 年出生，2014 年于复旦大学获得硕士生导师资格。培养在读硕士 1 名。主持国家自然科学基金青年项目和面上项目各 1 项；发表 SCI 论文共 15 篇。

复旦大学附属肿瘤医院

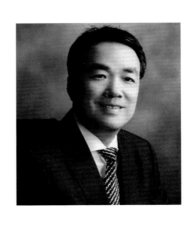

　　缪长虹，男，1966年1月生，1995年考入上海医科大学研究生院，师从著名的临床麻醉学家蒋豪教授，1998年获上海医科大学麻醉学博士学位，2002年起被聘为硕士研究生导师、复旦大学上海医学院麻醉学系授课副教授及中山医院麻醉科副主任，2003年分别在美国哈佛大学医学院附属麻省总医院及华盛顿大学医学院附属Barnes-Jewish医院做访问学者，学习心胸外科、肝肺移植及大血管手术麻醉。2005年晋升为主任医师、麻醉学系授课教授，2006年被聘为博士研究生导师，2012年3月作为人才引进到复旦大学附属肿瘤医院出任麻醉科主任，2014年兼任重症监护室（ICU）主任至今。

　　缪长虹教授现任中国农工民主党上海市委委员、复旦大学副主委、中国心胸血管麻醉学会副会长（一级学会）、中国心胸血管麻醉学会胸科分会候任主任委员、上海市医学会麻醉学分会候任主任委员、中国高等教育学会医学教育委员会麻醉学教育研究会常务理事、中国抗癌协会麻醉与镇痛专业委员会副主委、中国研究型医院学会麻醉学分会副主任委员、中国医师协会麻醉医师分会常委、上海市医师协会麻醉学医师分会副会长、中华医学会麻醉分会委员、中国药理学会委员；《Anesthesiology》中文版副主编、《中华麻醉学杂志》、《国际麻醉学与复苏杂志》、《麻醉安全与质控》、《麻醉学大查房》、《JAPM》等杂志常务编委及编委。参加多部全国高等医学院校教材、中华人民共和国药典、国内多部麻醉学专著等编写，作为课题负责人先后承担国家级课题4项，其中国家自然科学基金3项、国家教委博士点基金1项，上海市卫生计生委重点学科建设项目1项及973子课题1项、上海市优秀学科带头人项目、上海市科委课题3项、上海市卫生局课题1项，总经费500万以上。在麻醉与肿瘤免疫和脓毒症领域进行了深入研究并拥有若干研究成果，发表文章80余篇，已培养32名硕士研究生和七年制学生毕业，10名博士研究生毕业。目前在招硕士研究生6名、博士研究生7名，近三年以通讯作者发表SCI论文20余篇。

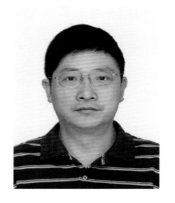

　　朱彪，复旦大学附属肿瘤医院，教授，2007年晋升安排硕士生导师，2009年晋升八年制博士研究生导师，至今培养硕士/博士8人。主持国家自然基金2项，教育部博士点基金1项，复旦大学青年基金1项。以第一作者/通讯作者发表SCI论文十余篇。主编《麻醉信息学》，并参与麻醉学领域十余部著作的编写。现任上海医学会危重病专科分会委员，上海市麻醉学会危重病学组委员，《中华麻醉学杂志》通讯编委。2013年先后两次在ASA（美国麻醉协会）和IARS（国际麻醉研究会）年会大会发言。

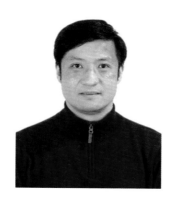

陈家伟，男，1979 年生，博士。2013 年获复旦大学硕士研究生导师资格，目前已招硕士研究生 2 名。主持国自然课题 2 项。以第一或通讯作者发表 SCI 论文 36 篇。现任复旦大学附属肿瘤医院麻醉科副主任医师和硕士生导师、中国心胸血管麻醉学会围术期基础与转化医学分会全国委员、上海麻醉药理学组成员。

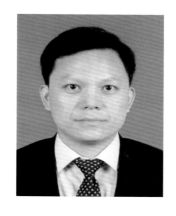

许平波，男，1979 年生，博士。2015 年获复旦大学硕士研究生导师资格，目前已招硕士研究生 1 名。主持国自然课题 2 项、科委课题 1 项，以第一或通讯作者发表 SCI 论文 7 篇。参编 / 译《老年麻醉学》、《米勒麻醉学》第 7、8 版及统编教材《危重病医学》。现任复旦大学附属肿瘤医院麻醉科副主任医师和硕士生导师、中国心胸血管麻醉学会学术部秘书、胸科麻醉分会全国委员、上海麻醉学分会青年委员、麻醉药理学组秘书、中华医学会麻醉学分会临床研究与转化医学学组全国委员。

复旦大学附属华东医院

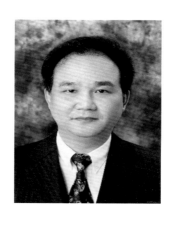

顾卫东，男，主任医师，医学博士，硕士研究生导师，麻醉科副主任。上海市卫生系统银蛇奖提名奖获得者。曾于美国威斯康星医学院学习 2 年。现任中国心血管麻醉学会疼痛分会常委、中国心血管麻醉学会胸科分会委员，中国医师协会疼痛医师专业委员会委员、上海医学会麻醉学分会委员兼疼痛学组组长，上海医师协会麻醉医师分会委员、上海市医学会疼痛专科分会委员兼秘书。《中国疼痛医学杂志》通讯编委、《国际麻醉与复苏杂志》通讯编委、《上海医学》编委。曾获闵行区科技进步一等奖 1 项，主持完成国家自然科学基金 1 项、市科委课题 2 项、市卫计委课题 1 项，正承担上海市科委课题 1 项、市卫计委课题 1 项，以第一作者或通讯作者在国外杂志发表 SCI 摘录论文 9 篇、国内核心期刊论文 20 余篇。

上海交通大学医学院附属瑞金医院卢湾分院

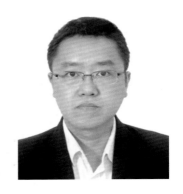

陆志俊，博士，主任医师，2016 年获得上海交通大学医学院硕士生导师资格。作为导师组成员已经参与培养硕士研究生 3 人。获得上海市自然科学基金一项，上海市卫计委面上项目一项，上海交通大学医学院课题 2 项，发表 SCI 论文 4 篇。

上海交通大学医学院附属仁济医院

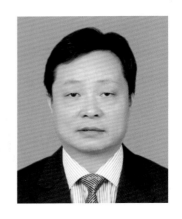

俞卫锋教授，上海交通大学医学院附属仁济医院、第二军医大学附属第三医院（东方肝胆外科医院）麻醉科主任、教授、博士生导师。上海交通大学医学院麻醉与危重病学系主任。现任中国医师协会麻醉学医师分会会长，中华医学会麻醉学分会副主任委员，上海市医学会麻醉专科委员会前任主任委员，世界麻醉医师联盟（WFSA）疼痛委员会委员等。并担任《麻醉•眼界》、《Anesthesiology》中文版主编，《中华麻醉学杂志》、《临床麻醉学杂志》、《JAPM》副总编辑。

任硕士生导师 20 年，博士生导师 15 年来，共培养硕士生 52 名，博士生 48 名。主持国自然 6 项与领导科室获国自然 30 项，以第一负责人承担 20 项省部级以上课题，主编专著 10 部。共发表论文 287 篇，SCI 收录 66 篇，单篇最高 6.186 分（均指第一或通讯作者）。获国家、军队科技进步二等奖各一项，另获总后勤部"科技新星"、上海市卫生系统"银蛇奖"、军队院校"育才奖"银奖、"上海市优秀学科带头人"、"上海市科技精英提名"、中国医师协会麻醉学分会（CAA）"中国杰出麻醉医师"、中华医学会麻醉学分会（CSA）"杰出研究奖"并入选国际华人麻醉学院（ICAA）"华人麻醉名人堂"等各种奖励。

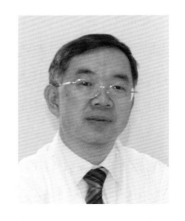

王祥瑞，教授，主任医师，博士研究生导师，现任上海交通大学医学院附属仁济医院疼痛科主任，国家中医药管理局三级实验室针麻效应实验室主任。中医药促进会软组织疼痛分会副主任委员，中华医学会疼痛分会常委，中华针灸学会针刺麻醉理事会副主任委员，上海针灸学会针刺麻醉分会副主任委员，中国中西医结合麻醉分会副主任委员，上海中西医结合麻醉与疼痛分会主任委员。

2000 年起受聘博导，共培养毕业硕士 21 名，博士 33 名。近年主编专著 5 部，已完成 973 专项 1 项，现负责国家"973"专项 1 项，获国家自然科学基金 7 项，教育部基金 1 项，上海市科委课题 5 项。发表论文 300 余篇，其中 SCI 收录论文 50 余篇。获上海医学科技奖三等奖 2 次，教育部科技进步奖三等奖 1 次和首届中国针灸学会科学技术奖二等奖，批准专利 10 项。

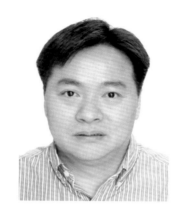

杨立群，主任医师，上海交通大学医学院附属仁济医院麻醉科副主任，博士生导师。中华医学会麻醉学分会全国青年委员，国际讲师团成员，国际麻醉药理学会（ISAP）委员；上海市麻醉专科委员会委员，国家自然基金面上项目评审专家。同时兼任《中华临床医师杂志》、《上海医学》及《第二军医大学学报》等多家杂志特约审稿人。

2016 年受聘担任上海交通大学医学院博士生导师，培养毕业硕士 7 名。承担国家自然科学基金 3 项，省部级课题 2 项，共发表论文近 50 篇，以第一和通讯发表 SCI18 篇，主编著作 1 部，参编专著 3 部。获两项军队科技进步三等奖，"上海市科技启明星"，"上海市卫生系统优青计划"，及"上海市优秀博士论文"等荣誉。

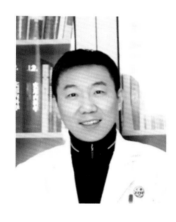

皋源，主任医师，上海交通大学医学院附属仁济医院重症医学科科主任，博士研究生导师。1999 年从临床麻醉转到重症治疗领域，在围手术期脏器功能维护、各类休克、急性呼吸衰竭、脓毒症以及多脏器功能衰竭方面积累了丰富经验。目前研究集中于 ARDS 和感染性休克方面。

2016 年获得上海交通大学医学院博士生导师资格，指导毕业硕士研究生 7 名。获国自然面上项目一项，上海市科委项目一项。发表 SCI 8 篇，获实用专利发明一项。

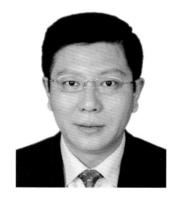

闻大翔，医学博士，主任医师，硕士研究生导师。目前担任中国医师协会麻醉医师分会全国委员，中国心胸血管麻醉学会医保分会副主任委员，中国药理学会麻醉药理分会委员，上海医师协会麻醉医师分会委员兼秘书长，上海麻醉学会委员，《中华麻醉学杂志》、《临床麻醉学杂志》、《国际麻醉与复苏》《麻醉大查房》等杂志编委。

2005 年获得上海交通大学医学院硕士生导师资格，培养毕业硕士 22 名。至今共发表论文 50 余篇，SCI 论文 4 篇；承担省部级基金 2 项；主编《肌肉松弛药》、副主编《常见手术图谱》，参加《当代麻醉学》等专著编写 10 余部。

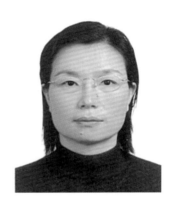

陈杰,上海交通大学医学院附属仁济医院麻醉科副主任,主任医师,硕士研究生导师。研究方向:麻醉与循环。

2004 年任上海第二医科大学(现交大医学院)硕士生导师,已培养硕士研究生 11 名。

承担上海交通大学医学院自然科学基金项目(第一负责人)一项,参与国家自然科学基金项目 3 项。2007 年"手术患者循环功能调控新策略"获上海市科技进步三等奖,发表 SCI 论文、核心期刊论文、综述等 30 余篇,主编、副主编、参编专著二十余部。2009 年获优秀研究生导师。

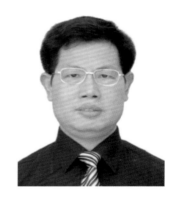

王珊娟,主任医师,上海交通大学医学院附属仁济医院麻醉科科副主任,硕士生导师。曾担任三届上海医学会麻醉学会委员,同时担任上海市医学会医疗鉴定专家库成员、上海市司法鉴定专家和上海科学技术评定委员会专家。

2003 年获上海交通大学医学院硕士研究生导师资格,培养毕业硕士研究生 10 余名。在容量治疗、血液稀释和临床麻醉药理与麻醉深度监测等研究方面取得一定的成就,发表了相关论文 30 余篇,参与 10 余部著作的编写,同时承担 2 个科研项目,并曾先后获得上海科技成果奖和科技进步三等奖。

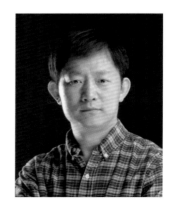

何振洲,主任医师,上海交通大学医学院附属仁济医院麻醉科副主任,仁济医院南院麻醉科执行主任,硕士研究生导师。

2015 年获得上海交通大学、徐州医科大学、贵州医科大学硕士生硕导资格,已联合培养硕士 3 名。第一负责人获得省部级课题 2 项,第一或通讯作者发表临床论文 22 余篇(其中 SCI 7 篇),获得专利 3 项。

2012 年荣获上海交通大学"优秀教师",2014 年入选"闵行区领军人才",2015 年度获得上海交通大学"优秀党务工作者"。

苏殿三,医学博士,硕士研究生导师,副主任医师,现任上海交通大学医学院附属仁济医院麻醉科行政副主任。中国研究型医院学会麻醉专业委员会常务委员,中国中西医结合麻醉学会青年委员,上海医学会麻醉专科委员会青年委员,秘书。

2013 年获上海交通大学医学院硕士研究生导师资格,目前毕业硕士 3 人,在读 4 人。获国家自然科学基金 3 项,发表 SCI 收录文章 17 篇,2008 年获上海市科委科技启明星称号,2015 年获得上海交通大学医学院青年十杰称号。

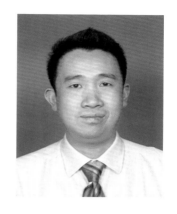

何征宇，上海交通大学医学院副教授，上海交通大学医学院附属仁济医院重症医学科副主任，副主任医师，医学博士。现担任上海市医学会危重病专科分会青年委员，上海市医学会中西医结合麻醉与疼痛学分会危重病医学学组成员，Laboratory Investigation 杂志编辑委员会成员。

2012 年受聘担任上海交通大学医学院硕士研究生导师，共培养硕士研究生 5 人，目前已毕业 2 人。承担国家自然科学基金项目 2 项，发表论文 30 余篇，以第一作者 / 通讯作者发表 SCI 论文 10 篇，2015 年荣获中华医学会重症医学奖（青年研究奖）。

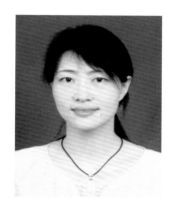

田婕，博士，副研究员，主治医师，硕士研究生导师。2013 年获得上海交通大学医学院硕士研究生导师资格。现任上海交通大学医学院附属仁济医院麻醉科主任助理。

曾获上海交通大学医学院"九龙医学杰出青年人才"等荣誉称号。培养毕业硕士 1 人，正在培养硕士研究生 6 人。以第一负责人承担国家级及上海市级课题各一项。发表 SCI 文章 20 余篇，其中以第一作者和通讯作者在 the Journal of Clinical Investigation（IF：12.575）等国际知名期刊上发表 SCI 文章 9 篇，累计影响因子超过 35 分。

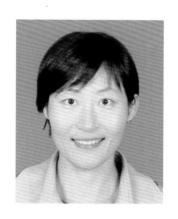

李佩盈，上海交通大学医学院附属仁济医院麻醉科副研究员。于 2016 年获上海交通大学医学院硕士研究生导师资格。研究方向为缺血性脑卒中的神经损伤及保护机制。

目前在读硕士研究生 1 名；获得国家自然科学基金 1 项，上海市自然科委自然基金 1 项以及上海市青年科技启明星。发表 SCI 论文 20 余篇，其中 2 篇 10 分以上，4 篇 6 分以上论文。曾获得全国吴孟超医学奖，国际脑血流与代谢协会青年科学奖（Niels Lassen Award），上海市优博等荣誉称号。

上海交通大学医学院附属新华医院

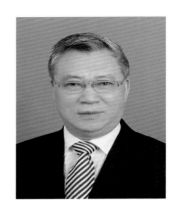

石学银,教授,博士生导师,主任医师,上海交通大学医学院附属新华医院麻醉科主任。担任中国研究型医院协会麻醉学分会副主任委员,中国心胸血管麻醉学会副主任委员,上海医学会麻醉专业委员会副主任委员,上海医师协会麻醉分会副会长,上海市口腔麻醉学会副主任委员,上海市中西医结合学会围术期专委会副主任委员,中华医师协会麻醉分会常委,中华口腔医学会麻醉专业委员会常委,中国医师协会麻醉学分会委员,亚太口腔麻醉学专业委员会委员。国家自然基金委评审专家,《中华麻醉学杂志》、《临床麻醉学杂志》、《国际麻醉与复苏学杂志》等杂志编委。以严重战创伤复苏和围手术期器官保护为主要研究方向,先后以第一或通讯作者发表 SCI 论文 40 多篇。以第一申请人承担国家自然科学基金面上项目 4 项,军队及省部级课题 12 项。以第一完成人获得军队科技进步二等奖、上海市科技进步二等奖以及教育部医疗成果二等奖各 1 项;取得国家专利 7 项,其中发明专利 4 项。2010 年荣获上海市领军人才称号,2015 年获首届"上海市仁心医师奖"提名奖。

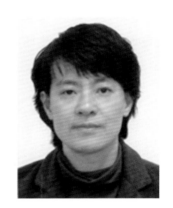

杜隽铭,女,1970 年 12 月生。1994 年获上海第二医科大学获医学学士学位;2004 年获上海第二医科大学获医学硕士学位;2009 年获上海交通大学医学院外科学博士学位。1994.7—2007.12 担任新华医院普外科住院医师、主治医师;2009 年任新华医院 SICU 副主任医师。2008 年获得上海交通大学医学院外科学硕士生导师资格。毕业研究生 3 名。目前承担课题《溪黄草有效成分供肝灌注对移植肝功能保护的效应研究》,市科委科研项目,2008—2011 年,研究经费 10 万。发表文章多篇。

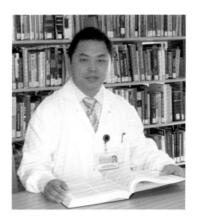

何斌,医学博士,美国梅奥医学中心(Mayo Clinic)博士后。上海交通大学医学院副教授(2015 年),硕士研究生导师(2013 年,培养硕士 8 名),新华医院麻醉与重症医学科副主任医师(2012 年)。科研方面:以通讯作者 / 第一作者发表 SCI 论著 14 篇,累计影响因子近 40 分;作为项目负责人主持 17 项科研基金,其中国家级 4 项,总经费 400 万;荣获多项国家级和上海市级的人才培养计划。教学方面:主译专著 1 部,主编专著 2 部;荣获"上海市教委高校优秀青年教师"称号和"上海交通大学医学院优秀青年教师"称号;荣获上海交通大学医学院 PBL 大赛特等奖。学术任职:国家自然科学基金委员会项目评审专家;中国海协会心脏重症青年委员会副主任委员;中国海协会重症医学专业委员会副秘书长;中国研究型医院协会麻醉学分会委员；中华医学会麻醉学委员会上海分会青年委员；中国医师协会心脏重症专家委员会上海分会常委。

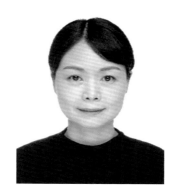

赵璇，博士，主任医师，2009年起担任交大医学院附属新华医院硕士生导师。目前担任上海交大医学院附属新华医院麻醉与重症医学科副主任。共培养硕士生19名，其中在读6名。主持上海市科委课题2项，国家自然基金1项，以第一作者或通信作者共发表中英文论著二十余篇，SCI8篇。主要从事临床麻醉工作，擅长危重患者的麻醉，在小儿及成人心脏手术麻醉、及困难气道方面积累了丰富经验。

新华医院崇明分院

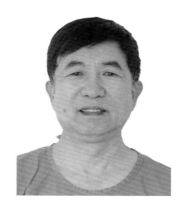

尤新民，男，1953年12月出生，主任医师。1978年9月上海交通大学医学院（原第二医科大学）医学系毕业分配到附属新华医院麻醉科工作。1994年晋升副主任医师任科付主任主持工作，2003年晋升主任医师任麻醉科主任，2007年任外科重症监护治疗病房（SICU）主任。2010年6月底受新华医院委派到新华崇明分院麻醉科任科主任至今。1989年10月—1991年11月赴摩洛哥医疗队工作二年，2000年1～6月新加坡国立大学医院麻醉科进修。

1998年至2013年（第五届至第八届）任上海市麻醉专业委员会委员，第七届兼秘书，上海市医疗事件评审专家库成员，上海市医患纠纷人民调解专家咨询委员会委员、上海市医院等级评审专家，《中华麻醉学杂志》、《临床麻醉学杂志》、《世界临床药物》杂志编委或通讯编委，《复旦大学医学报》、《交通大学医学报》、《上海医学》等医学杂志为特约审稿专家。发表论文120余篇。2010年主编出版《围术期气道管理》，副主编《围术期液体治疗》，共参编十一部专著。2016年获"仁心医者：上海市杰出专科医师奖"提名奖。

上海交通大学附属第一人民医院

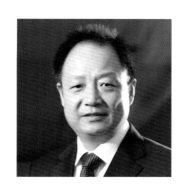

李士通，上海交通大学附属第一人民医院麻醉科主任，主任医师、专业技术2级。2001年遴选为博士生导师。上海市麻醉质量控制中心主任，上海医学会麻醉学专业委员会第八届主任委员。1999年3月—2000年6月在美国得州大学西南医学中心麻醉科进修。主要从事麻醉对循环、呼吸功能影响的研究。1997年获上海市卫生系统第六届银蛇奖，并获上海市卫生局行政记大功一次。1998年入选上海市卫生系统跨世纪优秀学科带头人培养"百人计划"，主持"九五"攻关专题和国家自然科学基金 4 项。科研成果有 6 项。1999 年卫生部科技进步三等奖一项和上海市人民政府科技进步三等奖一项（排名第二），2003 年上海市科技进步二等奖（排名第一），2004 年获上海市科技进步三等奖（排名第二）和上海医学三等奖（排名第一）。2004 年获国务院政府特殊津贴。主编副主编著作 6 部，第一作者或通讯作者发表论文 120 余篇，SCI 收录 30 余篇。已培养硕士毕业生 36 名，博士毕业生 28 名。

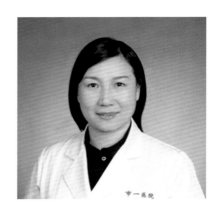

陈莲华，医学博士，主任医师，博士研究生导师，上海交通大学附属第一人民医院麻醉科南部执行主任。中国女医师协会疼痛学专业委员会常务委员、中国心胸血管麻醉学会疼痛学分会常务委员、上海市医学会麻醉学分会委员、上海医师协会麻醉学分会委员、上海市口腔医学会麻醉学分会委员、上海医学会麻醉学专科分会神经外科学组副组长、上海市松江区医学会麻醉学分会副主任委员。国家自然科学基金项目评议人、国家留学基金评审专家、上海市科学技术专家库成员。长期从事临床麻醉工作，对各类手术均有较丰富临床经验，尤其擅长头颈 - 颌面外科、神经外科及小儿外科麻醉。主要研究方向为麻醉与气道管理、麻醉与脑保护、肌松药药理。主持国家自然科学基金面上项目 2 项，发表 SCI 期刊论文 20 余篇。

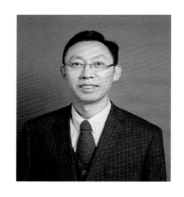

李金宝，上海市第一人民医院麻醉科副主任，主任医师，硕士研究生导师。兼任中国医师协会麻醉科医师分会委员、中华医学会麻醉学专业委员会青年委员、中国高等医学教育理事会麻醉学教育研究会秘书长、中国麻醉药理专业委员会委员、中华医学会麻醉学分会老年麻醉学组委员、中华医学会麻醉学分会输血与血液保护学组委员、上海市医学会麻醉学专科分会委员、上海医师协会麻醉科医师分会委员等。《国际麻醉学与复苏杂志》常务编委、《中华麻醉学杂志》英文编审、《临床麻醉学杂志》通讯编委。擅长危重病患者的麻醉与围手术期处理。以脓毒症与免疫抑制为科研主攻方向，先后获 2 项国家自然科学基金及多项上海市或军队科研基金资助，第一作者或通讯作者发表 SCI 收录论文 30 余篇，5 分以上 SCI 论文 7 篇。获军队医疗成果二等奖 2 项和军队医疗成果三等奖 1 项。主编（译）专著 2 部。

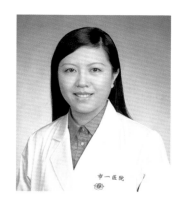

姚俊岩，医学博士，上海交通大学附属第一人民医院麻醉科副主任，上海交通大学、南京医科大学硕士生导师。中国心胸血管麻醉学会胸科麻醉分会、疼痛治疗分会委员。上海市麻醉学会青年学组委员。上海市中西医结合学会麻醉与疼痛专业委员会青年学组委员。先后赴美国哈佛大学麻省总院、宾夕法尼亚大学附属医院、佛罗里达大学附属 Shands 医院交流学习。临床主攻方向为老年及危重患者的麻醉及围手术期器官保护。科研聚焦神经保护及术后认知功能障碍的研究，重点研究方向为药物减轻脊髓和脑缺血再灌注损伤作用及机制的研究。主持并承担国家自然基金、上海市自然基金和上海市卫生局科技发展基金面上项目等多项研究工作。发表论文 30 余篇，部分研究结果多次受邀在国内外会议上交流，并获优秀论文比赛一等奖，参编专著 5 部。

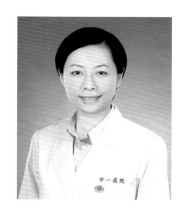

裘毅敏，医学博士，主任医师。上海交通大学硕士研究生导师。上海医学会麻醉学分会妇产学组委员，上海市中西医结合麻醉与疼痛专业学会委员。从事临床麻醉工作二十余年，对各类手术均有丰富的围手术期麻醉管理经验，尤其擅长于肝移植、重大创伤手术及老年危重患者的麻醉，2016 年曾赴美国托马斯杰弗森医院心脏外科危重病科学习 ECMO（危重病体外心肺支持）专项技术，倡导围手术期多模式镇痛及舒适化医疗。主要研究方向：围手术期舒适化医疗、术后谵妄及术后认知功能障碍的机制研究。目前主持并完成国家自然科学基金面上项目 1 项、上海市科委基金项目 1 项、上海市卫生局青年基金项目 1 项，并在国内外杂志发表相关论文 20 余篇，参编专著 1 部。

上海交通大学附属第六人民医院

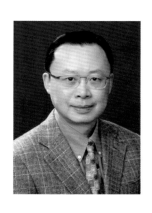

江伟，博士研究生导师，医学博士，主任医师。上海交通大学附属第六人民医院麻醉科行政主任。1993 年上海第二医科大学研究生毕业，获博士学位。1999 年入选上海第二医科大学硕士研究生导师，2005 年入选上海交通大学博士研究生导师，培养硕士 21 名，博士 12 名。任中华医学会重症医学分会委员、中华医学会麻醉学分会区域麻醉学组副组长，《中华麻醉学杂志》《临床麻醉学杂志》《上海医学》、美国《麻醉与镇痛杂志》中文版编委。擅长危重患者的临床麻醉、重症监护治疗与复苏、围手术期急性痛治疗。对超声可视化麻醉技术颇有造诣，主持编撰了国家级的技术指南和培训教材。2002 年赴美国加州大学洛杉矶分校（UCLA）医学中心访问交流。在吗啡耐受机制研究方面有一定的学术成果,承担国家自然科学基金面上项目2项,省部级课题3项,发表SCI收录论文30余篇,获上海市医学科技进步三等奖1项,主编《当代麻醉学》等权威麻醉学著作6部。

杜冬萍,博士研究生导师,医学博士,留美博士后,主任医师。上海交通大学附属第六人民医院麻醉科行政副主任,疼痛科主任。2002年上海医科大学研究生毕业,获博士学位。2003年入选上海交通大学硕士研究生导师,2009年入选上海交通大学博士研究生导师,培养硕士10名,博士2名。任中华医学会麻醉学分会疼痛学组委员、中国医师协会麻醉医师分会委员、上海医学会疼痛专科委员会副主任委员,候任主任委员。《中华麻醉学杂志》和《疼痛医学杂志》杂志通讯编委,《实用麻醉学杂志》副主编。擅长各种慢性疼痛的诊断及非手术治疗。在神经病理性疼痛产生和调控的脊髓机制研究方面有一定的学术成果,承担国家自然科学基金面上项目2项,市科委启明星计划和浦江人才计划各1项,发表SCI收录论文12篇,主编或参编专著5部。

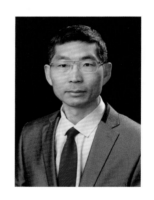

王爱忠,博士研究生导师,医学博士,主任医师。上海市第六人民医院东院麻醉科执行主任。2003年上海第二医科大学研究生毕业,获博士学位。2005年入选上海交通大学医学院硕士生研究生导师,2011年入选上海交通大学医学院博士生研究生导师,培养硕士10名,博士2名。担任上海市医学会麻醉专科委员会委员。从事临床麻醉多年,熟练掌握了各种特殊和危重患者的麻醉处理,尤其对产科麻醉和严重创伤患者的抢救和麻醉有较深的造诣。擅长超声引导下外周神经阻滞及静脉穿刺术。2006年至新西兰奥美拉唑兰大学附属医院访问学习。主要研究方向为急性肺损伤、脂肪栓塞综合征的发病机制与防治。近几年主持国家自然科学科学基金面上项目2项,发表SCI收录论文7篇,主编及参编专著4部。

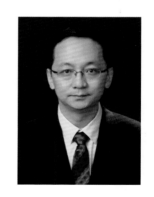

李颖川,博士研究生导师,医学博士,留美博士后,主任医师。2015年上海交通大学医学院研究生毕业,获博士学位。2012年入选上海交通大学医学院硕士生研究生导师,2015年入选上海交通大学医学院博士生研究生导师,培养硕士5名。任上海市医学会麻醉专科分会委员,上海市医师协会重症医学科医师分会委员,上海市医学会重症医学分会青年委员会副主任委员。临床工作主要从事麻醉与急危重症患者的抢救与治疗,尤其是危重孕产妇的救治。2014年至美国威斯康星医学院分子与系统医学中心&美国心脏病学会高血压战略研究中心(AHA-SFRN)从事博士后研究。主要研究方向为急性肺损伤、肾损伤的的发病机制与防治,心血管疾病的表观遗传学研究。主持国家自然科学基金面上项目1项,发表SCI收录论文5篇,主编及参编专著4部。

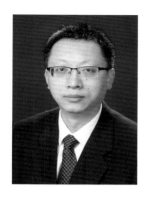

王学敏,硕士研究生导师,医学博士,主任医师,上海交通大学附属第六人民医院 ICU 副主任。2004 年上海交通大学医学院研究生毕业,获博士学位。2006 年入选上海交通大学和苏州大学硕士生研究生导师,培养硕士10 名。长期从事临床麻醉和重症监护与治疗工作。擅长急性肺损伤患者的综合治疗,在危重患者营养支持、多器官功能不全综合治疗方面亦有丰富经验。2006 年赴美国 Wake Forest 大学医学中心访问学习。主持省部级基金项目 1 项,发表 SCI 收录论文 4 篇,获得发明专利 2 项,主编及参编专著 2 部。

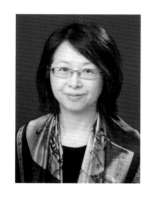

王莉,硕士研究生导师,医学博士,留美博士后,副研究员。上海交通大学附属第六人民医院麻醉与镇痛研究室副主任。2004 年上海交通大学医学院研究生毕业,获博士学位。2005 年入选上海交通大学医学院和苏州大学医学院硕士生研究生导师,培养硕士 5 名。擅长麻醉药理的基础和临床研究工作,系统掌握了药物效应动力学和药物代谢动力学的监测和研究方法;掌握了在体和细胞水平心、脑缺血 / 再灌注损伤模型的研究方法和技术。2005 年赴美国阿拉巴马大学医学院从事博士后研究工作。现主要从事静脉麻醉药的脑保护机制研究,承担国家自然基金 1 项,省部级课题 2 项,发表 SCI 收录论文 6 篇,参编专著 2 部。

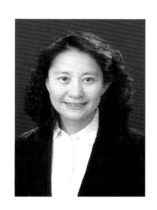

周全红,硕士研究生导师,医学博士,副主任医师。2013 年上海交通大学医学院研究生毕业,获博士学位。2013 年入选上海交通大学和苏州大学硕士生研究生导师,培养硕士 4 名。英文功底扎实,长期从事临床麻醉和重症监护工作,擅长救治急诊严重创伤患者。2002 年留学英国阿伯丁大学并获得临床药理学硕士学位。2015 年赴美国匹兹堡大学访问学习。基础研究的方向是探索吗啡耐受与神经系统中代谢性谷氨酸受体的关系以及可能的机制,承担上海市卫生计生委科研课题 1 项,发表 SCI 收录论文 6 篇,参编专著 4 部。

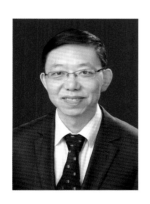

曾真,硕士研究生导师,医学博士,副主任医师。2005 年上海医科大学研究生毕业,获博士学位。2013 年入选上海交通大学硕士生研究生导师,培养硕士 3 名。长期从事骨科临床麻醉工作,擅长救治急诊严重创伤患者。2015 年赴新西兰大学附属医院访问学习。基础研究的方向是探索急性肺损伤机制。承担上海市卫生计生委科研课题 1 项,发表 SCI 收录论文 3 篇,参编专著 2 部。

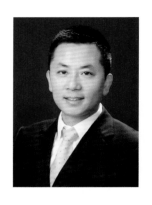

崔德荣，硕士研究生导师，医学博士，留美博士后，副主任医师。2013 年上海交通大学医学院研究生毕业，获博士学位。任中国心胸血管麻醉学会疼痛治疗分会委员。2014 年入选上海交通大学硕士生研究生导师，培养硕士 2 名。从事临床麻醉工作十余年，熟练掌握各种特殊和危重患者的麻醉管理技术，擅长大脑和脊髓损伤患者的麻醉。2013 年赴美国约翰霍普金斯大学医学院麻醉与重症医学系从事博士后研究工作。在基础研究上聚焦心搏骤停 - 心肺复苏后神经细胞死亡分子机制和亚低温脑保护机制的研究。主持国家自然科学基金面上项目 1 项，上海市自然科学基金 1 项，入选中华医学会麻醉学分会优秀青年麻醉人才计划，发表 SCI 收录论文 5 篇，参编专著 2 部。

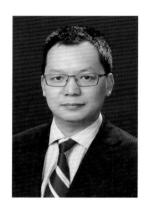

张俊峰，硕士研究生导师，医学博士，副主任医师。2014 年上海交通大学医学院研究生毕业，获博士学位。2015 年入选上海交通大学硕士生研究生导师。从事临床麻醉工作十余年，熟练掌握各种特殊和危重患者的麻醉管理技术，擅长心血管手术的麻醉及喉罩技术的临床应用。2012 年至美国弗吉尼亚大学医学院麻醉与重症医学系进行博士联合培养项目。主要研究方向为术后认知功能障碍的临床与基础研究。主持国家自然科学基金面上项目 1 项，上海市自然科学基金 1 项，发表 SCI 收录论文 5 篇，参编专著 2 部。

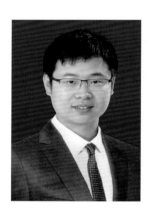

张昕，硕士研究生导师，医学博士，副主任医师。2015 年上海交通大学医学院研究生毕业，获博士学位。2016 年入选上海交通大学硕士生研究生导师。从事疼痛诊疗工作十余年，擅长各类慢性神经痛的诊断和治疗。2016 年赴美国杜克大学医学院疼痛中心访问学习。主要研究方向为神经病理性痛的临床与基础研究。主持国家自然科学基金青年项目 1 项，上海市自然科学基金 1 项，发表 SCI 收录论文 7 篇，参编专著 2 部。

上海交通大学附属第六人民医院徐汇分院

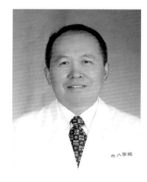

何绍旋，主任医师，1983 年毕业于苏州医学院、医学系本科。毕业后即从事临床麻醉工作，1986 至 1987 年在上海中山医院，工作学习一年。

何主任长期作为徐汇区麻醉学科学术带头人，以对患者负责，对学科负责的态度，始终精神饱满，无怨无悔地工作在手术床旁，麻醉台前，从事麻醉专业工作 30 余年，深得患者与手术医师的好评与信任。科研方面：完成上海市级联合课题与区卫生局科题多项，参与指导的多项临床课题。通过临床科研活动，带动了科室业务提高与发展，培养了团队成员素养与技能。每年在专业核心期刊上发表论文数篇。2010年、2012年、2014年连续三届获得徐汇区医疗卫生进步奖。

何绍旋主任不断吸收、引进适宜技术，努力拓展临床业务，深化临床监测，确保麻醉安全。使上海市第八人民医院麻醉科，长期保持学科活力、稳定与持续进步。

上海市第六人民医院金山分院

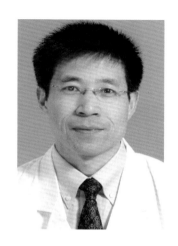

朱俊峰，男，主任医师，泰山医学院外科学硕士研究生导师，培养在职硕士1名。金山中心医院麻醉科主任，上海交通大学麻醉学硕士，金山区医学会麻醉学组组长（2007—2016年）。上海医学会麻醉学分会区县协作组委员，上海中西医结合学会麻醉与疼痛学会委员，《中华临床医师杂志》、《实用医学杂志》审稿专家。

擅长疑难危重患者的麻醉处理、急救复苏、血液保护、疼痛治疗等。从事本专业28年，有丰富的临床经验。在《中华麻醉学杂志》等专业学术期刊发表学术论文近40篇，主持完成金山区科技创新基金项目3项、市多中心研究课题1项、六院集团课题2项，获得2009年度金山区科技进步奖1项，多次获得金山区卫生系统及金山区中心医院特殊人才津贴。所带领的学科先后入选区重点建设学科、院重点学科，获得金山区卫生系统五有学习型班组等称号。

上海交通大学医学院附属儿童医学中心

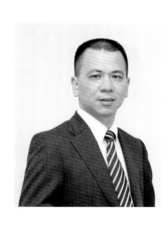

张马忠，医学博士、主任医师、博士研究生导师。上海交通大学医学院附属上海儿童医学中心副院长、麻醉科主任学科带头人。研究方向为发育药理学、发育与疼痛。中国心胸血管麻醉学会理事、小儿麻醉学会副主任委员；中国麻醉医师协会青委会副主委；研究型医院学会麻醉学专业委员会常委；中国药理学会麻醉药理专业委员会常委；中国高等教育学会医学教育专业委员会麻醉学教育研究会理事；中华儿科学会临床药理学组委员；中华麻醉学会小儿麻醉学组副组长；上海市麻醉学会委员、小儿麻醉学组组长；上海市麻醉医师协会委员；上海市口腔麻醉学会委员；上海市医院协会医院建筑后勤管理专业委员会委员。哈尔滨市政府特邀专家。Paediatric Anaesthesia杂志Associate Editor；国际麻醉学与复苏、上海医学、儿科药学、麻醉学大查房和麻醉安全与质控杂志编委；中华麻醉学杂志、临床麻醉学杂志通讯编委；Acta Pharmacologica Sinica杂志审稿专家。国家自然科学基金、上海市自然科学基金和中国博士后基金同行评审专家。曾获2001年度上海市科技进步三等奖（No.3）和2005年度上海市医学科技进步三等奖（No.5）；主译、副主编3部专著、1部规划教材。

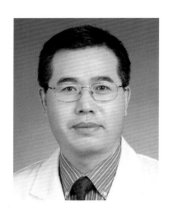

郑吉建，医学博士，主任医师，上海儿童医学中心麻醉科副主任，临床药理研究室主任；2015年12月被聘为上海交通大学医学院博士研究生导师；担任中国心胸血管麻醉学会非心脏手术麻醉分会常委，中国心胸血管麻醉学会围手术期基础与转化医学分会委员，中国医药教育协会临床用药评价专业委员会理事兼儿童用药评价分会委员；《中华麻醉学杂志》编委，《国际麻醉学与复苏杂志》通讯编委及英文摘要编审；长期从事神经发育电生理及药理学研究。

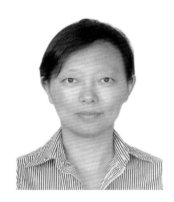

黄悦，上海交通大学医学院附属儿童医学中心麻醉科副主任医师，硕士研究生导师。2006年7月毕业于上海交通大学医学院，获医学博士学位。主要从事小儿心血管麻醉管理，研究方向小儿围手术期通气管理和先心患儿术中脑保护。2010年和2015年分别赴以色列施耐德儿童医学中心和美国斯坦福大学露西•帕卡德医院进修学习。担任亚洲小儿麻醉医师学会执行委员，中国心胸血管麻醉学会小儿麻醉分会委员。

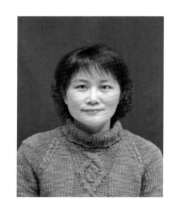

孙瑛，女，1970年出生，2004年于上海交通大学医学院获麻醉学博士学位。2009年在上海交通大学医学院获硕士生导师资格，曾作为第一负责人完成上海市科委课题一项。主要研究方向为小儿先天性心脏病麻醉的循环管理和围手术期心理保护。现有在读研究生2名，已毕业研究生4名。2014年指导的学生王珊珊获得研究生国家奖学金。撰写并发表SCI论文3篇，核心期刊数十篇。

上海交通大学附属胸科医院

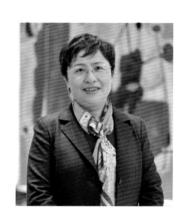

徐美英，主任医师，教授，硕士研究生导师（1997年起）。现任上海市胸科医院麻醉科主任。中华医学会麻醉学分会、中国医师协会麻醉学分会委员。上海市医学会麻醉分会副主任委员，上海医师协会麻醉分会副会长。

33年临床第一线的工作，积累了丰富的临床经验。近15年携上海市胸科医院麻醉团队，倡导并实施"安全、无痛、舒适、改善预后"的麻醉管理规范，获连续7.8万余例心、胸手术无严重麻醉并发症、无患者投诉的佳绩。已培养研究生25名。

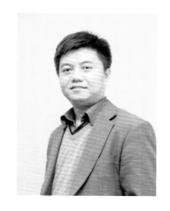

吴镜湘，硕士生导师（2013年起），上海市胸科医院麻醉科副主任，副主任医师。现任中国心胸血管麻醉学会胸科麻醉分会秘书长，中国抗癌协会肿瘤麻醉与镇痛专业委员会委员，上海市医学会麻醉学专科分会青年委员，上海市医学会麻醉学专科分会心胸学组副组长，上海市中西医结合学会麻醉与镇痛学组青年委员。擅长心胸手术的麻醉管理和转移性癌痛的机制研究。已培养研究生1名，获国家自然基金一项，市局级以上课题4项，SCI论文5篇，累计发表论文30余篇。

上海交通大学附属儿童医院

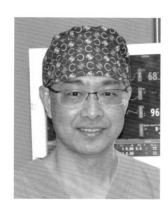

魏嵘，男，上海市儿童医院麻醉科主任，主任医师，医学博士，硕士研究生导师。现任中国心胸血管麻醉学会疼痛学分会常务委员，中国心胸血管麻醉学会小儿分会全国委员，上海市医学会麻醉学分会小儿学组副组长，从事小儿麻醉工作20余年。主持完成上海交通大学医学院及上海市卫计委课题各1项，正承担上海市卫计委课题1项，以第一作者在国外杂志发表SCI摘录论文1篇、国内核心期刊论文7篇。

上海交通大学附属国际和平妇幼保健院

徐子锋，医学博士，主任医师，副教授。上海市医学会麻醉科专科分会第十届青年委员会委员，上海市医学会麻醉科专科分会第十届委员会妇产科麻醉学组副组长，中国心胸血管麻醉学会疼痛治疗分会全国委员，中国心胸血管麻醉学会围术期感染控制分会全国委员。2013年批准为上海交通大学硕士研究生导师。SCI收录论文9篇。省部级课题7项，专利1项。Medical Science Monitor杂志审稿人。长期从事产科麻醉的临床基础研究，从事慢性痛和抑郁共病的机制研究。

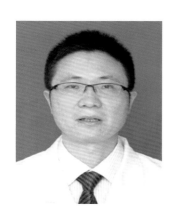

杨泽勇，医学博士，副主任医师。2015年批准为上海交通大学硕士研究生导师。2010—2011年作为研究访问学者赴美国宾夕法尼亚大学附属医院麻醉科学习。现主持国家自然科学基金项目1项，参与国家级科研课题4项。以第一作者或通讯作者在国内外专业期刊发表论文10余篇，SCI论文5篇，主要研究方向为药物神经毒理的分子网络机制。

第二军医大学附属长海医院

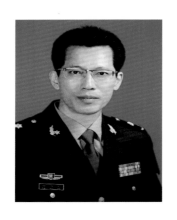

邓小明，男，1963年1月出生，江西吉安人，先后于1995年、2001年任第二军医大学麻醉学硕士研究生导师、博士研究生导师，培养毕业博士生45名、硕士生56名。获四项国家自然科学基金及多项上海市与军队医疗重点项目等，并获得军队医疗成果二等奖两项。以第一作者或通讯作者发表论文300余篇，其中SCI论文约70篇。获得原总后勤部"育才奖"银奖、上海市"曙光学者"、"仁心医者-上海市杰出专科医师奖"以及上海市医学领军人才与上海市领军人才。

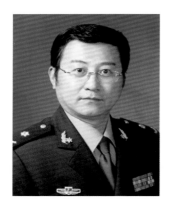

熊源长，男，主任医师，教授，博士生导师，上海长海医院麻醉学部副主任，临床疼痛中心主任，擅长危重患者的围手术期管理和各种急慢性疼痛治疗。2009年9月获得博士生导师资格，培养毕业硕士11名，博士2名。主持国家自然科学基金面上项目1项（已结题）、上海市自然基金1项（在研），以第一作者或通讯作者发表SCI论文9篇，被授予实用新型专利8项，曾获得军队医疗成果二等奖2次，军队科技进步三等奖1次，主编或参编专著10部。

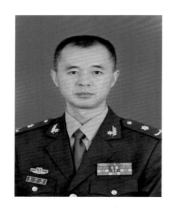

朱科明，教授，1989年、1998年和2003年分别获得第二军医大学学士、硕士和博士学位。现任第二军医大学长海医院麻醉学部副主任，重症医学科主任。2004年6月获第二军医大学硕士生研究生导师，2011年5月获第二军医大学博士生研究生导师，培养毕业硕士生8名、博士生1名。以第1申请人获国家自然基金面上项目2项，以通讯或第1作者发表SCI论文9篇，第1获奖人获军队科技进步和医疗成果三等奖共3项。2010年获军队"育才"银奖。

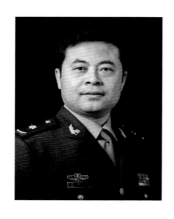

卞金俊，男，1975年12月生，医学博士，副主任医师，任第二军医大学长海医院麻醉学部副主任、临床麻醉科主任、麻醉教研室副主任。2012年获第二军医大学硕士研究生导师资格现上海市医学会危重症专科分会委员兼秘书、上海市医师协会重症医师分会委员、中国心胸血管麻醉学会心血管分会常务委员等职务。2009年赴美国圣路易斯华盛顿大学医学院BJH医院做访问学者一年。第二军医大学首批研究型临床医师，培养毕业硕士生2名。主持国家自然科学基金面上项目2项、上海市自然科学基金2项、教育部留学归国人员科研启动基金1项。以第一作者或通讯作者发表SCI论文7篇。主译《机械通气：生理学与临床应用》一部。获得实用发明专利2项。

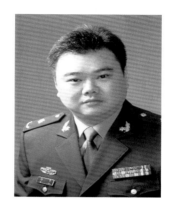

许华，男，江苏东台人。汉族，中共党员，现任第二军医大学第一附属医院（长海医院）麻醉学部疼痛中心副主任，副教授，副主任医师，硕士生导师。1994年自徐州医科大学麻醉学系本科毕业后即进入第一附属医院麻醉科工作至今，先后获医学硕士、医学博士学位，并于2010年赴美国宾夕法尼亚大学（UPENN）医学中心做访问学者9个月。现任上海市医学会疼痛学专科分会委员兼秘书、中国中西医结合学会疼痛学分会委员、上海市中医药学会疼痛专业委员会副主任委员。主要科研和临床方向：老年患者的麻醉和围手术期的综合处理；脊柱疾病相关疼痛的介入治疗；慢性盆腔疼痛的机制和临床治疗。2008年获得硕士研究生导师后培养毕业硕士3名，在读3名。先后获得上海市科委项目2项，国家自然科学基金面上项目1项。发表SCI论文6篇，核心期刊论文多篇，参与专利2项，主译及副主译专著各一部。

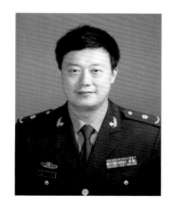

刘毅，男，1978年1月出生。2000年毕业于第二军医大学，2003年获第二军医大学硕士学位，2009年获第二军医大学博士学位，2013年获第二军医大学硕士研究生导师资格，培养毕业硕士生2名。现任第二军医大学长海医院麻醉学部、临床麻醉科副主任、副教授、副主任医师，任中华医学会麻醉学分会日间手术麻醉与PACU管理学组委员、中华医学会消化内镜分会麻醉协作组委员、上海医学会麻醉学分会加速康复与日间手术麻醉学组副组长。临床擅长疑难复杂高危内镜、腔镜患者麻醉与围手术期管理。主持一项国家自然科学基金及一项上海市自然科学基金。以第一作者或通讯作者发表论文约30篇，其中SCI论文5篇。

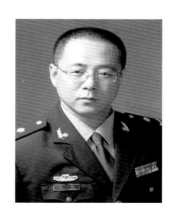

侯炯，医学博士，第二军医大学第一附属医院麻醉科副教授、副主任医师，硕士生导师。现任中华麻醉学会妇产科学组委员、上海市麻醉学会产科麻醉学组委员、上海市杨浦区医学会医疗事故技术鉴定专家库成员、上海市危重孕产妇会诊中心专家组成员。获军队科技成果二等奖一项，获国家自然科学基金和上海市自然科学基金各一项，获专利五项，参编专著六部，在SCI和核心期刊发表论文三十余篇。2013年于第二军医大学获硕士生导师资格，共培养硕士生两名。

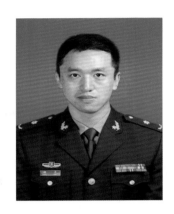

杨涛，男，1978年10月出生，博士，副教授，硕士研究生导师。2014年6月获聘为第二军医大学硕士研究生导师。现任第二军医大学第一附属医院麻醉科副主任医师、副教授。作为项目负责人获得国家自然科学基金青年项目、面上项目各1项；德国工作期间获得德国国家科学基金资助1项；获国家专利授权8项，其中发明专利1项，并获得国家发明专利金奖1项。参编（译）专著6部，在SCI发表论著5篇，其中第一作者在世界麻醉学权威杂志Anesthesiology（IF：5.359）发表论著1篇。担任包括Anesthesiology在内的4本国际权威麻醉杂志审稿人。

第二军医大学附属长征医院

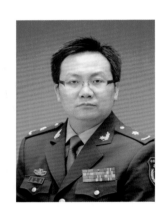

袁红斌，现为第二军医大学附属长征医院麻醉科主任，教授、主任医师、博士生导师。上海市优秀技术带头人。现任中国心胸血管麻醉学会疼痛学分会主任委员、中国研究型医院学会麻醉学专委会常委、中国中西医结合学会围手术期专委会常委、中国中国医学装备协会应急救治装备技术分会常委，中华医学会麻醉学分会骨科麻醉学组副组长、质量控制学组委员、上海市中西医结合学会围手术期专委会副主任委员、上海市医学会麻醉学分会秘书等学术任职；《Anesthesiology》中文版副主编、《A&A》中文版、《国际麻醉与复苏杂志》、《麻醉大查房》编委；获军队优秀科技干部岗位津贴和全军院校育才银奖。近些年，获得国家自然基金3项，省部级科研基金8项，第一作者或通讯作者发表SCI论文30篇。获上海市科技进步二等奖2项、教育部高校科技进步二等奖1项，上海市优秀教育成果三等奖1项。

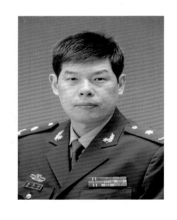

徐海涛，副主任医师，副教授，硕士研究生导师，现任第二军医大学附属第二医院（上海长征医院）麻醉科副主任。中国心胸血管麻醉学会疼痛学分会秘书长、中国研究型医院学会麻醉学专业委员会秘书长、中国中西医结合协会麻醉学会委员、上海市口腔医学会麻醉学专业委员会委员、上海市中西医结合学会疼痛与麻醉专业委员会委员。从事麻醉学工作25余年，从事围手术期脏器保护研究，对肝肾移植手术、老年人脊柱手术等有丰富的临床经验。于2012年获得第二军医大学硕士生导师资格，并承担上海市科技委员会自然科学基金、上海市卫计委自然科学基金等多项科研课题，在国家及省级刊物发表论文20余篇，SCI收录12余篇。获上海市科技进步二等奖1项。

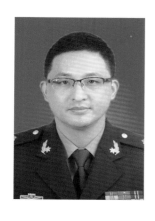

邹最，目前为第二军医大学附属长征医院麻醉科副主任医师、副教授，为上海市口腔麻醉学会青年委员、全军麻醉与复苏专业委员会青年委员，Am J Trans Res 等杂志审稿人，国家自然科学基金同行评审专家。2012 年被评为第二军医大学硕士研究生导师，同年评为徐州医科大学硕士研究生导师、2014 年被评为河北北方学院硕士生导师。自招生以来共培养 12 名硕士研究生，其中已毕业 5 名硕士研究生中，4 名获得国家奖学金。带领本科生开展第二课堂，发表 SCI 论文 10 余篇，指导学员获得 9 项大学生创新基金，据此成功申报第二军医大学本科生创新能力孵化基地，成为长征医院首批获得资助的 2 个科室之一。以第一申请人获得国家自然科学基金 2 项，上海市课题 6 项。近 5 年来，发表 SCI 论文 45 篇，累计影响因子 120 余分，其中第一（包括共同第一）和通讯作者 23 篇。授权专利 19 项。2007 年，以第二申请人获得军队科技进步二等奖一项。2010 年入选上海市教育委员会"晨光计划"，2011 年入选上海市卫生局"新优秀青年人才培养计划"和第二军医大学"5511"人才库，2015 年入选上海市科委"启明星计划"。2014 年，获得上海市科技进步二等奖一项（排名第四），教育部医疗成果二等奖一项（排名第四）。

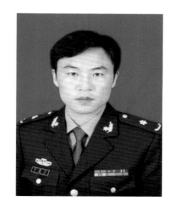

李盈科，现任第二军医大学附属长征医院麻醉科副主任，副主任医师、副教授、硕士生导师，麻醉学博士、医学免疫学博士后，入选上海市科技启明星、第二军医大学优秀青年学者等人才计划。研究方向为炎症与脓毒症发生的分子调控机制，以第一作者或通讯作者在 JBC、J Immunol 等杂志发表 SCI 论文 8 篇。作为负责人承担国家自然基金等 8 项课题，在研经费 100 余万元。参与获得省部级二等奖 2 项，并参编《现代脊柱外科学》等医学专著四部。

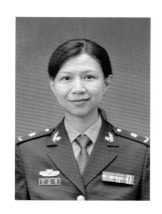

何星颖，第二军医大学附属长征医院麻醉科副主任医师、副教授、硕士生导师、麻醉学博士。主要从事围手术期肺保护的基础和临床研究，现为中国心胸血管麻醉学会青年委员。近 5 年来，以第一作者或通讯作者发表 SCI 论文 8 篇，作为负责人承担国家自然科学基金和上海市基金 4 项。参与获得省部级二等奖 3 项。参与编译《米勒麻醉学（第 8 版）》等医学专著四部。2014 年—2015 年美国匹兹堡大学医学中心访问学者，2015 年入选上海市"浦江人才"。

第二军医大学附属东方肝胆外科医院

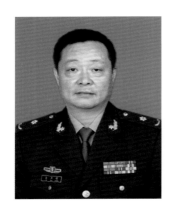

　　俞卫锋，教授，1997 年被聘为硕士生导师，2002 年被聘为博士生导师，共培养硕士生 48 名，博士生 35 名，承担 24 项国家自然科学基金的科研任务。共发表 SCI 论文 54 篇，有四篇在世界最著名的麻醉学杂志《Anesthesiology》和一篇在《Pain》上发表。长期从事肝胆疾病的麻醉与围手术期处理的临床与基础研究，尤其是在吸入麻醉药肝毒性机制研究、围手术期肝保护与黄疸麻醉的基础临床研究、癌性疼痛的信号转导与基因治疗等方面一直处于国际领先水平。现在是国际麻醉界具有重要影响的著名肝胆麻醉专家之一，也是我国和上海市麻醉学的领军人之一。获国家专利 4 项。获国家军队科技进步二等奖各一项，另获总后勤部"科技新星"、上海市卫生系统"银蛇奖"、军队院校"育才奖"银奖、"上海市优秀学科带头人"、"上海市科技精英提名"等各种奖励。

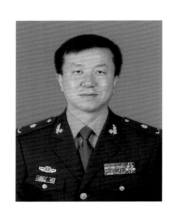

　　陆智杰，教授，医学博士，上海第二军医大学东方肝胆外科医院麻醉科副主任、副教授。目前担任中国医师协会麻醉学医师分会常委兼总干事，中华医学会麻醉学分会骨科麻醉学组、老年麻醉学组委员，全军麻醉与复苏专业委员会委员，上海医学会麻醉专科分会委员，上海医师协会麻醉科医师分会委员，《中华麻醉学杂志》通讯编委等。2011 年被第二军医大学聘为学术 / 专业学位硕士生导师。获得国家自然科学基金资助 3 项；发表 SCI 论文 12 篇，主编专著《内脏痛》。获国家科技进步二等奖 1 项、军队科技进步二等奖 1 项。获军队优秀专业技术人才岗位津贴、上海市卫生系统"银蛇奖"提名。

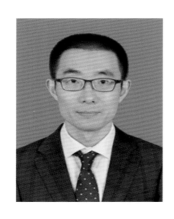

　　宋金超，教授，2015 年被第二军医大学聘为学术 / 专业学位硕士生导师。师从著名麻醉学专家俞卫锋教授，在临床和科研工作中形成了以梗阻性黄疸患者的药代动力学、药效动力学的研究方向。获得国家自然科学基金资助 2 项（一项为青年基金，一项为面上项目）；发表学术论文 10 余篇（SCI 论文 5 篇）；2016 年联合第三军医大学鲁开智教授团队获得重庆市科技进步奖一等奖。现任中国医师协会麻醉学医师分会青年委员、中华医学会麻醉学分会麻醉药理学组组员。

同济大学医学院附属同济医院

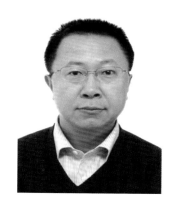

张晓庆，上海市同济医院麻醉科主任，主任医师、副教授、硕士研究生导师。上海市中华医学会麻醉专业分会委员会委员，上海市中国医师协会麻醉科医师分会委员、上海市中西医结合学会麻醉学分会常委、中国胸心血管麻醉学会理事、中国研究型医院学会麻醉学专科分会委员。《临床麻醉学杂志》、《同济大学学报》等杂志的通讯编委，《外科研究与新技术》的青年编委。研究方向：麻醉与认知、麻醉与脏器保护。

从事临床麻醉30年，对心血管手术的麻醉以及疑难重症患者的麻醉和重症监测治疗技术等有着丰富的临床经验。尤其擅长胸外科各种心血管手术麻醉，如体外循环下的冠脉搭桥手术，主动脉置换、法洛四联症的矫正术等；以及各类休克、重危和疑难重大手术的麻醉，如普外科的肝脏巨大肿瘤切除术，泌尿科嗜铬细胞瘤手术麻醉，脑外科动脉瘤夹闭术等；骨科高龄患者的各种骨折手术的麻醉如全髋关节置换术等。

作为第一申请人主持上海市科委引导类项目1项、上海市卫计委课题2项，以第二申请人主持上海卫生系统先进适宜技术推广项目1项，发表学术论文30余篇，其中SCI收录3篇。参编《当代麻醉学》等专著共5部。获批逆行气管插管引导导管、示压气囊气管导管、口面部支撑装置、防漏气面罩及导管内雾化吸入装置等实用新型专利共6项，发明专利2项。

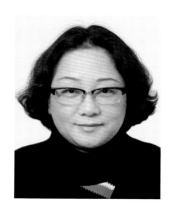

余斌，女，医学博士，副教授，硕士研究生导师，主任医师，同济大学附属同济医院麻醉科副主任。研究方向区域阻滞及老年人麻醉，2011年聘为同济大学硕士生导师，培养毕业研究生4名。作为项目负责人主持上海市科委、卫计委等课题3项，总经费73万元，近五年以第一或通讯作者发表SCI论文7篇，以第一发明人获授权发明专利5项，实用新型专利8项，以第一完成人获"2015年上海医学科技奖三等奖"等。

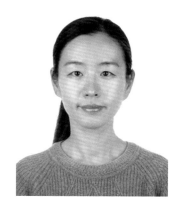

刘健慧，女，医学博士，副主任医师，硕士研究生导师。研究方向为老年麻醉及术后认知功能障碍。目前担任中国心胸血管麻醉学会围手术期基础与转化医学分会全国委员、上海市中西医结合学会麻醉与疼痛专业委员会青年学组会员和上海市医学会麻醉学分会气道学组委员。2016年作为项目负责人主持国家自然科学基金1项，上海市自然基金1项，上海市市科委引导类课题1项。近5年发表学术论文15篇，其中SCI收录6篇。

同济大学医学院附属第十人民医院

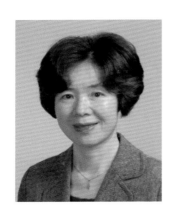

傅舒昆，女，主任医师，教授，麻醉科主任。1982年12月毕业于现东南大学医学院（原南京铁道医学院）医学系。同年分配在铁道部第二工程局中心医院，1985年调入现上海市第十人民医院、同济大学附属第十人民医院麻醉科，历任住院医师、主治医师、副主任医师、副教授、麻醉科副主任、主任医师、教授。2000年任麻醉科主任至今。被评为上海市三八红旗手2次，多次获得局级先进工作者称号。所在科室获上海市"三八"红旗集体，上海市卫生系统红旗文明岗、上海市卫生系统文明班组、上海市卫生系统世博服务品牌创建集体、上海市巾帼文明岗、上海市总工会五一巾帼文明示范岗。连续十六年获医院各类先进集体，长期从事临床麻醉，对老年麻醉、镇痛、疑难、复杂患者的麻醉处理和重症监测、复苏有丰富经验。承担同济大学教学工作。发表论文40余篇；参编著作三部。获局级科技进步三等奖一项，获教育部教学成果优秀奖一项。获国家专利两项。

学术兼职：曾任中国铁道学会医学分会麻醉学组主任委员、中华医学会上海分会麻醉学专业委员会委员。闸北区医学会麻醉学组组长。现任上海中西医结合麻醉与疼痛专业委员会常委；中国医师协会上海麻醉医师分会委员，上海市麻醉质量控制委员会委员、上海市医学会医疗事故技术鉴定专家库成员、上海市浦东新区科技发展基金评审专家。

社会任职：上海市政府采购咨询专家、上海市发改委十二五、十三五医改方案评审专家组成员。第十二届闸北区人大代表；第十二届、十三届、十四届上海市人大代表。上海统战部知识分子联谊会理事。

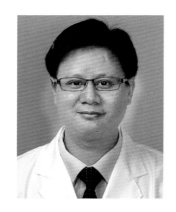

林福清，同济大学附属第十人民医院麻醉疼痛科副主任，副主任医师，博士，2014年成为南京医科大学硕士生导师。上海市医学会疼痛学分会青年委员、秘书，上海市医学会麻醉学分会青年委员，中国心胸血管麻醉学会疼痛学分会全国常委，上海市中西医结合疼痛与麻醉专业委员会青年委员。从事疼痛诊疗10年，以第一作者发表文章10余篇，其中SCI论文6篇，目前承担上海市科委课题3项，卫生局青年基金1项，上海市第十人民医院院内课题3项，获得国家专利3项，参编专著3部。

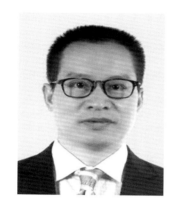

刘立伟，男，出生于 1974 年 1 月，科室副主任，副主任医师，2004 年硕士研究生毕业于第二军医大学，2015 年获得南京医科大学硕士研究生导师资格，暂无培养毕业硕士。目前研究方向：围手术期心肌保护，联系邮箱：liweiliu120@hotmail.com。承担上海市教委重点项目 1 项课题，经费 16 万。至今发表论文 4 篇，其中 SCI 1 篇，IF：1.075。作为译者参与翻译《Hadzic's peripheral nerve blocks and anatomy for ultrasound-guided regional anesthesia》（2nd edition）。

同济大学医学院附属肺科医院

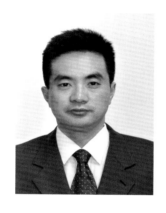

吕欣，博士，博士后，副教授，博士生导师，同济大学附属肺科医院麻醉科主任、针麻研究室负责人、联合教研室主任。中国心胸血管麻醉学会常务理事、中国中西医结合学会麻醉专业委员会全国委员，中国研究型学会麻醉委员会委员、中华医学会麻醉分会气道管理学组委员、上海市麻醉学会委员、上海市医师协会麻醉科医师分会委员、上海市中西医结合麻醉与疼痛委员会委员、国际气道管理学会（IAMS）委员、国家自然科学基金评议专家、教育部科研处科研基金和科技奖励评审专家、上海市卫生局基金评审专家、南通市科技局评审专家、国家级继续教育项目负责人等。从事临床麻醉工作 20 余年，擅长胸科手术麻醉。主要从事围手术期脏器保护、胸科手术麻醉等相关研究，主持国家自然科学基金 3 项、主持部级及上海市等课题 10 余项，负责课题经费 230 余万，发表论文 50 余篇。主编及参编著作 5 部，获得优秀论文奖、军队医疗成果三等奖等 5 项。

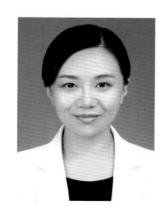

温宗梅，博士，博士生导师，副教授，同济大学附属肺科医院麻醉科副主任医师，同济大学医学院临床实训中心 iSIM 培训导师、中国心胸血管麻醉学会普胸分会全国委员、中国心胸血管麻醉学会麻醉技术创新与推广分会全国委员、发表 SCI 论文 10 余篇，影响因子共 31.237、主持国家自然科学基金青年项目 1 项、浦江人才计划 1 项、上海市自然科学基金 1 项、获国家专利授权 11 项、从事胸科麻醉 11 年、参编著作 3 部、主攻围手术期器官损伤和器官保护的转化研究。

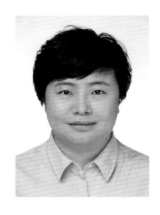

施宏，讲师，硕导，主要研究方向：急性脑损伤机制及神经保护策略研究，在国内外学术期刊上发表论文、综述十余篇，参编论著一本，已授权国家实用新型专利两项。先后获得上海市自然科学基金、复旦大学脑科学院开放式研究基金、上海市肺科医院青年培育基金等项目资助，并入选首届上海市青年医生培训项目。在 2012 年首届东方麻醉学及围手术期医学大会上，获得青年优秀论文评选"一等奖"。

同济大学医学院附属第一妇婴保健院

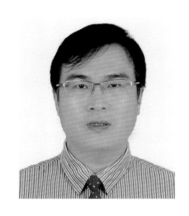

刘志强，男，医学博士，主任医师，副教授。2010 年获得同济大学硕士生导师资格，于 2015 年获得同济大学博士生导师资格。同济大学附属第一妇婴保健院麻醉科主任。中华医学会麻醉学会妇产麻醉学组委员，中国麻醉医师协会委员，上海市麻醉学会委员，妇产麻醉学组组长，上海市中西医结合学会围手术期专委会副主任委员。为国际麻醉与复苏学杂志、上海交通大学学报（医学版）、上海医学等杂志审稿专家。以疼痛与抑郁的共病机制、全麻药发育神经毒性为主要研究方向，先后以第一或通讯作者发表 SCI 论文 12 篇。以第一申请人承担上海市科委课题 2 项，卫计委课题 2 项，其他子课题负责人 3 项。取得国家实用新型专利 3 项。培养硕士研究生 4 名，在读硕士研究生 6 名，在读博士 3 名。

同济大学医学院附属东方医院

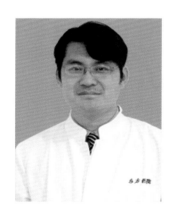

王颖林，主任医师，硕士生导师，东方医院麻醉科现任主任，1998 年河北医科大学本科毕业，2008 年清华大学北京协和医学院医学博士毕业，曾先后于综合性三级甲等医院 - 河北医科大学第二医院、北京协和医院和中南大学湘雅医学院海口医院的麻醉科学习工作，曾在美国耶鲁大学纽黑文医学中心（Yale University New Haven Hospital）、美国维克森林大学医学中心（Wake Forest Baptist Medical Center）的麻醉与危重症医学科访问学习。

近 20 年的临床麻醉工作经验，擅长危急重症患者的麻醉及围手术期处理，精通舒适化医疗的相关保障技术，熟悉常见急慢性疼痛的诊疗。担任中华医学会麻醉学分会青年委员、中国心胸血管麻醉协会委员、中华医学会麻醉分会骨科麻醉学组委员、中国初级创伤救治委员会（PTC）委员、中国药理学会麻醉药理学专业委员会委员、中国中西医结合麻醉分会委员等学术职务。

主持参与国家自然科学基金及省部级科研课题多项,研究方向为严重麻醉并发症的防治、术后认知功能障碍及急慢性疼痛的发生机制等。

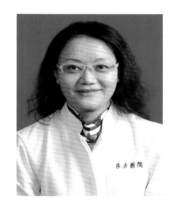

王清秀,麻醉学博士,主任医师,教授,东方医院麻醉科副主任,2015 年晋升同济大学博士生导师。培养研究生 30 余名。从事麻醉学和疼痛治疗学的临床、教学和科研 26 年,擅长危急重症患者的麻醉及围手术期脏器保护;擅长常见急慢性疼痛诊疗和防治;在麻醉及疼痛治疗的神经生物学机制方面有独到见解。担任中华医学会上海市医学会麻醉分会委员、中国心胸血管麻醉学会围手术期基础与转化医学分会全国委员、中国女医师协会麻醉与疼痛专家委员会常委、上海市中西医结合学会围手术期专业委员会委员、上海市中西医结合学会疼痛专科委员会委员、国家教育部科技成果奖励评审专家、国家教育部优秀研究生论文评审专家及博士点基金评审专家;《Inflammation》审稿专家;先后入选上海市浦东新区优秀学科带头人、浦东新区重点专科负责人。主持或参与国家自然基金课题、国家重大基础研究、省部级及市级科研课题 10 余项,发表论著 80 余篇,SCI 论文 20 余篇,获科研成果 5 项。主编及参编教材或专著 4 部。主要研究方向:围手术期脏器保护;急慢性疼痛治疗及其机制研究。

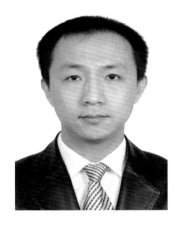

李泉,副主任医师,副教授,博士,2015 年晋升博士生导师,培养研究生多名,发表 SCI 论文十余篇。1991 年考入第二军医大学,2006 年晋升为副教授、副主任医师。自 1999 年至今承担了多项国家自然科学基金,收到美国哈佛大学等多次出国邀请。取得了上海市卫生局、科委"启明星"基金资助,获得军队医疗成果奖、国家发明专利等多项。2007 年入选二军大"5511"人才库,2008 年当选二军大"优秀共产党员"并荣立二等功。擅长大手术及危重病患者麻醉,尤其善于纠正大出血导致的休克、凝血和内环境紊乱、心律失常及防治重要脏器损害。2003 年起顺利完成了小儿活体肝移植、肝肾联合移植等各种移植手术麻醉数百例。精长颈内静脉、桡动脉等穿刺技术。

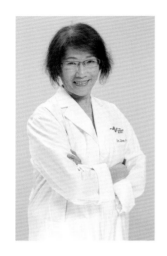

姜桢，教授，博士生导师，1980年就读北京医学院谢荣教授硕士研究生，获医学理学硕士学位，1984年起就职复旦大学附属中山医院麻醉科教授、博士生导师。培养硕士研究生生6人，博士研究生9人。2008年任职同济大学附属东方医院麻醉科主任。从事临床麻醉43年1997年起专职心脏麻醉至今。擅长心脏、心肺移植等各类心脏、老年等疑难、危重患者手术麻醉、术后监测治疗等。曾担任复旦大学附属中山医院教授。带教本科生、进修生、研究生和全国心胸麻醉进修班的有关专业课科研工作：曾主持及参与"输液与肺水"、"控制性降压"、"超声技术在心脏手术中应用"、"血管活性药物对低心排防治"、"心脏手术后呼吸管理"、"体外反搏对冠心病的治疗效应"、"氨力农心脏支持"、"体外灌注肺"、"体外循环期间应激反应防治"、"NO与肺高压""心脏移植麻醉"、"心肺联合麻醉"等方面的课题研究。曾获三次上海市科技进步二等奖，特别是对肺动脉高压的研究以及处理有很高的造诣。

上海中医药大学附属曙光医院

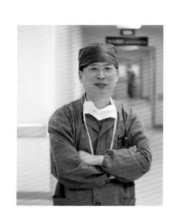

傅国强，男，1959年10月生，主任医师，硕士生导师。现任上海中医药大学附属曙光医院麻醉科主任；曙光医院针麻研究室主任；上海市麻醉质控中心专家委员会委员；上海中西医结合麻醉与疼痛学会副主委。参加麻醉工作30余年，积累了极其丰富的临床麻醉工作经验，擅长各类临床麻醉，特别是危重患者的麻醉管理，疼痛治疗，对于困难气道的处理、锁骨下静脉穿刺技术、肺隔离技术，具有独到的见解和创新性的方法。参与多项课题：（1）973计划项目-肺切除术针刺（复合）麻醉规范化方案及机制研究；（2）十一五国家中医药管理局专病项目——针刺麻醉；（3）上海市卫生局特色优势专科-针刺麻醉；（4）上海市教委——针刺复合麻醉中针刺对脏腑的保护作用研究等。获得国家实用新型专利10项，发表核心期刊论文10余篇，并参与编写《临床麻醉手册》、《外科危急重症抢救程序》及《外科学临床实训》等著作。

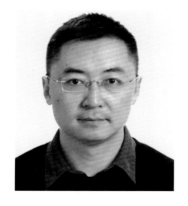

宋建钢，医学博士，副主任医师，2012年于上海交大医学院获硕士生导师资格，已培养硕士生3人，现任上海中医药大学附属曙光医院麻醉科副主任，中国医师协会麻醉学分会临床试验中心主任，中华医学会上海麻醉学分会委员，中国针灸学会针刺麻醉分会全国委员。负责各级课题7项，其中国家自然科学基金2项，上海市科委课题2项，发表SCI论文7篇，其中影响因子>5分的5篇。

上海市各区县中心医院

上海市黄浦区中心医院

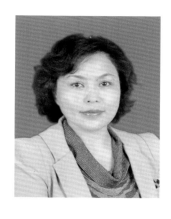

汪春英，女，1959年12月生，中共党员，主任医师，现任黄浦区中心医院麻醉科主任（2001—2017），上海市医学会麻醉科分会第六、七、八、九届委员，第九届委员会基层学组组长；第十届委员会基层协作组副组长；上海市医师协会麻醉科分会委员；上海市医学会中西医结合麻醉与疼痛分会委员；上海市麻醉质控中心黄浦区麻醉质控组组长，黄浦区专业技术拔尖人才，黄浦区中心医院学科带头人。1982年毕业于白求恩医科大学医学系，毕业后在长春市中心医院从事临床麻醉工作，2000年4月人才引进到黄浦区中心医院麻醉科。

主要研究方向：区域阻滞麻醉，老年、危重疑难麻醉，镇痛治疗，超声引导技术。在国内外期刊及各类专业会议发表学术论文50余篇。获市级科技进步三等奖一项，市级科技成果一项，省级新技术二、三等奖各一项，市级新技术二等奖一项。区级医学科技奖一等奖二项。先后获得第二军医大学优秀带教老师；黄浦区第一届医学贡献奖二等奖一项；黄浦区专业技术拔尖人才；上海市三学状元；上海市卫生系统先进个人，全国医药卫生系统先进工作者；上海市劳动模范（二届）；上海市仁心医者杰出专科医师提名奖；科室荣获上海市三八红旗集体、上海市文明班组等称号，是黄浦区医学重点学科。

上海市静安区中心医院

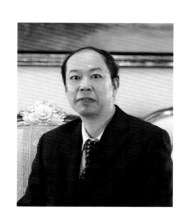

张弛，男，1961年生，中共党员。从事临床麻醉工作30余年。现担任上海市医学会麻醉分会基层学组委员，医疗鉴定专家库成员。擅长神经外科麻醉、各种疑难手术麻醉、危重患者抢救、老年患者麻醉、手术室外麻醉镇静及术后急性疼痛的管理和治疗。在围手术期的患者评估、临床麻醉教学、带教方面有丰富的经验。

上海市静安区闸北中心医院

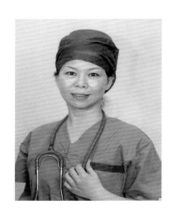

张清，主任医师，硕士研究生导师。毕业于上海第二医科大学临床医学系（现上海交通大学医学院）。2007年—2013年曾任上海市中医医院麻醉科主任。2017年4月赴美国加州大学圣地亚哥分校（UCSD）进修学习。长期从事麻醉学的基础理论研究和临床实践，在老年、危重疑难病例的术前评估、麻醉管理及抢救等方面有较丰富经验。同时能跟踪麻醉学的最新进展，努力提升科室人员的理论素养，提升年轻医师的医疗实践能力；在科研活动中坚持密切结合临床麻醉实际开展临床科研工作，主持市、局级等科研项目四项，医学核心刊物发表论著、论文二十余篇，参编论著一本。

上海市普陀区中心医院

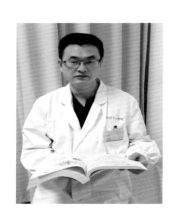

陈武荣，男，1966年8月生，医学博士，主任医师，教授，硕士生导师。现任上海中医药大学附属普陀医院麻醉科主任，上海市中西医结合麻醉与镇痛学会常委，中华医学会上海市疼痛学会委员，上海市麻醉医师协会委员，上海市普陀区麻醉学组组长。主要从事危重病麻醉、急救与复苏，急性呼吸窘迫综合征（ARDS）的诊断处理，特别是肺泡表面活性剂替代治疗和吸入一氧化氮对ARDS的疗效研究。近年来从事创伤失血性休克的临床与实验研究，主持并完成上海市卫生局的研究课题2项。先后负责各级科研项目5项，培养硕士研究生2名，发表相关领域的研究论文20余篇，主持完成国家级继续教育项目《围术期创伤失血性休克器官功能保护的临床进展》一项。

上海市青浦区中心医院

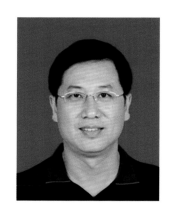

蒋晖，男，汉族，出生于1968年6月，博士，现任复旦大学中山医院青浦分院麻醉科主任，中共党员，1988年毕业于新疆医科大学医疗系麻醉专业。2006年取得博士学位。同年被聘为新疆医科大学副教授，硕士研究生导师，2011年晋升为教授，博士研究生导师，至2012年现培养硕士研究生十九人。2012年调入复旦大学附属中山医院青浦分院麻醉科工作，2013年被聘为复旦大学硕士研究生导师，目前培养研究生一人。

上海市松江区中心医院

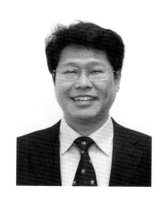

朱涛，男，1965 年出生，主任医师，硕士学位。从事临床麻醉、疼痛诊疗、急救复苏和麻醉教学工作 28 年；2008 年获批贵阳医学院麻醉专业兼职硕士生导师，培养毕业硕士研究生 3 名；2012 年获批南京医科大学麻醉专业硕士研究生导师，培养毕业硕士生 1 名，在培硕士 3 名，另有在职硕士研究生 4 名。获得上海市科委项目 2 项，上海市卫计委项目 1 项；发表 SCI 论文 4 篇；获得获省、区市级科技进步奖一等奖及三等奖 4 项；获区"拔尖人才"荣誉。

上海市徐汇区中心医院

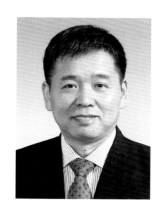

葛春林，男，1962 年生，主任医师。复旦大学附属中山医院徐汇医院副院长，麻醉科主任，江苏大学教授，上海大学客座教授。上海市麻醉质控中心委员，第一届上海市中西医结合学会麻醉与镇痛专业委员会常务委员，麻醉与镇痛专业委员会疼痛学组副组长。《Anesthesiology》中文版编委。毕业于安徽蚌埠医科大学，从事临床麻醉工作 30 余年，2002 年任徐汇区中心医院麻醉科主任，同年建立独立建制的徐汇区中心医院麻醉科。作为学科带头人，带领麻醉科从无到有，迅速成长，创建了管理规范，麻醉技术精湛，具有较高专业学术水平的麻醉科。擅长临床急症的急救处理、各类老年患者的围手术期处理及危重症患者的麻醉管理，在麻醉、疼痛药理学方面也有较高造诣，已完成多项区级科研课题，曾在国内各类核心期刊上发表论文 30 余篇。

张振英，女，1967 年出生，主任医师，副教授，硕士研究生导师，现任中华医学会麻醉分会第 12 届神经外科麻醉学组组委，2016 年 1 月被人才引进至复旦大学附属中山医院徐汇医院，任麻醉科副主任。从事麻醉专业 20 余年，具有扎实的理论基础和专业技能，熟练掌握各种麻醉方法，擅长神经外科手术的麻醉。主持并参与多项研究课题，在国家级、省级刊物发表论文 20 余篇。目前参与人民卫生出版社《神经外科麻醉学》（第 3 版）编写。

上海市杨浦区中心医院

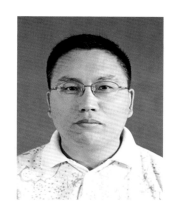

郭旋，麻醉科第一主任兼 SICU 病房主任。上海交通大学医学院医学系毕业，本科学历。从事临床工作 20 余年，副主任医师。擅长临床麻醉、危重症急救及疼痛诊疗。上海麻醉学会委员、上海市麻醉学会重症学组组长。

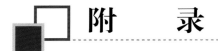

附　录

附录一　各医院基金汇总

年份	医院	课题	第一申请人	金额	类型
2017	上海长征医院	自噬-NRF2信号在神经病理性疼痛发生发展中的作用及调控机制	袁红斌	57万	国家自然科学基金
2017	上海长征医院	Dectin1/Syk信号通路减轻ARDS的机制研究	邹　最	25万	国家自然科学基金
2017	上海长海医院	miR320a/IRAK-M在脓毒症免疫麻痹中的调节机制	卞金俊	60万	国家自然科学基金
2017	上海长海医院	共抑制分子Tim3调控糖代谢介导脓毒症时T细胞功能障碍的机制研究	薄禄龙	58万	国家自然科学基金
2017	上海长海医院	GCN2/ATF4通过调控BDNF介导长春新碱诱导痛觉过敏的机制研究	李　黛	17万	国家自然科学基金
2017	上海长海医院	TFEC对脓毒症中性粒细胞抑制性功能的调控作用和机制研究	易雯婧	17万	国家自然科学基金
2017	上海长海医院	rhomboid家族分子调控小胶质细胞糖酵解在术后认知功能障碍中的作用和机制研究	查燕萍	22万	国家自然科学基金
2016	同济大学附属东方医院	在脓毒症中"整合素β3-CD14通路"正向调节巨噬细胞TLRs功能的机制研究	李　泉	55万	H1511
2016	上海中医药大学附属曙光医院	低氧诱导因子-1α在电针促进应激性溃疡修复中的作用研究	陈文婷	18万	国家自然科学基金青年项目
2016	上海中医药大学附属曙光医院	ATP-P2X4R轴在电针百会穴缓解神经病理性痛中的机制研究	宋　伟	17万	国家自然科学基金青年项目
2016	上海中医药大学附属曙光医院	B淋巴细胞在电针改善中风后迟发性认知功能损害中的作用研究	雍　玥	17万	国家自然科学基金青年项目
2016	上海长征医院	FGF10促星形胶质细胞分泌BMPER发挥脑缺血保护作用及机制研究	李永华	57万	国家自然科学基金
2016	上海长征医院	远端缺血预处理通过GSK-3β信号调控肝缺血再灌注损伤的作用机制研究	傅海龙	58万	国家自然科学基金

续表

年份	医院	课题	第一申请人	金额	类型
2016	上海长海医院	脊髓 Th1 细胞与星形胶质细胞协同促进神经病理性疼痛形成的效应及机制研究	许 华	20 万	上海市自然科学基金
2016	上海长海医院	Sirt3 基因、p38MAPK 信号通路在大鼠脑缺血预适应延迟相中的作用及对紧密连接蛋白的影响研究	许 涛	5 万	上海市卫计委
2016	上海长海医院 / 中山医院 / 瑞金医院 / 肺科医院	可弯曲纤维支气管镜诊疗复合镇静方案的多中心随机对照临床研究	邓小明	200 万	上海市科委科技创新行动医学项目
2016	上海长海医院	中性粒细胞 PD-L1 的胞内信号转导机制及其在急性呼吸窘迫综合征中的作用	王嘉锋	20 万	上海市浦江人才
2016	上海长海医院	单核巨噬细胞 NLRP3 正反馈调控 PD-L1 在脓毒症中的作用及机制研究	孟 岩	5 万	上海市科委
2016	上海长海医院	Rhbdd3 通过调控糖代谢介导脓毒症时 DC 功能障碍的研究	李金宝	57 万	国家自然科学基金青年项目
2016	上海长海医院	细胞外腺苷作为干细胞旁分泌因子的生物学鉴定和功能分析	丁兆平	57 万	国家自然科学基金青年项目
2016	上海长海医院	脓毒症时 PD-L1/CD80 双向应答调控中性粒细胞凋亡与程序性坏死的作用和机制研究	王嘉锋	58 万	国家自然科学基金青年项目
2016	上海长海医院	IGFBP7 对脓毒症小鼠肾小管上皮细胞分裂周期的影响及其机制研究	王晓琳	18 万	国家自然科学基金青年项目
2016	上海市同济医院	调控 CDK5 改善七氟烷神经毒性的信号机制研究	刘健慧	20 万	国家自然科学基金青年项目
2016	上海市第六人民医院	Homer1a 竞争性解聚 mGluR5-Homer 复合体介导吗啡的抗伤害性效应——吗啡耐受的新机制	江 伟	57 万	国家自然科学基金
2016	上海市第六人民医院	心跳骤停 - 心肺复苏后大脑自噬流受损触发神经细胞死亡的作用及机制	崔德荣	58 万	国家自然科学基金
2016	上海市第六人民医院	游泳运动通过调控 leptin 通路抑制巨噬细胞活化从而改善截肢后疼痛的机制研究	杜冬萍	57 万	国家自然科学基金
2016	上海交通大学医学院附属新华医院	"分域隔离"纳米疫苗抗泛耐药肺炎克雷伯菌的作用机制研究	石学银	58 万	国家自然科学基金
2016	上海交通大学医学院附属新华医院	核仁小 RNA-SNORA21 促进自噬在诱导胆囊癌失巢凋亡抵抗中的调控机制和干预策略研究	张明迪	16 万	国家自然科学基金
2016	上海交通大学医学院附属新华医院	探讨鼾症患儿全麻机械通气时合适气道压的个体化评估方法	张成密	2 万	上海市卫计委
2016	上海交通大学医学院附属新华医院	机械通气相关性肺纤维化的新机制—NLRP3-EndMT 通路研究	董文文	20 万	上海市科委
2016	上海交通大学医学院附属仁济医院	丘脑网状核尾部神经元参与丙泊酚全身麻醉机制研究	焦英甫	17.5 万	国家自然科学基金

续表

年份	医院	课题	第一申请人	金额	类型
2016	上海交通大学医学院附属仁济医院	MMP9 介导的 NGF 代谢异常致中枢胆碱能神经损伤—术后认知功能障碍的新机制	苏殿三	57 万	国家自然科学基金
2016	上海交通大学医学院附属仁济医院	术前疼痛易化术后认知功能障碍发生的中脑五羟色胺调控机制	俞卫锋	67 万	国家自然科学基金
2016	上海交通大学医学院附属仁济医院	RNS 诱导肺泡巨噬细胞凋亡促进体外循环术后急性肺损伤启动因子 HMGB1 分泌的机制研究	王祥瑞	60 万	国家自然科学基金
2016	上海交通大学医学院附属第九人民医院	LSD1-Apelin-13 在七氟烷诱导的孕早期胎儿神经系统毒性的作用及其机制研究	姜 虹	57 万	国家自然科学基金
2016	复旦大学附属肿瘤医院	MFHAS1 及其泛素化对脓毒症小鼠 TLR2 信号通路的作用机制研究	钟 静	18 万	国家自然科学基金青年项目
2016	复旦大学附属眼耳鼻喉科医院	七氟醚促进孕早期胚胎干细胞 m6A RNA 甲基化并抑制 hnRNPA2/B1 表达致子代认知功能损伤的机制	李文献	57 万	国家自然科学基金
2016	复旦大学附属眼耳鼻喉科医院	母鼠孕晚期七氟醚麻醉对仔鼠听力及认知功能的损害作用	沈 霞	57 万	国家自然科学基金
2016	复旦大学附属华山医院	七氟烷对海马齿状回神经元增殖与凋亡平衡的影响及其相关分子机制	王英伟	57 万	国家自然科学基金
2015	上海中医药大学附属曙光医院	Foxp3+ 调节性 T 细胞在电针改善脓毒症后期免疫抑制中的作用研究	陈文婷	70 万	国家自然科学基金
2015	上海中医药大学附属曙光医院	内皮型一氧化氮合酶在电针改善脓毒症后认知功能障碍中的作用研究	郭 君	17 万	国家自然科学基金青年项目
2015	上海长征医院	TLR4 依赖的 CX3CR1 内吞触发脓毒症免疫抑制的机制研究	邹 最	20 万	上海市青年科技启明星
2015	上海长征医院	IRG1 在抗 RNA 病毒天然免疫中的调控作用及分子机制研究	李盈科	52 万	国家自然科学基金
2015	上海长海医院	腕踝针用于腹部手术术后多模式镇痛的疗效评价及机制探讨	陈 辉	3 万	上海市卫计委
2015	上海长海医院	LincRNA152 作为脓毒症免疫麻痹潜在生物标志物的分子机制与应用价值	卞金俊	20 万	上海市科委
2015	上海长海医院	LAG3 调控 T 细胞糖代谢在脓毒症中的作用与机制研究	邓小明	72 万	国家自然科学基金
2015	上海长海医院	Treg 细胞中 CD39-CD73- 腺苷代谢通路异常在脓毒症免疫抑制发生中的作用及其机制研究	杨 涛	72 万	国家自然科学基金
2015	上海长海医院	TIGIT/CD155 通路在脓毒症 DC 功能障碍中的作用及机制研究	包 睿	23 万	国家自然科学基金
2015	上海长海医院	MEF2a 在脓毒症时单核巨噬细胞内毒素耐受中的作用与机制研究	邹 云	23 万	国家自然科学基金

续表

年份	医院	课题	第一申请人	金额	类型
2015	上海长海医院	KLF2 调控糖代谢在脓毒症单核巨噬细胞功能低下中的作用和机制研究	朱佳丽	23 万	国家自然科学基金
2015	上海市第六人民医院	miR-9 靶向 TGFBR2 诱导小胶质细胞极化失衡在术后认知功能障中的作用及金刚烷胺的干预新机制研究	张俊峰	68.24 万	国家自然科学基金
2015	上海交通大学医学院附属新华医院	NLRP3-EndMT 途径参与机械通气相关性肺纤维化的机制研究	江来	60 万	国家自然科学基金
2015	上海交通大学医学院附属瑞金医院	Cdk5 磷酸化 NR2B 介导术后疼痛诱发学习记忆损害的机理研究	张晓琴	21 万	国家自然科学基金青年项目
2015	上海交通大学医学院附属仁济医院	SP, CGRP 对骨质疏松性疼痛和骨代谢的影响及相关机制研究	肖洁	23 万	国家自然科学基金
2015	上海交通大学医学院附属仁济医院	激活 Delta 阿片受体减轻肝硬化大鼠缺血再灌注损伤的作用及机制	王苑	23 万	国家自然科学基金
2015	上海交通大学医学院附属仁济医院	辅助 T 细胞分化调节在针刺治疗神经病理痛中的机制研究	陈雪梅	23 万	国家自然科学基金
2015	上海交通大学医学院附属仁济医院	基于线粒体生物发生的雌激素减轻脓毒症相关急性肺损伤作用机制研究	杨中伟	23 万	国家自然科学基金
2015	上海交通大学医学院附属仁济医院	调节性 T 细胞在电针改善脓毒症后期免疫抑制中的作用研究	宋建钢	70 万	国家自然科学基金
2015	上海东方肝胆外科医院	SNL 大鼠脊髓 NOX- •OH / ONOO—p38 通路致小胶质细胞活化分子	李志	22 万	国家自然科学基金
2015	上海东方肝胆外科医院	Bata-arrestin 负调控阿片与 TLR4 通路减轻肝脏缺血再灌注损伤	杨立群	72 万	国家自然科学基金
2014	中国福利会国际和平妇幼保健院	自噬对七氟醚致神经细胞损伤的保护作用分子机制	杨泽勇	23 万	国家自然科学基金青年项目
2014	上海长征医院	背根神经节卫星胶质细胞介导神经病理性疼痛中 Wnt/β-catenin 的分子机制	袁红斌	70 万	国家自然科学基金
2014	上海长征医院	背根神经节卫星胶质细胞 Wnt/β-catenin 调控炎性分子表达在神经病理性疼痛中的机制研究	袁红斌	16 万	上海市教委重点项目
2014	上海长海医院	多粘菌素 B 固化纤维透析对脓毒症患者正负共刺激分子表达的影响	包睿	3 万	上海市卫计委
2014	上海长海医院	Stk38L 蛋白激酶对 Toll 样受体介导的天然免疫反应的调节作用和机制研究	张燕	80 万	国家自然科学基金
2014	上海长海医院	MicroRNA-572 在老年患者术后认知功能障碍中的作用及机制研究	余喜亚	10 万	国家自然科学基金特殊资助项目
2014	上海市第六人民医院	糖尿病性神经痛中经 BDNF/TrkB 通路调控小胶质细胞极化平衡的机制研究	张昕	23 万	国家自然科学基金青年项目

年份	医院	课题	第一申请人	金额	类型
2014	上海交通大学医学院附属新华医院	双靶向纳米化 miRNA-204 治疗心肌缺血再灌注损伤的机制研究	何 斌	73 万	国家自然科学基金
2014	上海交通大学医学院附属新华医院	全麻药对动物幼年期髓鞘发育影响及其机制的研究	王英伟	40 万	上海市科委
2014	上海交通大学医学院附属瑞金医院	雌激素调控椎间盘源性腰痛机制研究	宋小星	23 万	国家自然科学基金青年项目
2014	上海交通大学医学院附属仁济医院	Delta 阿片受体激动剂调控脑缺血/再灌注后星形胶质细胞反应及其机制研究	王舒燕	23 万	国家自然科学基金
2014	上海交通大学医学院附属仁济医院	PI3K-Akt 通路在 kappa 受体激动剂保护新生猪脑缺血再灌注后脑血管自动调节中的作用及机制研究	王震虹	23 万	国家自然科学基金
2014	上海交通大学医学院附属仁济医院	胆碱能受体失衡：急性肺损伤关键启动因子 HMGB1 在体外循环术中异常分泌的新机制	王祥瑞	70 万	国家自然科学基金
2014	上海交通大学医学院附属第九人民医院	miR-27b 调控 Nrf2/NOX4 信号通路在肠缺血再灌注急性肺损伤病理机理中作用	胡 蓉	23 万	国家自然科学基金青年项目
2014	上海交通大学医学院附属第九人民医院	异氟烷通过 mir-9-E-cadherin 影响人胚胎干细胞向神经元发育的分子机制研究	张 磊	23 万	国家自然科学基金青年项目
2014	复旦大学附属肿瘤医院	PD-1/PD-L1 通路介导手术创伤后 T 淋巴细胞功能障碍的机制研究	许平波	69 万	国家自然科学基金
2014	复旦大学附属中山医院	丙泊酚通过抑制突触 tPA 释放致发育期小鼠海马神经元毒性损伤的机制研究	梁 超	25 万	国家自然科学基金青年项目
2014	复旦大学附属华山医院	调节性 T 细胞体外扩增及细胞移植对脑缺血损伤后神经血管单元重建的影响	李佩盈	23 万	国家自然科学基金青年项目
2014	复旦大学附属儿科医院	借助 POMC-EGFP 转基因小鼠开展全身麻醉药物选择性诱导脑内神经元细胞凋亡的机制研究	邓 萌	23 万	国家自然科学基金青年项目
2014	上海东方肝胆外科医院	miR-330 抑制脊髓后角 GABAB 受体功能介导胰腺癌中枢痛敏及其机制研究	陆智杰	88 万	国家自然科学基金
2014	上海东方肝胆外科医院	miR-150 调控内皮祖细胞修复血管内皮介导阻黄血管低反应	俞卫锋	65 万	国家自然科学基金
2014	上海东方肝胆外科医院	梗阻性黄疸导致静脉麻醉药敏感性增高的 GABA/NMDA 受体机制	宋金超	70 万	国家自然科学基金
2013	上海长征医院	CD1d 调控 TLR 触发的天然免疫应答效应及机制研究	李盈科	23 万	国家自然科学基金青年项目
2013	上海长征医院	COX-2 通过内源性 EP 信号系统调控线粒体功能的分子机制及其在肝脏缺血损伤中的作用	傅海龙	23 万	国家自然科学基金青年项目
2013	上海长海医院	Tim3 和 PD-1 信号介导 CD8+ T 细胞功能低下在脓毒症继发感染中的作用及机制研究	邓小明	50 万	上海市科委基础研究

续表

年份	医院	课题	第一申请人	金额	类型
2013	上海长海医院	基于代谢组学的脓毒症与多脏器功能障碍综合征的预警诊断与预后判别研究	邓小明	50万	上海市医学领军人才培养计划
2013	上海长海医院	TRAIL对脓毒症所致多脏器功能障碍综合征时中性粒细胞和NK细胞的调控作用	范晓华	10万	上海市自然科学基金
2013	上海长海医院	肝缺血再灌注血红素加氧合酶1对肝细胞自嗜的调控及其作用	刘　毅	10万	上海市自然科学基金
2013	上海长海医院	基于代谢组学的脓毒症与多脏器功能障碍综合征的预警诊断与预后判别研究	邓小明	20万	上海市医学领军人才项目
2013	上海长海医院	Tim3和PD-1信号介导在脓毒症继发感染中的作用	邓小明	50万	上海市科委基础研究重点项目
2013	上海长海医院	脓毒症时抑制型中性粒细胞的产生机制和功能特征研究	王嘉锋	10万	上海市科委
2013	上海长海医院	PD-1通路对脓毒症患者iNKT细胞功能的影响	万小健	3万	上海市上海市卫计委
2013	上海长海医院	PD-1/PD-L1途径在脓毒症免疫抑制期T细胞凋亡中的作用	李金宝	3万	上海市上海市卫计委
2013	上海长海医院	淋巴细胞活化基金3介导脓毒症时DC和T细胞功能障碍的研究	邓小明	70万	国家自然科学基金
2013	上海长海医院	脓毒症急性肺损伤时HSPA12B在肺微血管内皮细胞中的表达及其作用机制	朱科明	70万	国家自然科学基金
2013	上海长海医院	氧化应激时血红素加氧合酶1对肝细胞自噬的调控作用及机制研究	刘　毅	23万	国家自然科学基金青年项目
2013	上海长海医院	脓毒症时中性粒细胞PD-L1上调机制及其负向调控CD4+T细胞功能的作用研究	王嘉锋	23万	国家自然科学基金青年项目
2013	上海长海医院	共抑制分子Tim3介导CD8+T细胞功能低下在脓毒症继发感染中的作用及其机制研究	薄禄龙	23万	国家自然科学基金青年项目
2013	上海长海医院	脓毒症免疫抑制期单核巨噬细胞Tim4表达上调对Nalp3炎症体活化的影响	刘　征	23万	国家自然科学基金青年项目
2013	上海长海医院	MPP3调节P2X7的分子机制及其在疼痛治疗中的潜在作用研究	刘　佳	23万	国家自然科学基金青年项目
2013	上海市第六人民医院	自噬功能受损引发星形胶质细胞过度活化进而参与糖尿病性神经痛的机制研究	杜冬萍	70万	国家自然科学基金
2013	上海交通大学医学院附属新华医院	自噬在硫化氢心肌保护中的作用及miRNA的调控作用（留学回国基金）	何　斌	3万	国家教委
2013	上海交通大学医学院附属新华医院	前扣带回神经元在神经病理性疼痛中的突触传递机制	赵　璇	23万	国家自然科学基金
2013	上海交通大学医学院附属新华医院	基质金属蛋白酶16调控神经病理性疼痛的机制研究	李昌林	23万	国家自然科学基金

续表

年份	医院	课题	第一申请人	金额	类型
2013	上海交通大学医学院附属新华医院	Renin-Angiotensin System 在介导机械通气所致肺微血管内皮细胞功能障碍中的作用及其机制研究	毛燕飞	70万	国家自然科学基金
2013	上海交通大学医学院附属新华医院	抗氧化剂依达拉奉对 HMGB1 所致肺血管内皮细胞损伤的保护作用及其机制研究	殷 娜	3万	上海市上海市卫计委
2013	上海交通大学医学院附属瑞金医院	异丙酚阻断顺行记忆及增强逆行记忆在 BLA-海马通路中机制的质谱法的蛋白组学及磷酸化蛋白组学的研究	罗 艳	16万	国家自然科学基金
2013	上海交通大学医学院附属瑞金医院	运用分子探针技术探寻异丙酚分子靶点及功能鉴定	于布为	80万	国家自然科学基金
2013	上海交通大学医学院附属瑞金医院	全身麻醉药物干预情绪记忆的机制研究	庄 蕾	23万	国家自然科学基金青年项目
2013	上海交通大学医学院附属仁济医院	中枢胆碱能神经系统退化在手术因素造成的术后认知功能障碍中的作用及其机制研究	苏殿三	70万	国家自然科学基金
2013	上海交通大学医学院附属仁济医院	脂多糖调控 Thy-1(+)肺成纤维细胞表型转变及异常增殖的机制	何征宇	70万	国家自然科学基金
2013	上海交通大学医学院附属仁济医院	IL-18 通路在体外循环术后肝损伤中的作用及瑞芬太尼对该损伤的保护作用研究	田 婕	24万	国家自然科学基金
2013	上海交通大学医学院附属仁济医院	针药复合麻醉在心肺手术的应用及机体保护效应	王祥瑞	367万	国家973项目
2013	上海交通大学医学院附属第九人民医院	TLR4/HIF-1α 干预对创伤失血性休克后急性肺损伤的作用及机制研究	姜 虹	70万	国家自然科学基金
2013	上海交通大学医学院附属第九人民医院	HIF-1α 在异氟烷麻醉致发育期神经凋亡中的作用及信号转导机制	李启芳	70万	国家自然科学基金
2013	上海交通大学医学院附属第九人民医院	异氟烷预处理骨髓间充质干细胞促进其存活和靶向归巢的机制研究	孙 宇	23万	国家自然科学基金青年项目
2013	复旦大学附属肿瘤医院	MFHAS1 通过 ERK 信号转导通路对脓毒症小鼠 T 淋巴细胞的作用及机制的研究	缪长虹	70万	国家自然科学基金
2013	复旦大学附属中山医院	5-甲基胞嘧啶氧化酶 TET2 在氧化应激损伤中的作用及分子机制研究	王 浩	25万	国家自然科学基金青年项目
2013	复旦大学附属中山医院	漫画肝癌	何义舟	15万	上海市科普项目
2013	复旦大学附属眼耳鼻喉科医院	丰富环境对新生小鼠七氟醚多次麻醉后认知功能障碍相关的细胞改变的逆转作用	沈 霞	23万	国家自然科学基金青年项目
2013	复旦大学附属华山医院	Apoptosis signal-regulating kinase 1 是七氟烷抑制小胶质细胞活化的关键分子靶点	王海莲	23万	国家自然科学基金青年项目

续表

年份	医院	课题	第一申请人	金额	类型
2013	上海东方肝胆外科医院	NMDAR 磷酸化抑制在阻塞性黄疸引起机体痛阈升高中的作用	陈前波	23万	国家自然科学基金
2013	上海东方肝胆外科医院	TLR4 通路调控阿片激动剂预处理抗炎与肝保护	杨立群	70万	国家自然科学基金
2012	上海长征医院	NADPH 氧化酶在神经病理性疼痛中的作用和机制	袁红斌	56万	国家自然科学基金
2012	上海长征医院	异丙酚对肺泡 II 型上皮细胞自噬的影响及机制	何星颖	23万	国家自然科学基金
2012	上海长海医院	血浆 microRNA 在老年患者术后认知功能障碍的作用及机制研究	余喜亚	20万	上海市科委基础研究重点项目
2012	上海长海医院	单核巨噬细胞 NLRP3 炎性体途径介导脓毒症免疫炎症反应的调控机制	侯 炯	10万	上海市自然科学基金
2012	上海长海医院	共抑制分子 PD-L1 介导脓毒症树突状细胞分化成熟障碍的研究	李金宝	58万	国家自然科学基金
2012	上海长海医院	Sphk1 通路对二次打击脓毒症模型淋巴细胞凋亡的影响及其机制研究	卞金俊	58万	国家自然科学基金
2012	上海长海医院	TLR2/NOD2 在内毒素致敏巨噬细胞对革兰氏阳性金黄色葡萄球菌反应性中的作用及其机制研究	杨 涛	23万	国家自然科学基金
2012	上海市第一人民医院	兴奋性和抑制性神经网络整合在全身麻醉诱发发育早期中枢神经毒性中的作用及机制	郑吉建	65万	国家自然科学基金
2012	上海市第六人民医院	脊髓 mGluR5 介导的 P2X3 受体激活影响吗啡耐受的机制研究	许 涛	23万	国家自然科学基金
2012	上海市第六人民医院	急性肺损伤时局部 ACE2-Ang1-7-Mas 受体轴的调控作用及其信号转导机制	李颖川	66万	国家自然科学基金
2012	上海市第六人民医院	水通道蛋白在脂肪栓塞综合征发病过程中的作用及机制	王爱忠	70万	国家自然科学基金
2012	上海交通大学医学院附属新华医院	氢对急性肺损伤肺纤维化的作用及其机制的研究	江 来	10万	上海市科委
2012	上海交通大学医学院附属新华医院	肺上皮-间质细胞转化在急性肺损伤肺纤维化中的作用及氢对其调控机制的研究	江 来	70万	国家自然科学基金
2012	上海交通大学医学院附属新华医院	miRNA-204 和 miRNA-1 对缺血再灌注损伤后的心肌自噬的调控机制研究	何 斌	70万	国家自然科学基金
2012	上海交通大学医学院附属新华医院	咪唑安定影响斑马鱼少突胶质细胞发育的机制研究	徐道杰	23万	国家自然科学基金
2012	上海交通大学医学院附属新华医院	全麻药对新生大鼠神经系统表观遗传学影响研究	王英伟	50万	上海市卫计委
2012	上海交通大学医学院附属新华医院	生胃酮和甲氟喹治疗神经病理性疼痛疗效及机制研究	江 来	3万	上海市卫计委

年份	医院	课题	第一申请人	金额	类型
2012	上海交通大学医学院附属瑞金医院	泛素蛋白酶体途径在全麻机制中的作用	陆　菡	20万	国家自然科学基金青年项目
2012	上海交通大学医学院附属仁济医院	苦参甘草组方对肝脏枯夫氏细胞 TNF-α 信号传导途径的双相调节作用及其机理研究	贺　平	58万	国家自然科学基金
2012	上海交通大学医学院附属仁济医院	TLR4 内源性配体 HMGB1 介导体外循环手术后急性肺损伤的机制	王祥瑞	53万	国家自然科学基金
2012	上海儿童医学中心	TGA 疾病状态下依托咪酯和瑞芬太尼的群体药代动力学及两药相互作用对体肺循环阻力和脑氧摄取率的影响	林　琳	23万	国家自然科学基金
2012	上海儿童医学中心	以异丙酚作为工具药基于单心室循环建立混杂生理药代药效学模型	张马忠	70万	国家自然科学基金
2012	复旦大学附属中山医院	联合氧化苦参碱与小剂量干扰素抑制肝癌术后复发的机制研究	居旻杰	23万	国家自然科学基金
2012	复旦大学附属华山医院	七氟醚预处理对脑缺血再灌注损伤后神经血管单元空间构筑的影响及机制研究	余　琼	23万	国家自然科学基金
2012	上海东方肝胆外科医院	活性氧作用于 α 肾上腺受体致阻塞性黄疸血管低反应性	俞卫锋	60万	国家自然科学基金
2012	上海东方肝胆外科医院	肥大细胞 -PAR2-TRPV1 通路在胰腺癌痛机制的研究	陆智杰	68万	国家自然科学基金
2012	上海东方肝胆外科医院	双靶向 PLGA 包裹的新型纳米免疫毒素抗肿瘤作用及机制	李　丽	20万	国家自然科学基金
2012	上海东方肝胆外科医院	梗阻性黄疸对罗库溴铵药物效应学的影响及机制研究	王振猛	20万	国家自然科学基金
2012	上海东方肝胆外科医院	吸入麻醉药加重肝性脑病运动功能损害神经传递机制研究	缪雪蓉	20万	国家自然科学基金
2011	上海长征医院	氢水在脊髓损伤治疗中应用及机制的研究	袁红斌	20万	军队十二五项目
2011	上海长征医院	PAR1 对 PAR2 介导活化的小胶质细胞功能的影响	袁红斌	10万	上海市科学技术委员会科研计划项目
2011	上海长征医院	高位脊髓损伤慢性期心血管功能紊乱的植物神经机制研究	邹　最	20万	国家自然科学基金
2011	上海长海医院	胸腹部战创伤后脓毒症和重要脏器并发症预警诊断的研究	邓小明	40万	全军十二五重点项目
2011	上海长海医院	活性氧在椎间盘突出诱发的根性神经痛中的作用及机制探讨	熊源长	30万	国家自然科学基金
2011	上海市第六人民医院	4 型代谢型谷氨酸受体治疗神经病理性痛的机制研究	王　华	21万	国家自然科学基金
2011	上海交通大学医学院附属新华医院	中成药对新生大鼠全麻药引起的脑功能损伤的保护作用	赵　璇	35万	上海市科委

续表

年份	医院	课题	第一申请人	金额	类型
2011	上海交通大学医学院附属新华医院	钙通道 α2δ1 亚基调控大鼠单关节炎模型炎性痛的机制研究	徐　波	23 万	国家自然科学基金
2011	上海交通大学医学院附属新华医院	七氟烷麻醉对新生鼠树突棘发育及 DNA 甲基化调控机制研究	王英伟	58 万	国家自然科学基金
2011	上海交通大学医学院附属瑞金医院	SUMO 化修饰在全身麻醉药物调节谷氨酸释放中的作用	于布为	35 万	国家自然科学基金
2011	复旦大学附属中山医院	突触外 NMDA 受体与七氟醚促发育期脑神经元凋亡作用的关系	张晓光	22 万	国家自然科学基金
2011	复旦大学附属中山医院	MFHAS1 在脓毒症及 TLR4 信号转导通路中作用机制的研究	缪长虹	58 万	国家自然科学基金
2011	复旦大学附属华山医院	吸入麻醉药诱导神经毒性新机制的研究：线粒体呼吸链的作用	张　军	58 万	国家自然科学基金
2011	复旦大学附属华山医院	OMEGA-3 多不饱和脂肪酸在新生大鼠缺血缺氧性脑损伤中的神经保护作用及机制研究	张雯婷	16 万	国家自然科学基金
2011	上海东方肝胆外科医院	阻塞性黄疸导致吸入全麻药敏感性增高的突触传递机制研究	俞卫锋	28 万	国家自然科学基金
2011	上海东方肝胆外科医院	阻塞性黄疸痛阈升高的临床及机制	陶　勇	20 万	国家自然科学基金
2010	上海长海医院	代谢网络技术早期诊断战创后脓毒症	邓小明	50 万	原总后勤部临床高新技术项目
2010	上海长海医院	脊髓 α2A 肾上腺素受体介导下行抑制系统调控星形胶质细胞活化的机制研究	许　华	30 万	国家自然科学基金
2010	上海长海医院	转录因子 Ets2 对 TLR 介导的 I 型干扰素及 IL27 表达的调节作用	张　燕	31 万	国家自然科学基金
2010	上海交通大学医学院附属新华医院	数字式一体化手术室的研发与产业化（临床应用研究）	陈依君	25 万	上海市科委
2010	上海交通大学医学院附属新华医院	不同粒径纳微米银 / 羟基磷灰石涂层的抗感染性能、生物相容性及细胞毒性机理研究	陈治宇	20 万	国家自然科学基金
2010	上海交通大学医学院附属新华医院	rhEPO 预处理对体外循环心脏手术后肺损伤和肾损伤的保护作用和机理研究	王英伟	20 万	上海市科委
2010	上海交通大学医学院附属瑞金医院	吸入期麻醉药对发育期中枢神经系统不同细胞源 NR2B 受体的影响	罗　艳	21 万	国家自然科学基金青年项目
2010	上海交通大学医学院附属瑞金医院	前扣带皮层星形胶质细胞在神经病理性疼痛发生中的作用	刘　健	22 万	国家自然科学基金青年项目
2010	上海交通大学医学院附属瑞金医院	Ghrelin 调节 Rip2/NF-kB 途径的脓毒症全身炎症反应及机理研究	封小美	21 万	国家自然科学基金青年项目

续表

年份	医院	课题	第一申请人	金额	类型
2010	上海交通大学医学院附属仁济医院	基于贝叶斯估计和广义相加模型分析异丙酚瑞芬太尼的药代药效模型并构建其药效学相互作用的反应曲面模型	张马忠	32万	国家自然科学基金
2010	东方肝胆医院	梗阻性黄疸靶控输注丙泊酚的药效、药代动力学及麻醉药代谢相关酶的研究	宋金超,张马忠(主要参与者)	25万	国家自然科学基金
2010	上海东方肝胆外科医院	可调控慢病毒表达人鼠同源性小 RNA 干扰 NMDA 受体治疗癌痛的研究	吴飞翔	19万	国家自然科学基金
2010	上海东方肝胆外科医院	梗阻性黄疸靶控输注丙泊酚的药效、药代动力学及麻醉药代谢相关酶的研究	宋金超	20万	国家自然科学基金
2009	上海长海医院	战创伤后脓毒症和多器官功能障碍综合征的早期预警研究	邓小明	50万	原总后勤部科技攻关项目
2009	上海长海医院	脓毒症诊断、感染类型及其预后的研究	邓小明	29万	国家自然科学基金
2009	上海长海医院	脓毒症急性肺损伤时血小板 TLR4 在肺微血管内皮细胞损伤中的作用机制研究	朱科明	30万	国家自然科学基金
2009	上海市第六人民医院	丙泊酚引起血管舒张的 PKCs-eNOS-N0 信号通路机制	王 莉	31万	国家自然科学基金
2009	上海市第六人民医院	脊髓代谢型谷氨酸 5 受体参与吗啡耐受的信号机制研究	江 伟	32万	国家自然科学基金
2009	上海交通大学医学院附属新华医院	miRNA-1 和 miRNA-133 在缺血后处理的心肌保护机制中的调控作用研究	何 斌	19万	国家自然科学基金
2009	上海交通大学医学院附属新华医院	全麻药对儿童智力影响的基础与临床研究	王英伟	20万	上海市科委
2009	上海交通大学医学院附属新华医院	对大型实验动物不同麻醉方法的比较评价研究	赵 璇	20万	上海市科委
2009	上海交通大学医学院附属新华医院	αvβ5 整合素与 RhoA/ROCK 信号转导通路介导肠缺血再灌注诱发肺损伤的机制研究	毛燕飞	20万	国家自然科学基金
2009	上海交通大学医学院附属仁济医院	挥发性吸入麻醉药对体外循环大鼠认知功能的影响及其机制研究	苏殿三	20万	国家自然科学基金
2009	上海交通大学医学院附属第九人民医院	HIF-1α 在异氟烷预处理神经细胞保护中的作用和机制研究	李启芳	23万	国家自然科学基金青年项目
2009	复旦大学附属中山医院	地氟醚预处理对内皮细胞缺氧复氧损伤影响分子网络调控机制	朱 彪	31万	国家自然科学基金
2009	复旦大学附属眼耳鼻喉科医院	神经肌接头阻滞差异性在术中面神经监测的应用基础研究	陈莲华	34万	国家自然科学基金
2009	上海东方肝胆外科医院	蛋白活化受体 2 在胰腺癌痛发生机制的作用研究	陆智杰	17万	国家自然科学基金

年份	医院	课题	第一申请人	金额	类型
2008	上海长征医院	P2X4 受体参与神经病理性疼痛机制的研究	袁红斌	16 万	上海市自然科学基金
2008	上海长海医院	GLPs 在促进腹膜间皮细胞损伤修复及对抗腹膜纤维化中的作用	许华	10 万	上海市科委
2008	上海交通大学医学院附属新华医院	转基因研究钠通道 β 亚基在神经病理性疼痛发病机制中的作用	王英伟	35 万	国家自然科学基金
2008	上海交通大学医学院附属新华医院	补体活化与 RhoA/ROCK 信号通路在呼吸机相关性肺损伤中的作用研究	江来	8 万	上海市教委
2008	上海交通大学医学院附属新华医院	全麻药对儿童智力及小鼠海马神经元发育的影响	王英伟	15 万	上海市教委
2008	复旦大学附属中山医院	异丙酚抗凋亡作用与内质网应激的关系研究	薛张纲	30 万	国家自然科学基金
2008	复旦大学附属中山医院	TLR4 基因多态性与脓毒血症易感性相关性的研究	缪长虹	28 万	国家自然科学基金
2008	上海东方肝胆外科医院	Toll 受体 - 内源性保护蛋白通路参与异氟醚肝脏保护作用的机制研究	吕欣	17 万	国家自然科学基金
2007	上海交通大学医学院附属新华医院	转基因和基因沉默研究钠通道 β 亚基参与神经病理性疼痛的机制	王英伟	10 万	上海市教委
2007	上海交通大学医学院附属新华医院	围术期因素对儿童全麻术后早期认知行为影响的研究	吴镭	1.5 万	上海市卫计委
2007	上海交通大学医学院附属瑞金医院	蛛网膜下腔注射 VEGF 转染骨髓间充质干细胞治疗脊髓缺血	顾卫东	28 万	国家自然科学基金
2007	上海交通大学医学院附属瑞金医院	GIRK2 参与雌激素调节痛觉信息传递调制的机理研究	赵欣	22 万	国家自然科学基金青年项目
2007	上海交通大学医学院附属瑞金医院	脊髓背角神经细胞钾氯共转运体和碳酸酐酶在阿片类药物痛觉过敏机制中作用的研究	于布为	28 万	国家自然科学基金
2007	上海交通大学医学院附属仁济医院	Delta 阿片受体对于深低温停循环脑损伤中的作用及其信号转导机制的研究	王祥瑞	30 万	国家自然科学基金
2007	上海交通大学医学院附属仁济医院	基于心脏手术的针麻镇痛理论及其作用机制研究	王祥瑞	295 万	973
2007	上海东方肝胆外科医院	CYP3A 和 MDR1 基因多态性与 FK506 代谢相关性研究	杨立群	22 万	国家自然科学基金
2006	上海长征医院	小剂量阿片类药物用于战伤后局部镇痛的可行性研究	袁红斌	10 万	全军医药卫生科研基金
2006	上海长海医院	加巴喷丁对慢性神经病理性疼痛作用的研究	熊源长	10 万	上海市科委
2006	上海长海医院	连续性血液净化技术在战创伤后多器官衰竭中的作用及机制研究	邓小明	15 万	全军十一五科研项目

续表

年份	医院	课题	第一申请人	金额	类型
2006	上海交通大学医学院附属新华医院	转基因和基因沉默研究钠通道亚基参与神经病理性疼痛的机制	王英伟	10万	国家自然科学基金
2006	上海交通大学医学院附属瑞金医院	RU486可诱导式β-内啡肽基因空壳腺病毒治疗癌痛的研究	尤圣武	25万	国家自然科学基金青年项目
2006	复旦大学附属华山医院	吸入麻醉药七氟烷对缺血性脑损伤保护作用的新分子机制研究	梁伟民	25万	国家自然科学基金
2005	上海长征医院	小剂量阿片类药物外周镇痛机理的基础和临床研究	袁红斌	10万	上海市上海市卫计委科研
2005	上海交通大学医学院附属新华医院	神经性疼痛中钠离子通道β亚基对α亚基的调控作用	王英伟	15万	上海市科委
2005	上海交通大学医学院附属新华医院	白玉兰科技人才基金	王英伟	2万	上海市科委
2005	上海交通大学医学院附属瑞金医院	全麻药物对学习记忆功能影响的实验研究	薛庆生	21万	国家自然科学基金青年项目
2004	上海长海医院	神经性疼痛中钠离子通道β亚单位的可塑性和功能研究	王英伟	19万	国家自然科学基金
2004	复旦大学附属中山医院	用于后基因组研究的锗硅量子点蛋白矩阵	方琰	21万	国家自然科学基金
2001	上海长海医院	静脉麻醉药对心肌缺血再灌注损伤的保护作用及其机制研究	徐美英	10万	军队医药科研基金
2001	上海长海医院	部分液体通气对ARDS的治疗作用及其机制研究	邓小明	10万	军队医药科研基金
2001	上海东方肝胆外科医院	果蝇吸入麻醉药敏感基因的筛选与克隆	曹云飞	17万	国家自然科学基金
2000	上海交通大学医学院附属仁济医院	针刺辅助低温对缺血再灌注心肌的保护作用	王祥瑞	15万	国家自然科学基金
2000	上海东方肝胆外科医院	核因子NF-κB介导供肝损伤的机制及其针对性防治研究	曹云飞	14万	国家自然科学基金
1999	上海东方肝胆外科医院	靶向器官自控性抗炎基因治疗	李泉	11万	国家自然科学基金
1997	上海交通大学医学院附属仁济医院	电针刺激对心内直视术心肌保护功能的研究	王祥瑞	10万	国家自然科学基金
1994	上海长海医院	兴奋性氨基酸非NMDA拮抗剂对脑缺血再灌注损伤的保护及机制	侯炯	5.5万	国家自然科学基金
1994	上海长海医院	吸入麻醉药肝毒性与肝线粒体功能及膜分子机制的研究	俞卫锋	7万	国家自然科学基金
1992	上海长海医院	卤代类吸入麻醉药的肝毒性研究	俞卫锋	3.5万	国家自然科学基金
1991	上海长海医院	兴奋性氨基酸类神经递质在脑缺血再灌注损伤中的作用	邓小明	2.5万	国家自然科学基金
1990	上海长海医院	麻醉对内源性阿片肽的影响	王新华	2万	国家自然科学基金

附录二　各医院 SCI 汇总

年份	医院	刊物	第一作者	通讯作者
2017	上海儿童医学中心	Sci Rep	Wang YX	Zhang MZ
2017	上海儿童医学中心	J NEUROCHEM	Fu B	Zhang MZ
2017	上海长征医院	Purinergic Signal	Jian Li	Zhenghua Xiang/ Hongbin Yuan
2017	上海长征医院	Sci Rep	Jian Li, Guoying Deng, Haowei Wang	Xiaoping Zhang/ Hongbin Yuan
2017	上海长征医院	Pain Med.	Jian Li	Zhenghua Xiang/ Hongbin Yuan
2017	上海长征医院	Sci Rep	Rui Yang, Wei Chen, Ye Lu	Xin Dong/ Hongbin Yuan
2017	复旦大学附属华东医院	Can J Anaesth	Shenye Gu	Weidong Gu
2017	上海市胸科医院	Stem Cells Dev	Qiliang Jiang	Yingwei Wang, Xueyin Shi
2017	复旦大学附属华山医院	Neurotox Res	Bin Liu	Jun Zhang
2017	上海市同济医院	*Int J Med Sci*	蔡光玉	余斌
2017	上海市同济医院	Neurochem Res	刘健慧	王培军
2017	同济大学附属杨浦医院	Journal of Zhejiang University SCIENCE B	嵇承栋	嵇承栋
2017	复旦大学附属中山医院		陆珠凤，柳双，易勇	邱双健
2017	中国福利会国际和平妇幼保健院	Scientific Reports	Yang ZY	Yang ZY
2017	上海中医药大学附属曙光医院	BMC Anesthesiol	王剑	宋建钢
2017	上海市第六人民医院	J Gerontol A Biol Sci.	郭勇	江伟
2017	上海市第六人民医院	Colloids Surf B Biointerfaces	外院	崔德荣，外院
2017	上海交通大学医学院附属瑞金医院	Anesth Analg.	Xia Y	Yu B
2017	上海交通大学医学院附属瑞金医院	Pain Physician.	Cao S	Yu B
2017	上海交通大学医学院附属瑞金医院	J Surg Res.	Li Y，Wang F	Luo Y.
2016	上海儿童医学中心	Paediatr Anaesth	Peng ZZ	Sun Y
2016	上海儿童医学中心	Int J Dev Neurosci	Gong XR	Zhang MZ
2016	上海儿童医学中心	Anesth Analg	Shen Y	Zhang MZ
2016	上海儿童医学中心	Med Sci Monit	Jing LH	Zhang MZ

续表

年份	医院	刊物	第一作者	通讯作者
2016	上海儿童医学中心	Transl Perioper Pain Med	Chang J	Zhang LM
2016	上海长征医院	J Clin Biochem Nutr	Ye Lu, Rui Yang	Fei Peng/Hongbin Yuan
2016	上海长征医院	Pain Med.	Xiangnan Li	Hongbin Yuan
2016	上海长征医院	Sci Rep.	Yong-Hua Li, Hai-Long Fu, Mou-Li Tian	Xu-Hui Zhou/Hong-Bin Yuan
2016	上海长征医院	Am J Transl Res	葛欣雨	邹最
2016	上海长征医院	The Cochrane database of systematic reviews.	邹最	石学银
2016	上海长征医院	PLoS pathogens.	张思琼, 邹最	姜远英, 安毛毛
2016	上海长征医院	Sci Rep	刘伟, 邹最	姜远英, 安毛毛
2016	上海儿童医学中心	Paediatr Anaesth	Miller J	Miller J
2016	上海长海医院	Biomed Pharmacother	金培培, 薄禄龙	卞金俊
2016	上海长海医院	Med Sci Monit	张旭, 黎娜, 孟岩	邓小明
2016	上海长海医院	J Surg Res	朱雪娇, 邹云, 王冰	李金宝, 邓小明
2016	上海长海医院	Int J Mol Med	包睿, 水锹崎	杨涛
2016	上海长海医院	Sci Rep	张旭, 黎娜, 邵韩, 孟岩	邓小明
2016	上海长海医院	Am J Transl Res	包睿, 侯炯, 李岩	杨涛, 朱晓燕
2016	上海长海医院	J Surg Res	康秋香, 陈依	朱科明
2016	上海长海医院	Int Immunopharmacol	费苗苗, 解群, 邹云	李金宝, 邓小明
2016	上海长海医院	Mediators Inflamm	隋大鸣, 解群	王嘉锋, 邓小明
2016	上海长海医院	Med Sci Monit	王嘉锋, 李博	邓小明
2016	上海长海医院	J Neurosurg Anesthesiol	王嘉锋, 许小平	邓小明
2016	上海长海医院	Biochem Biophys Res Commun	何荣, 王丽萍, 朱佳丽	李金宝, 邓小明
2016	上海长海医院	Biochim Biophys Acta	任建东	刘毅, 任建东
2016	上海长海医院	Neuroscience	崔进, 陈晓	侯炯, 苏佳灿
2016	上海长海医院	Oxid Med Cell Longev	张建海	邓小明
2016	上海长海医院	Neurochem Res	李黛, 陈辉	夏薇, 熊源长
2016	上海长海医院	Neurochem Res	吕虎, 陈辉, 徐娟娟	熊源长
2016	上海长海医院	Int J Clin Exp Med	程志军	熊源长
2016	复旦大学附属儿科医院	Acta Anaesthesiologica Scandinavica	周志坚	郑珊
2016	复旦大学附属儿科医院	Am J Transl Res	史琪清	方浩
2016	复旦大学附属儿科医院	Med Sci Monit	史昊鸿	罗兴晶
2016	复旦大学附属华山医院	Int J Dev Neurosci	Hongyan Xiao	Jun Zhang

续表

年份	医院	刊物	第一作者	通讯作者
2016	复旦大学附属华山医院	World Neurosurg	Xiaofeng Lin	Hongzhi Xu
2016	复旦大学附属华山医院	Neuroimage.	Zirui Huang, Jun Zhang, Jinsong Wu	Zirui Huang, Jun Zhang
2016	复旦大学附属华山医院	Mol Brain	Liqing Ma	Yingwei Wang
2016	复旦大学附属华山医院	Anesthesiology	Yingwei Wang	Yingwei Wang
2016	复旦大学附属华山医院	Acta Neurochir Suppl.	Hailian Wang	Yanqin Gao
2016	复旦大学附属华山医院	Trials	Xixue Zhang	Weidong Gu
2016	复旦大学附属华山医院	Acupunct Med	Weidong Gu	Zhaoxin Wang
2016	上海市第一妇婴保健院	J Obstet Gynaecol Res	徐振东, 沈富毅	刘志强
2016	上海市第一妇婴保健院	Int J Clin Exp Med	徐振东	刘志强
2016	上海市第一妇婴保健院	Int J Clin Exp Med	倪秀, 刘志强	刘志强
2016	上海市第一妇婴保健院	Int J Clin Exp Med	李海冰	刘志强
2016	上海市浦东医院	J Anesth Perioper Med	Baoji Hu, Jian Xu, Xiaohong Zhao	Lulong Bo, Hongwei Duan
2016	上海市浦东医院	Medicine（Baltimore）	Baoji Hu, Chengbao Li, Mengzhi Pan	Hongbin Yuan, Hongwei Duan
2016	上海市浦东医院	J Clin Anesth	Pengcheng Xie, Zhanfang Li	Zhanfang Li, Zhongyi Tian
2016	上海交通大学医学院附属同仁医院	Neuroscience Letters	王舒燕	张光明
2016	上海交通大学医学院附属同仁医院	Health and Quality of Life Outcomes	唐坤	吴斌
2016	上海交通大学医学院附属同仁医院	molecular neurobiology	董静	张俊杰
2016	上海市同济医院	*Int J Clin Exp Med*	黄永	余斌
2016	上海市同济医院	*Medicine*	余斌	余斌
2016	上海市普陀区中心医院	Drug Design，Development and Therapy	Qiang Ni	Wurong Chen
2016	新华医院崇明分院	intel J Cli and Exp Med	程志军	熊源长
2016	复旦大学附属中山医院	MOLECULAR MEDICINE REPORTS	江凌慧	冒海蕾, 薛张纲
2016	复旦大学附属中山医院	International Journal of Clinical and Experimental Medicine	熊万霞	葛圣金
2016	复旦大学附属中山医院	International Journal of Clinical and Experimental Medicine	李军科	陈伟, 葛圣金
2016	复旦大学附属中山医院	The Kaohsiung Journal of Medical Sciences	韩潮	葛圣金
2016	复旦大学附属中山医院	Renal Failure	王浩, 黄凝	王浩
2016	复旦大学附属中山医院	Journal of cellular and molecular medicine	宋东莉	王向东, 方浩

续表

年份	医院	刊物	第一作者	通讯作者
2016	复旦大学附属中山医院	American journal of translational research	熊波，史琪清	方浩
2016	复旦大学附属中山医院	International journal of clinical and experimental medicine	徐威，张弩	方浩
2016	复旦大学附属中山医院	Drug design，development and therapy	郭克芳	仓静
2016	复旦大学附属中山医院	Experimental and Therapeutic Medicine	王丽	仓静
2016	复旦大学附属中山医院	Experimental and Therapeutic Medicine	李华	仓静，薛张纲
2016	复旦大学附属中山医院	cellular physiology and biochemistry	陶振钢	廖庆武
2016	复旦大学附属中山医院	Journal of Cellular and Molecular Medicine	王慧琳，刘华	方浩
2016	复旦大学附属中山医院	Journal of Thoracic Disease	凌晓敏，方芳	仓静
2016	复旦大学附属中山医院	life sciences	方芳，林文冬	仓静
2016	复旦大学附属中山医院	Bosn J Basic Med Sci.	严欢	王浩
2016	复旦大学附属中山医院	springer plus	梁超	梁超
2016	复旦大学附属中山医院	Medicine	翁美琳，丁明	缪长虹，丁明
2016	上海市东方医院	Scientific Reports	童尧	李泉
2016	上海市东方医院	Molecular Medicine	金淑清	李泉
2016	上海市东方医院	Scientific Reports	陈志霞	李泉
2016	上海市东方医院	J Pain Relief	张浩	王清秀
2016	上海市东方医院	EC Pharmacology and Toxicology	张浩	王清秀
2016	上海市东方医院	Anat Physiol	张浩	王清秀
2016	上海市东方医院	Anat Physiol	原源	王清秀
2016	上海市东方医院	Cell and tissue research	易秀文	王清秀
2016	复旦大学附属眼耳鼻喉科医院	Rhinology	乔晖	沈霞
2016	复旦大学附属眼耳鼻喉科医院	OTOL NEUROTOL	刘婷洁	沈霞
2016	复旦大学附属眼耳鼻喉科医院	PLoS One	徐睿	李文献
2016	复旦大学附属眼耳鼻喉科医院	Cell Tissue Res	仪修文，蔡一榕	李文献
2016	复旦大学附属眼耳鼻喉科医院	Anaesth Intensive Care	陈凯铮	沈霞
2016	复旦大学附属肿瘤医院	Vascul Pharmacol	朱敏敏，丁娟	缪长虹
2016	复旦大学附属肿瘤医院	Oncotarget	翁梅琳	缪长虹
2016	复旦大学附属肿瘤医院	Oncology reports Oncology reports	申丽华，林琼华	缪长虹
2016	复旦大学附属肿瘤医院	Medicine（Baltimore）	翁梅琳	缪长虹

年份	医院	刊物	第一作者	通讯作者
2016	复旦大学附属肿瘤医院	Plast Reconstr Surg	楼菲菲	缪长虹
2016	复旦大学附属肿瘤医院	Anaesthesia	徐亚军	缪长虹
2016	复旦大学附属肿瘤医院	Oncotarget	陈万坤	缪长虹
2016	复旦大学附属肿瘤医院	J Integr Oncol	程潜	缪长虹
2016	复旦大学附属肿瘤医院	Kaohsiung J Med Sci	赵燕君	朱赟
2016	复旦大学附属肿瘤医院	Fundamental & Clinical Pharmacology	王家强	朱赟
2016	复旦大学附属肿瘤医院	J Clin Anesth	陆文清	缪长虹
2016	复旦大学附属肿瘤医院	Am J Transl Res	熊波	缪长虹
2016	中国福利会国际和平妇幼保健院	Am J Transl Res.	zifeng Xu	zifeng Xu
2016	中国福利会国际和平妇幼保健院	International Journal of Developmental Neuroscience	Xiaoyu Zhang	Xuan Zhao
2016	中国福利会国际和平妇幼保健院	American Journal of Translational Research	Meng Q	Wang YD
2016	中国福利会国际和平妇幼保健院	European Review for Medical and Pharmacological Sciences	Yang ZY，Meng Q	Yang ZY
2016	上海市儿童医院	Journal of Clinical Monitor and Computer.	Zhiqing Gu	Lianhua Chen
2016	上海中医药大学附属曙光医院	Scientific Reports	张娟	宋建钢
2016	上海交通大学医学院附属新华医院	molecular brain	张婷婷	赵璇
2016	上海交通大学医学院附属新华医院	J Clin Anesth.	杨理巧	李静洁
2016	上海交通大学医学院附属新华医院	Behav Brain Res	李轶	毛燕飞
2016	上海交通大学医学院附属新华医院	medical science monitor	董文文	江来
2016	上海交通大学医学院附属新华医院	Anesthesiology	陈治宇	王英伟
2016	上海交通大学医学院附属新华医院	International Journal of Nursing Practice	王丽娟	陈皎
2016	上海交通大学医学院附属新华医院	Behav Brain Res	李轶	殷娜
2016	上海交通大学医学院附属新华医院	Biochem Biophys Res Commun	Yu QH	殷娜
2016	复旦大学附属妇产科医院	J Clin Monit Comput	孙申	黄绍强
2016	复旦大学附属妇产科医院	Kaohsiung J Med Sci	韩潮	黄绍强
2016	上海交通大学医学院附属仁济医院	Journal of Geriatric Cardiology	Xiao-Dong WANG1 and Xu-Min ZHANG	Ya-Ling LIU

续表

年份	医院	刊物	第一作者	通讯作者
2016	上海交通大学医学院附属仁济医院	Int J Clin Exp Med	Yin Gong	Yongming Chen
2016	上海交通大学医学院附属仁济医院	Med Gas Res	Pei-ying Li	Wei-feng Yu
2016	上海交通大学医学院附属仁济医院	Mediators of Inflammation	Yaling Liu	Liqun Yang and Hui Zhu
2016	上海交通大学医学院附属仁济医院	Neuropeptides	Jie Xiao	Zhanchun Li
2016	上海交通大学医学院附属仁济医院	Brain Res	Jihua Xin	Zhenhong Wang
2016	上海交通大学医学院附属仁济医院	Scientific Reports	Wei Xuan	Daqing Ma
2016	上海交通大学医学院附属仁济医院	Scientific Reports	Ya-wei Yuan1 and Long Wang	Da-xiang Wen and Wei-feng Yu
2016	上海交通大学医学院附属仁济医院	Mediators of Inflammation	Yanhua Zhao, Lili Huang, and Huan Xu	Liqun Yang and Diansan Su
2016	上海交通大学医学院附属仁济医院	Medical Gas Research	Hailian Wang and Peiying Li	Yanqin Gao and Weifeng Yu
2016	上海东方肝胆外科医院	Scientific Reports	王龙	俞卫锋
2016	上海东方肝胆外科医院	PloS one	吴飞翔	俞卫锋, 刘仁玉
2016	上海市第六人民医院	SCIENTIFIC REPORTS	崔德荣, 外院	崔德荣, 外院
2016	上海市第六人民医院	CELLULAR PHYSIOLOGY AND BIOCHEMISTRY	周慧轩, 汪燕	王莉
2016	上海市第六人民医院	APOPTOSIS	曹永梅, 外院	李颖川
2016	上海市第六人民医院	NANOTECHNOLOGY	袁子茗, 外院	封启明, 外院
2016	上海市第六人民医院	INTERNATIONAL JOURNAL OF MOLECULAR SCIENCES	章怡苇, 田鲲	王爱忠
2016	上海市第六人民医院	ARCHIVES OF GERONTOLOGY AND GERIATRICS	郭勇, 外院	江伟, 外院
2016	上海市第六人民医院	JOURNAL OF INTERNATIONAL MEDICAL RESEARCH	郭勇, 贾佩玉	江伟
2016	上海市第六人民医院	Journal of Clinical Anesthesia	赵霖霖, 张俊峰	江伟
2016	上海市第六人民医院	SCIENTIFIC REPORTS	李颖川	江伟
2016	上海市第六人民医院	NEUROPSYCHIATRIC DISEASE AND TREATMENT	郭勇, 外院	郭勇, 江伟
2016	上海市第六人民医院	ACTA BIOCHIM BIOPHYS SIN（SHANGHAI）	徐永明, 外院	杜冬萍
2016	上海交通大学医学院附属瑞金医院	Exp Ther Med.	Dong R.	Yu W.

续表

年份	医院	刊物	第一作者	通讯作者
2016	上海交通大学医学院附属瑞金医院	Sci Rep.	Tao G，Luo Y	Yu B
2016	上海交通大学医学院附属瑞金医院	Biomed Res Int.	Tao G	Yu B
2016	上海交通大学医学院附属瑞金医院	Am J Transl Res.	Wang Y	Yu B
2016	上海交通大学医学院附属瑞金医院	Pain Physician.	Zhang Y，Yu T	Yu B
2016	上海交通大学医学院附属瑞金医院	Biomed Res Int.	Tao G，Xue Q，Luo Y	Yu B
2016	上海交通大学医学院附属瑞金医院	Brain Res.	Jia L	Yu B
2016	上海交通大学医学院附属瑞金医院	Curr Med Res Opin.	Yu B，Ouyang B	Wu X
2016	上海交通大学医学院附属瑞金医院	Clin Neurophysiol.	Tu Y，Yu T	Yu B
2016	上海交通大学医学院附属第九人民医院	J CELL MOL MED	张磊	陈志峰，姜虹
2016	上海交通大学医学院附属第九人民医院	J CELL MOL MED	外院，刘华	外院
2016	上海交通大学医学院附属第九人民医院	Biomedicine & Pharmacotherapy	陆艺	严佳，姜虹
2016	上海交通大学医学院附属第九人民医院	Arch Gerontol Geriatr	郭勇	姜虹，江伟
2016	上海交通大学医学院附属第九人民医院	J INT MED RES	郭勇	江伟
2016	上海长征医院	Sci Rep	He XY	Fan J，Shi xy
2016	上海长征医院	Medicine	He XY	Yuan HB，Shi XY
2015	上海市东方医院	BioMed Research International	赵宇鹏	沈霞
2015	上海长征医院	Biomed Chromatoqr.	Ye Lu	Hongbin Yuan
2015	上海长征医院	Biochem Biophys Res Commun.	Yonghua Li	Hongbin Yuan
2015	上海长征医院	Int J Clin Exp Med.	Xiangnan Li，Miao Zhou，Xuan Shi	Hongbin Yuan
2015	上海长征医院	Am J Transl Res	李立平，安毛毛	邹最，姜远英
2015	上海长征医院	Can J Anaesth	刘珍秀	邹最
2015	上海交通大学医学院附属新华医院	Pediatric Anesthesia	葛晓利，陶静茹	王英伟
2015	上海交通大学医学院附属新华医院	anesthesia & analgesia	杜溢	王英伟

续表

年份	医院	刊物	第一作者	通讯作者
2015	上海交通大学医学院附属新华医院	Acta Cirurgica Brasileira	杨理巧	李静洁
2015	上海交通大学医学院附属新华医院	ASN Neuro	陈冲,沈峰岩,赵璇	王英伟
2015	上海交通大学医学院附属新华医院	Molecular Pain	沈峰岩,陈治宇	王英伟
2015	上海交通大学医学院附属新华医院	Anesthesiology	陈治宇,沈峰岩,江来	王英伟
2015	上海交通大学医学院附属新华医院	Mol Med Rep	杨周晶	赵璇
2015	上海交通大学医学院附属新华医院	J Anesth	张虓宇	赵璇
2015	上海交通大学医学院附属新华医院	ASN Neuro	陈冲,沈峰岩,赵璇	王英伟
2015	上海交通大学医学院附属新华医院	Crit Care	何斌,徐波	王英伟
2015	上海交通大学医学院附属新华医院	Crit Care	李丽霞	何斌
2015	上海交通大学医学院附属新华医院	Behav Brain Res	李轶	毛燕飞
2015	上海交通大学医学院附属新华医院	GMR	张艳	杜隽铭
2015	上海交通大学医学院附属新华医院	GMR	阮正上	江来
2015	上海交通大学医学院附属新华医院	Free Radic Biol Med	董文文	江来
2015	上海交通大学医学院附属新华医院	Clin Nutr	张云倩	江来
2015	上海交通大学医学院附属新华医院	Evid Based Complement Alternat Med	杨悦橙	马珂
2015	上海交通大学医学院附属新华医院	Int J Clin Exp Med	谢伟霖	陈治宇
2015	上海交通大学医学院附属新华医院	Anesth & Analg	杜溢	王英伟
2015	上海长海医院	Biomed Res Int	许小平,余喜亚	王嘉锋,邓小明
2015	上海长海医院	BMC Anesthesiol	杨宇光,胡良皓	王嘉锋,邓小明
2015	上海长海医院	Anesthesiology	王嘉锋,李金宝,赵燕君	邓小明
2015	上海长海医院	Int J Clin Exp Med	Xia YF	邓小明

续表

年份	医院	刊物	第一作者	通讯作者
2015	上海长海医院	J Surg Res	刘珊珊	邓小明
2015	上海长海医院	J Surg Res	李秀娟，易雯婧	邓小明
2015	上海长海医院	Biomed Res Int	许小平，余喜亚	邓小明
2015	上海长海医院	BMC Anesthesiol	杨宇光，胡良皓	邓小明
2015	上海长海医院	J Surg Res	陈辉	熊源长
2015	上海长海医院	Neurochem Res	陈辉	熊源长
2015	上海长海医院	Pain Physician	陈辉	熊源长
2015	上海长海医院	Int Immunopharmacol	包素红	李金宝
2015	上海长海医院	Lancet	薄禄龙	李金宝
2015	上海儿童医学中心	Med Sci Monit	Gu HB	Zhang MZ
2015	上海儿童医学中心	Int J Clin Exp Med	Gu HB，Bai J	Liu JF
2015	上海儿童医学中心	Int. J. Cancer	Zhang JN	Ge JW
2015	复旦大学附属华山医院	Biomed Res Int	Ming Xu	Hongzhi Xu
2015	复旦大学附属华山医院	Br J Anaesth	Xiaoyu Yan	Jun Zhang
2015	复旦大学附属华山医院	Neurochem Res	Bin Liu，Yuechao Gu	Jun Zhang
2015	复旦大学附属华山医院	CNS Neurosci Ther	Hong Shi，Hailian Wang	Jun Chen
2015	复旦大学附属华山医院	Int J Clin Exp Pathol	Haowen Jiang，Donghua He，Hua Xu，Jun Liu	Jun Liu
2015	复旦大学附属华山医院	Brain Res Bull	Li Li	Weimin Liang
2015	复旦大学附属华山医院	Exp Neurol	Wenting Zhang，Hailian Wang	Wenting Zhang，Jun Chen
2015	复旦大学附属华山医院	Acupunct Med	Weidong Gu	Zhaoxin Wang
2015	复旦大学附属华山医院	Exp Lung Res.	Nailiang Guo	Nailiang Guo
2015	普陀区中心医院	Journal of clinical monitoring and computing	Yinan YU	Jijian Zheng
2015	上海交通大学医学院附属瑞金医院卢湾分院	Cochrane	Chen Ken	Pan SM
2015	上海市第一妇婴保健院	Int J Clin Exp Med	林蓉	耿翔
2015	上海市第一妇婴保健院	Int J Clin Exp Med	徐振东	刘志强
2015	上海市第一妇婴保健院	Int J Clin Exp Med	李梦竹	刘志强
2015	上海市第一妇婴保健院	J Clin Anesth	陈秀斌	刘志强
2015	上海市同济医院	Int J Exp Pathol	周阳宁	余斌
2015	上海市同济医院	Med Sci Monit	余斌	余斌
2015	上海市同济医院	Int J Clin Exp Med	余斌	余斌
2015	同济大学附属杨浦医院	Int J Clin Exp Pathol	嵇承栋	熊源长

续表

年份	医院	刊物	第一作者	通讯作者
2015	复旦大学附属中山医院	Molecular medicine reports	韩晓丹	仓静
2015	复旦大学附属中山医院	PLOS ONE	刘宇,李敏,杨东	姚尚龙,薛张纲
2015	复旦大学附属中山医院	BioMed Research International	仪修文	李文献
2015	复旦大学附属中山医院	world journal of surgical oncology	邬其玮	葛圣金
2015	复旦大学附属中山医院	Experimental Lung Research	付海滨,孙敏莉	付海滨
2015	复旦大学附属中山医院	Tetrahedron Letters	昌军	金琳,孙逊
2015	复旦大学附属中山医院	Asian Pacific Journal of Cancer Prevention	郝光伟,陈榆升	张波
2015	复旦大学附属中山医院	2015 年中国光学学会学术大会先出版论文摘要集光盘版,《Chinese Optics Letter》后发表	方琰	方琰
2015	复旦大学附属中山医院	oncotarget	马慧颖,高玲玲,李世超	梁春敏,孙益红
2015	复旦大学附属眼耳鼻喉科医院	Biomed Pharmacother		沈霞
2015	复旦大学附属眼耳鼻喉科医院	Biomed Res Int	陈凯铮	沈霞
2015	复旦大学附属眼耳鼻喉科医院	BMC Anesthesiol	范庆	沈霞
2015	复旦大学附属眼耳鼻喉科医院	Chin Med J	张旭	李文献
2015	复旦大学附属眼耳鼻喉科医院	Biomed Res Int	仪修文,蔡一榕	李文献
2015	复旦大学附属肿瘤医院	Anaesthesia and Intensive Care	翁梅琳	缪长虹
2015	复旦大学附属肿瘤医院	Anesth Analg	朱敏敏	缪长虹
2015	复旦大学附属肿瘤医院	Cancer Immunol Immunother	许平波,张萍,孙志荣	缪长虹
2015	复旦大学附属肿瘤医院	Experimental Cell Research	许平波,孙志荣	缪长虹
2015	复旦大学附属肿瘤医院	Int J Clin Exp Med	徐亚军	缪长虹
2015	复旦大学附属肿瘤医院	Int J Colorectal Dis	陈万坤	缪长虹
2015	复旦大学附属肿瘤医院	INTERNATIONAL JOURNAL OF MOLECULAR MEDICINE	孙志荣	缪长虹
2015	复旦大学附属肿瘤医院	Neuroscience	陈家伟,陈蔚	缪长虹
2015	复旦大学附属肿瘤医院	Neurosci Lett	任瑜	缪长虹
2015	复旦大学附属肿瘤医院	PLOS ONE	钟静	缪长虹
2015	中国福利会国际和平妇幼保健院	Genetics and Molecular Research	J.W. Wang	W.W. Cheng
2015	上海市儿童医院	Cellular Physiology and Biochemistry	Rong Wei	Li Shen

续表

年份	医院	刊物	第一作者	通讯作者
2015	上海中医药大学附属曙光医院	Scientific reports	雍玥	宋建钢
2015	复旦大学附属妇产科医院	Int J Clin Exp Med	孙申	黄绍强
2015	复旦大学附属妇产科医院	J Clin Monit Comput	耿桂启	黄绍强
2015	上海交通大学医学院附属仁济医院	British Journal of Anesthesia.	X.-M. Chen and J. Xu	X.-R. Wang and J.-G. Song
2015	上海交通大学医学院附属仁济医院	Evid Based Complement Alternat Med	Fang Yu	Xiangrui Wang
2015	上海交通大学医学院附属仁济医院	Journal of Clinical Anesthesia	Ting Zhang	Xiangrui Wang
2015	上海交通大学医学院附属仁济医院	Journal of Clinical Anesthesia	Jie Xiao	Xiangrui Wang
2015	上海交通大学医学院附属仁济医院	Transplantation	Xiaohua Liu	Xiangrui Wang and Jie Tian
2015	上海交通大学医学院附属仁济医院	Scientific Reports	Juan Zhang and Yue Yong	Jian-gang Song
2015	上海交通大学医学院附属仁济医院	Anesth Analg	Jin Xu	Xiang-Rui Wang and Xue-Mei Chen
2015	上海交通大学医学院附属仁济医院	Int J Med Sci.	Bian Xiaocui, Zhou Renlong and Yang Yuting	Wen Da-xiang
2015	上海东方肝胆外科医院	Mediators of Inflammation Volume	潘瑞瑞	俞卫锋,吴飞翔
2015	上海东方肝胆外科医院	Oxidative Medicine and Cellular Longevity　Volume	陈佳颖	俞卫锋
2015	上海东方肝胆外科医院	J.Clin.Biochem	龙跃	俞卫锋
2015	上海东方肝胆外科医院	International Journal of Medical Sciences	宋金超	俞卫锋
2015	上海市第六人民医院	BRITISH JOURNAL OF PHARMACOLOGY	徐昊,许涛	江伟,许涛
2015	上海市第六人民医院	SCIENTIFIC REPORTS	李颖川	江伟
2015	上海市第六人民医院	JOURNAL OF NEUROIMMUNE PHARMACOLOGY	张俊峰（署名外院）,外院	江伟,外院
2015	上海市第六人民医院	SHOCK	李颖川	江伟
2015	上海市第六人民医院	JOURNAL OF CARDIOVASCULAR PHARMACOLOGY	汪燕,周慧轩	王莉
2015	上海市第六人民医院	BEHAVIOURAL PHARMACOLOGY	马霞青,许涛	江伟,许涛
2015	上海市第六人民医院	JOURNAL OF STROKE & CEREBROVASCULAR DISEASES	外院,崔德荣	外院
2015	上海市第六人民医院	JOURNAL OF VASCULAR ACCESS	周全红	江伟

续表

年份	医院	刊物	第一作者	通讯作者
2015	上海市第六人民医院	MEDICAL HYPOTHESES	许涛,钟文晖,赵晶,马霞青	江伟,张晓丽
2015	上海市第六人民医院	INTERNATIONAL JOURNAL OF CLINICAL AND EXPERIMENTAL MEDICINE	郭勇,外院	江伟,外院
2015	上海市第六人民医院	REVISTA BRASILEIRA DE ANESTESIOLOGIA	赵达强	赵达强
2015	上海市第六人民医院	CLINICAL AND EXPERIMENTAL PHARMACOLOGY AND PHYSIOLOGY	张昕	江伟,杜冬萍
2015	上海交通大学医学院附属瑞金医院	Neurosci Lett.	Wang S	Yu B
2015	上海交通大学医学院附属瑞金医院	J Cardiothorac Vasc Anesth.	Jia L	Yu B
2015	上海交通大学医学院附属瑞金医院	Crit Care Med.	Wei H	Yu B, Feng X.
2015	上海交通大学医学院附属瑞金医院	PLoS One.	Tu Y, Wei Y	Yu B
2015	上海交通大学医学院附属瑞金医院	Toxicol Lett.	Li G, Xue Q	Yu B
2015	上海交通大学医学院附属瑞金医院	J Anesth.	Cheung H	Yu B
2015	上海交通大学医学院附属第九人民医院	SpringerPlus	蒋珏	姜虹
2015	上海交通大学医学院附属第九人民医院	Cell Physiol Biochem	孙宇	姜虹
2015	上海交通大学医学院附属第九人民医院	Front Biosci(Landmark Ed)	胡蓉	姜虹
2015	上海交通大学医学院附属第九人民医院	Stem Cells Dev.	张磊	陈志峰,姜虹
2015	上海交通大学医学院附属第九人民医院	Cell Physiol Biochem	张瑛	陈志峰,姜虹
2015	上海交通大学医学院附属第九人民医院	Neurol Sci	蒋珏	姜虹
2015	上海交通大学医学院附属第九人民医院	Neurosci Lett	蒋珏	姜虹
2015	上海交通大学医学院附属第九人民医院	Mol Med Rep	蒋珏	姜虹
2015	上海交通大学医学院附属第九人民医院	Biomedicine & Pharmacotherapy	陆艺	姜虹

续表

年份	医院	刊物	第一作者	通讯作者
2015	上海交通大学医学院附属第九人民医院	Biomedicine & Pharmacotherapy	杨雅琼	陈志峰, 姜虹
2015	上海交通大学医学院附属第九人民医院	Int J Clin Exp Med	郭勇	姜虹, 外院
2015	上海交通大学医学院附属第九人民医院	The Journal of Immunology	胡蓉	姜虹
2015	上海交通大学医学院附属第九人民医院	Biochemical and Biophysical Research Communications	陈志峰	张瑛, 姜虹
2014	上海长海医院	Cochrane Database Syst Rev	薄禄龙	邓小明
2014	上海长海医院	Anesthesiology	王嘉锋	邓小明
2014	上海长海医院	Mediators Inflamm	赵燕君	邓小明
2014	上海长海医院	J Surg Res	陶天柱, 陈峰	邓小明
2014	上海长海医院	Mediators Inflamm	胡宝吉, 包睿	邓小明
2014	上海长海医院	Eur J Clin Microbiol Infect Dis	陈峰, 范晓华	邓小明
2014	上海长海医院	BMJ Open	陶天柱, 薄禄龙, 陈峰	邓小明
2014	上海长海医院	Anesthesiology	王嘉锋	邓小明
2014	上海长海医院	PLoS One	余喜亚	邓小明
2014	上海长海医院	Int J Clin Exp Med	徐子锋	邓小明
2014	上海长海医院	Int J Clin Exp Med	林福清	邓小明
2014	上海长海医院	Brazilian Journal of Medical and Biological Research	宗林	邓小明
2014	上海长海医院	PLOS ONE	张冉	朱科明
2014	上海长海医院	J Toxicol Sci	张海滨	李金宝
2014	上海长海医院	Neuroscience Letters	李双双	许华
2014	上海长海医院	Cell Death Dis	YL Shi	卞金俊
2014	上海长海医院	EMBO Mol Med	卞金俊	殷武
2014	上海长海医院	Med Sci Monit	王嘉锋	余光
2014	上海儿童医学中心	Paediatr Anaesth	Wang SS	Sun Y
2014	上海儿童医学中心	Clin Appl Thromb Hemost	Zhang RD	Liu JF
2014	上海儿童医学中心	Int J Clin Exp Med	Gu HB	Liu JF
2014	上海儿童医学中心	Pediatr Cardiol	Hong HF, Xia Y	Bai J, Zhang HB
2014	复旦大学附属华东医院	Cell Mol Biol（Noisy-le-grand）.	Yinghua Xu	Nailiang Guo
2014	上海市东方医院	PLOS one	丁曦冰	李泉
2014	上海市东方医院	J Anesth	王鑫	李泉
2014	上海市东方医院	International Journal of Pediatric Otorhinolaryngology	童尧	李泉

年份	医院	刊物	第一作者	通讯作者
2014	上海市东方医院	Pediatric Anesthesia	童尧	李泉
2014	上海市东方医院	Int J Clin Exp Med	任浩	李泉
2014	上海市东方医院	Int J Clin Exp Med	任浩	李泉
2014	上海市东方医院	Int J Clin Exp Med	赵想	李泉
2014	上海市东方医院	Toxicology in Vitro	王清秀	张磊
2014	上海市东方医院	journal of clinical anthesthesia	赵想	李泉
2014	复旦大学附属儿科医院	J Perioperative Science	邓萌	Andreas W.Loepke
2014	复旦大学附属儿科医院	Anaesthesia	王炫	郑珊
2014	复旦大学附属儿科医院	British Journal of Anaesthesia	邓萌	Andreas W.Loepke
2014	复旦大学附属儿科医院	Pediatric Anesthesia	贺琳	郑珊
2014	复旦大学附属儿科医院	Eur Rev Med Pharmacol Sci	史琪清	方浩
2014	上海长征医院	J Mol Neurosci.	Pengling Sun	Hongbin Yuan
2014	上海长征医院	Front Biosci（Landmark Ed）.	Fangting Liu	Hongbin Yuan
2014	上海长征医院	CNS Neurosci Ther.	Fang-Ting Liu	Hong-Bin Yuan，Xue-Jun Sun
2014	上海长征医院	Int J Clin Exp Pathol	徐文韵	石学银
2014	复旦大学附属华山医院	Genet Mol Res	Xiaofeng Lin	S Liu，L Zhang
2014	复旦大学附属华山医院	Exp Ther Med	Qiong Li，Peiying Li	Weimin Liang
2014	复旦大学附属华山医院	Hum Brain Mapp	Zirui Huang，Zhiyao Wang	Georg Northoff，Jun Zhang
2014	复旦大学附属华山医院	Stroke	Peiying Li	Xiaoming Hu，Jun Chen
2014	复旦大学附属华山医院	J Neurosurg Anesthesiol	Juan Xia	Jun Zhang
2014	复旦大学附属妇产科医院	Int J Clin Exp Med.	Shen Sun，Fubo Tian	Jun Zhang
2014	上海国际医学中心	Biochem Biophys Res Commun	Zhi Xie	Yafang Shen
2014	黄浦区中心医院	Int J Exp Med 2014；7（3）	Chunying　Wang	Lizhi Li
2014	上海交通大学医学院附属瑞金医院卢湾分院	Int J Clin Exp Med	Shen Liang	Lu Zhijun
2014	上海市第一妇婴保健院	PLoS One	林蓉	刘志强
2014	上海市第一妇婴保健院	Anesth Analg	刘志强	段涛
2014	上海市同济医院	Int J Clin Exp Pathol	刘健慧	王培军
2014	上黄浦区中心医院	Int J Exp Med 2014；7（3）	Chunying Wang	Lizhi Li
2014	新华医院崇明分院	Neurosci. Bull	季惠	程志军
2014	复旦大学附属中山医院	journal of cellular and molecular medicine	郑明焕，孙晓茹	方浩，王向东
2014	复旦大学附属中山医院	Intensive Care Medicine	屠国伟	朱同玉，罗哲

续表

年份	医院	刊物	第一作者	通讯作者
2014	复旦大学附属中山医院	Clinical Nutrition	吴威,诸杜明	钟鸣
2014	复旦大学附属中山医院	Critical Care	居旻杰	罗哲
2014	复旦大学附属中山医院	Journal of Surgical Research	周培文	葛圣金
2014	复旦大学附属中山医院	J Cell Mol Med	郑明焕,孙晓茹	王向东,方浩
2014	复旦大学附属中山医院	Central european journal of medicine	李懿	缪长虹
2014	复旦大学附属中山医院	PLOS ONE	李艺伟,王嘉兴	邱双健,樊嘉
2014	复旦大学附属中山医院	Journal of Thoracic Disease	王蓓	葛圣金
2014	复旦大学附属中山医院	Chest	沈亚星	钟鸣
2014	复旦大学附属中山医院	Journal of Cellular Biochemistry	王曼	梁超,仓静
2014	复旦大学附属中山医院	J Anesth	梁超	仓静
2014	复旦大学附属中山医院	European Review for Medical and Pharmacological Sciences	史琪清	方浩
2014	复旦大学附属中山医院	J. Cell. Mol. Med	郑永华	方浩,王向东
2014	复旦大学附属中山医院	Indian Journal of Pharmacology	钟桥生	葛圣金
2014	复旦大学附属中山医院	Journal of Cardiothoracic and vascular Anesthesia	钟鸣	诸杜明
2014	复旦大学附属中山医院	PANMINERVA MEDICA	郁玲玲	方浩
2014	复旦大学附属眼耳鼻喉科医院	Cell Signal	张旭	李文献
2014	复旦大学附属眼耳鼻喉科医院	Am J Health Syst Pharm	胡春波	沈霞
2014	复旦大学附属眼耳鼻喉科医院	Br J Anaesth	陈凯铮	沈霞
2014	复旦大学附属肿瘤医院	pain medicine	翁梅琳	缪长虹
2014	复旦大学附属肿瘤医院	PLoS One	王昕	缪长虹
2014	复旦大学附属肿瘤医院	vascular pharmacology	朱敏敏,陈家伟	缪长虹
2014	复旦大学附属肿瘤医院	brain injury	熊波	缪长虹
2014	复旦大学附属肿瘤医院	journal of anesthesia and Intensive Care	翁梅琳	缪长虹
2014	复旦大学附属肿瘤医院	Br J Anaesth	徐亚军,陈万坤	缪长虹
2014	中国福利会国际和平妇幼保健院	Journal of Anesthesia	Xiaoyu Zhang	Yingwei Wang
2014	中国福利会国际和平妇幼保健院	Int J ClinExp Med.	Zifeng Xu	xiaoming deng
2014	上海中医药大学附属曙光医院	International Journal of Surgery	袁岚	唐炜
2014	复旦大学附属中山医院	The Asian Pacific Journal of Cancer Prevention	蔡晓燕,王嘉兴	邱双健

年份	医院	刊物	第一作者	通讯作者
2014	复旦大学附属妇产科医院	Int J Clin Exp Med	焦静	黄绍强
2014	复旦大学附属妇产科医院	J Clin Monit Comput	耿桂启	黄绍强
2014	复旦大学附属妇产科医院	Int J Clin Exp Med	耿桂启	黄绍强
2014	复旦大学附属妇产科医院	Eur J Anaesthesiol	聂玉艳	黄绍强
2014	复旦大学附属妇产科医院	Int J Clin Exp Med	孙申	黄绍强
2014	复旦大学附属妇产科医院	Anaesthesia	王婷婷	黄绍强
2014	复旦大学附属妇产科医院	Int J Clin Exp Med	袁燕平	黄绍强
2014	复旦大学附属妇产科医院	Int J Obstet Anesth	孙申	黄绍强
2014	复旦大学附属妇产科医院	Int J Clin Exp Med	胡建英	黄绍强
2014	复旦大学附属妇产科医院	Int J Clin Exp Med	周晓敏	王婷婷
2014	上海交通大学医学院附属仁济医院	Rheumatol Int.	Yongjun Zheng, Minghong gu, Mingli li, Dongping Shi, and le Ye	Wang X
2014	上海交通大学医学院附属仁济医院	Cell Biosci.	He Z	Yuan Gao and Xiangrui Wang
2014	上海交通大学医学院附属仁济医院	J Alzheimers Dis	Huan Xu and Bingwei Lu	Diansan Su and Xiangrui Wang
2014	上海交通大学医学院附属仁济医院	Mol Biol Rep.	Xiao J	Xiang-rui Wang
2014	上海交通大学医学院附属仁济医院	Acta Anaesthesiol Scand.	Zhan Q	Xiang-rui Wang
2014	上海交通大学医学院附属仁济医院	Brain Research	Jie Tian and Yang Gu	Xiangrui Wangn and Diansan Su
2014	上海交通大学医学院附属仁济医院	Cochrane Database Syst Rev	Jin Xu	Xiang-rui Wang
2014	上海交通大学医学院附属仁济医院	Evidence-Based Complementary and Alternative Medicine	Juan Zhang and Jiangang Song	Xiangrui Wang
2014	上海交通大学医学院附属仁济医院	Evid Based Complement Alternat Med	Yongjun Zheng, Dongping Shi, Xiaotong Wu, Minghong Gu, Zisheng Ai, and Kun Tang	Xiangrui Wang
2014	上海东方肝胆外科医院	PLoS One	葛彦虎	俞卫锋
2014	上海东方肝胆外科医院	World J Gastroenterol	李志,孙玉明	俞卫锋
2014	上海东方肝胆外科医院	Anesthesiology.	陶坤明	俞卫锋
2014	上海东方肝胆外科医院	Pain	黄章翔	俞卫锋,赵志奇
2014	上海东方肝胆外科医院	J Cardiovasc Pharmacol	张成密	俞卫锋

续表

年份	医院	刊物	第一作者	通讯作者
2014	上海东方肝胆外科医院	BMC Gastroenterol	刘艳涛	俞卫锋
2014	上海东方肝胆外科医院	Cochrane Database Syst Rev	陶坤明	孙玉明
2014	上海东方肝胆外科医院	Sci Rep	张成密	俞卫锋
2014	上海东方肝胆外科医院	Biomed Res Int	吴飞翔	俞卫锋,孙玉明
2014	上海市第六人民医院	ANESTHESIOLOGY	张俊峰（第一署名外院）	外院
2014	上海市第六人民医院	NEUROSCIENCE	张俊峰（署名外院）	江伟,外院
2014	上海市第六人民医院	INTERNATIONAL JOURNAL OF MOLECULAR SCIENCES	曾真	曾真
2014	上海市第六人民医院	EUROPEAN JOURNAL OF PHARMACOLOGY	陈默曦,张晓丽	江伟,许涛
2014	上海市第六人民医院	JOURNAL OF MOLECULAR NEUROSCIENCE	鲍育华	杜冬萍
2014	上海市第六人民医院	NEUROREPORT	鲍育华	杜冬萍
2014	上海市第六人民医院	JOURNAL OF INTEGRATIVE NEUROSCIENCE	徐昊,许涛	江伟,许涛
2014	上海市第六人民医院	ACTA NEUROPSYCHIATRICA	周全红	江伟
2014	上海市第六人民医院	CELLULAR PHYSIOLOGY AND BIOCHEMISTRY	张昕,曾路路,江伟,杜冬萍	杜冬萍,江伟
2014	上海市第六人民医院	ACTA BIOCHIMICA ET BIOPHYSICA SINICA	徐永明	杜冬萍
2014	上海长征医院	Journal of Hepatology	傅海龙	石学银
2014	上海交通大学医学院附属瑞金医院	Int J Clin Exp Med.	Shen L	Yu B
2014	上海交通大学医学院附属瑞金医院	PLoS One.	Shao H, Xue Q	Yu B
2014	上海交通大学医学院附属瑞金医院	Anesthesiology.	Tao G, Zhang J, Zhang L	Xie Z.
2014	上海交通大学医学院附属瑞金医院	J Alzheimers Dis.	Shao H, Zhang Y	Xie Z.
2014	上海交通大学医学院附属瑞金医院	PLoS One.	Zhang X	Yu B.
2014	上海交通大学医学院附属瑞金医院	Neurosci Lett.	Zhang F	Yu B.
2014	上海交通大学医学院附属瑞金医院	Med Hypotheses.	Li G	Yu B
2014	上海交通大学医学院附属第九人民医院	J Neurosurg Anesthesiol	严佳	姜虹

续表

年份	医院	刊物	第一作者	通讯作者
2014	上海交通大学医学院附属第九人民医院	European Review for Medical and Pharmacological Sciences	徐睿	姜虹
2014	上海交通大学医学院附属第九人民医院	Eye & Contact Lens	王烨	姜虹
2014	上海交通大学医学院附属第九人民医院	Molecular Medicine Reports	蔡叶	徐辉
2014	上海交通大学医学院附属第九人民医院	Pediatr Anesth	孙宇	姜虹
2014	上海交通大学医学院附属第九人民医院	Pediatr Anesth	孙宇	姜虹
2014	上海交通大学医学院附属第九人民医院	Int J Mol Sci	黄燕	姜虹
2014	上海交通大学医学院附属第九人民医院	J Child Neurol	严佳	姜虹
2014	上海交通大学医学院附属第九人民医院	SHOCK	姜虹	李启芳
2014	上海交通大学医学院附属第九人民医院	CELL DEATH & DISEASE	胡蓉	姜虹,外院
2014	上海交通大学医学院附属第九人民医院	Int J Clin Exp Med	刘锦星	姜虹
2014	上海交通大学医学院附属第九人民医院	Cell Physiol Biochem	严佳	姜虹
2014	上海交通大学医学院附属第九人民医院	Journal of oral maxillofacial surgery	陈洁	姜虹
2014	上海长征医院	The Cochrane database of systemic seview	He XY	Shi XY
2013	复旦大学附属中山医院	Journal of hepatology	易勇,何洪卫,王嘉兴	樊嘉,邱双健
2013	上海长征医院	Can J Neurol Sci.	陈前波	袁红斌
2013	上海长征医院	International Journal of Clinical and Experimental Medicine	Xu, Zhendong Xu, Haitao	Shi, Xueyin
2013	上海长海医院	PLoS One	田冶	邓小明
2013	上海长海医院	Mediators Inflamm	朱玮民	邓小明
2013	上海长海医院	Anesthesiology	杨涛	邓小明
2013	上海长海医院	PLoS One	胡宝吉,包睿	邓小明
2013	上海长海医院	CNS Neurosci Ther	查燕萍	邓小明
2013	上海长海医院	J Surg Res	邹云	李金宝
2013	上海长海医院	Journal of Anesthesiology& Clinical Science，	包睿,朱佳丽	李金宝
2013	上海长海医院	Mol Cell Biochem	曹立军	李金宝

年份	医院	刊物	第一作者	通讯作者
2013	上海长海医院	J Cardiothorac Surg	许涛	朱文忠
2013	上海长海医院	CNS Neuroscience & Therapeutics	李双双	许华
2013	复旦大学附属华东医院	J Surg Res.	Jingxiang Wu, Jionglin Wei	Yujian Liu, Meiying Xu
2013	复旦大学附属儿科医院	Pediatric Anesthesia	周志坚	郑珊
2013	复旦大学附属儿科医院	Anaesthesia and Intensive Care	贺琳	郑珊
2013	复旦大学附属华山医院	Stroke	Peiying Li	Xiaoming Hu, Jun Chen
2013	复旦大学附属华山医院	Acta Anaesthesiol Scand	XY Yang	Shoujing Zhou
2013	复旦大学附属华山医院	PLoS One	Xi Lei	Weiliang Xia, Jun Zhang
2013	复旦大学附属华山医院	Ann Neurol.	Peiying Li, Yu Gan	Xiaoming Hu, Jun Chen
2013	复旦大学附属华山医院	CNS Neurol Disord Drug Targets	Hong Shi, Baoliang Sun	Yanqin Gao, Baoliang Sun
2013	复旦大学附属华山医院	Minerva Anestesiol	Qiong Yu	Jie Zhang, Weimin Liang
2013	上海市同济医院	Anesthesia and intensive care	张晓庆	张晓庆
2013	上海市同济医院	Anesthesia and intensive care	刘健慧	张晓庆
2013	复旦大学附属中山医院	Drug Res（Stuttg）	陈伟	陈伟
2013	复旦大学附属中山医院	Dementia and Geriatric Cognitive Disorders EXTRA	周国霞	葛圣金
2013	复旦大学附属中山医院	Infection	屠国伟, 居旻杰	罗哲, 蒋淳
2013	复旦大学附属中山医院	Nephrology	屠国伟, 居旻杰	朱同玉, 罗哲
2013	复旦大学附属中山医院	Critical Care	居旻杰, 屠国伟, 韩艳	罗哲
2013	复旦大学附属中山医院	Acta Physiologica	王永刚, 李懿	姚玲玲
2013	复旦大学附属中山医院	J Neurosurg Anesthesiol	梁超	仓静, 薛张纲
2013	复旦大学附属中山医院	Chinese Medical Journal	岳嘉宁, 罗哲	符伟国, 诸杜明
2013	复旦大学附属中山医院	PLOS ONE	熊万霞, 周国霞	葛圣金
2013	复旦大学附属中山医院	Gynecologic and Obstetric Investigation	周国霞	葛圣金
2013	复旦大学附属中山医院	Journal of the Thoracic and Cardiovascular Surgery	沈亚星, 钟鸣	谭黎杰
2013	复旦大学附属中山医院	Pharmacology	王婷婷	葛圣金
2013	复旦大学附属中山医院	European Review for Medical and Pharmacological Sciences	王珊青	仓静, 张晓光
2013	复旦大学附属中山医院	PLOS one	Juan Yi, 郑毅隽	朱彪
2013	复旦大学附属中山医院	Chinese Medical Journal	钟鸣	诸杜明

续表

年份	医院	刊物	第一作者	通讯作者
2013	复旦大学附属中山医院	BMC Surgery	沈亚星,钟鸣	蒋伟
2013	复旦大学附属中山医院	Gene	陈子贤,费敏,符达	王晓峰,夏庆
2013	复旦大学附属眼耳鼻喉科医院	Can J Anaesth	陈佳瑶	李文献
2013	复旦大学附属眼耳鼻喉科医院	J Anesth	范庆	蔡一榕
2013	复旦大学附属眼耳鼻喉科医院	Paediatr Anaesth	蔡一榕	李文献
2013	复旦大学附属眼耳鼻喉科医院	Anaesthesia	贾继娥	李文献
2013	复旦大学附属肿瘤医院	PLoS One	陈万坤	缪长虹
2013	复旦大学附属肿瘤医院	Cardiovasc Diabetol	朱敏敏	缪长虹
2013	上海市东方医院	CNS Neurosci Ther.	牛小引	李泉
2013	上海中医药大学附属曙光医院	HBPD INT.	李兴	闻大翔
2013	复旦大学附属妇产科医院	J Anesth	孙申	黄绍强
2013	复旦大学附属妇产科医院	Int J Clin Exp Med	田复波	黄绍强
2013	复旦大学附属妇产科医院	Int J Clin Exp Med	耿桂启	黄绍强
2013	上海交通大学医学院附属仁济医院	Ther Hypothermia Temp Manag.	Zhu M	Wang X
2013	上海交通大学医学院附属仁济医院	J Cell Mol Med	He Z	Xiangrui WANG and Yuan GAO
2013	上海交通大学医学院附属仁济医院	J Cardiothorac Vasc Anesth	LWen Li and Beijie Zheng	Su D
2013	上海交通大学医学院附属仁济医院	PLoS One	Deng Y	Zhengyu He and Xiangrui Wang
2013	上海交通大学医学院附属仁济医院	Lab Invest	Yang Z	Zhengyu He and Xiangrui Wang
2013	上海东方肝胆外科医院	Acta Anaesthesiol Scand	宋金超	俞卫锋
2013	上海东方肝胆外科医院	Int J Clin Exp Pathol	俞卫锋	孙玉明
2013	上海东方肝胆外科医院	Int J Med Sci	王振猛	俞卫锋
2013	上海东方肝胆外科医院	J Neurosci Methods	鲁玉刚	俞卫锋
2013	上海东方肝胆外科医院	PLoS One	王振猛	俞卫锋
2013	上海东方肝胆外科医院	PLoS One	李志	俞卫锋
2013	上海东方肝胆外科医院	Can J Neurol Sci	陈前波	俞卫锋
2013	上海市第六人民医院	NEUROSCIENCE	崔德荣,王莉	江伟

年份	医院	刊物	第一作者	通讯作者
2013	上海市第六人民医院	EUROPEAN JOURNAL PHARMACOLOGY	周全红	江伟
2013	上海市第六人民医院	PAIN MEDICINE	马柯，周全红，徐永明，许涛	江伟
2013	上海市第六人民医院	BRAIN INJURY	王学敏，外院	王爱忠
2013	上海市第六人民医院	NEUROREPORT	张俊峰，张晓丽	江伟
2013	上海市第六人民医院	THE JOURNAL OF INTERNATIONAL MEDICAL RESEARCH	姚军	曾真
2013	上海市第六人民医院	JOURNAL OF PHYSIOLOGY AND BIOCHEMISTRY	浦少峰，徐永明	杜冬萍
2013	上海市第六人民医院	ACTA NEUROCHIRURGICA	汪静，曾路路	张昕，杜冬萍
2013	上海交通大学医学院附属瑞金医院	J Neurosci.	Zhang X	Xie Z
2013	上海交通大学医学院附属瑞金医院	Neurochem Res.	Zhang F	Yu B.
2013	上海交通大学医学院附属瑞金医院	Mol Biol Rep.	Lu H	Yu B
2013	上海交通大学医学院附属瑞金医院	J Arthroplasty.	Lin R	Yu B
2013	上海交通大学医学院附属第九人民医院	Cell Physiol Biochem	孙宇	姜虹
2013	上海交通大学医学院附属第九人民医院	J Anesth	胡蓉	姜虹
2013	上海交通大学医学院附属第九人民医院	Neurochem Res	方舒东	姜虹
2013	上海交通大学医学院附属第九人民医院	Exp Lung Res	董翔	姜虹
2013	上海交通大学医学院附属第九人民医院	Biomedicine & Pharmacotherapy	外院	张磊，徐辉
2013	上海交通大学医学院附属第九人民医院	Biomedicine & Pharmacotherapy	外院	张磊
2013	上海交通大学医学院附属第九人民医院	Front Biosci	胡蓉	姜虹
2013	上海交通大学医学院附属第九人民医院	J Anesth	胡蓉	姜虹
2013	上海长征医院	Annals of ORL	He XY	Shi XY
2012	上海长海医院	Neurosignals	卢安东	朱科明
2012	上海长海医院	Clin Exp Med.	刘佳	李金宝

续表

年份	医院	刊物	第一作者	通讯作者
2012	复旦大学附属儿科医院	Saudi Med J	史琪清	方浩
2012	复旦大学附属肿瘤医院	J Infect	许平波	缪长虹
2012	复旦大学附属华山医院	Clinics（Sao Paulo）.	Jun Zhang	Jun Zhang
2012	复旦大学附属华山医院	Int J Mol Sci.	Xi Lei	Jun Zhang
2012	复旦大学附属华山医院	J Neurosurg Anesthesiol.	Ming Xu	Xiaoqiang Wang
2012	复旦大学附属华山医院	Hepatobiliary Pancreat Dis Int	Zhendong Xu	Xueyin Shi
2012	上海市同济医院	*Int J Med Sci*	余斌	张晓庆
2012	复旦大学附属中山医院	Digestive Endoscopy	邓莉	FH JI
2012	复旦大学附属中山医院	Respiratory Medicine	林琼华	朱彪
2012	复旦大学附属中山医院	Chem. Commun	WangHuanhua	朱彪
2012	复旦大学附属中山医院	Neurobiology of Disease	朱彪	谢宗淙
2012	复旦大学附属中山医院	Proceeding of SPIE	方琰	方琰
2012	复旦大学附属中山医院	NEUROSCIENCE BULLETIN	方芳	仓静
2012	复旦大学附属中山医院	Gene	朱兰芳	缪长虹
2012	复旦大学附属中山医院	Biochemical and Biophysical Research Communications	黄凝	王浩，仓静
2012	复旦大学附属中山医院	ISSN1471-2482	王燕娜	沈坤堂
2012	复旦大学附属中山医院	annals of Nutrition and Metabolism	钟静	葛圣金
2012	复旦大学附属中山医院	Annals of Nutrition and Metabolism	金琳	葛圣金
2012	复旦大学附属中山医院	World J Gastroenterology	周荻，高强	缪长虹，周俭
2012	复旦大学附属中山医院	chinese medical journal	屠国伟	罗哲，朱同玉
2012	复旦大学附属中山医院	Saudi Med J	史琪清	方浩
2012	上海长征医院	J Neuroinflammation.	Chen-wen Chen, Qian-bo Chen, Qing Ouyang	Dian-wen Song, Hong-bin Yuan
2012	上海长征医院	World Journal of Surgery	Zhou, Haiyang Xu, Haitao	Hu, Zhiqian
2012	上海长征医院	Clinical Transplantation	Xu, Haitao Li, Weiwei	Shi, Xueyin
2012	上海长征医院	MOL MED	傅海龙	石学银
2012	复旦大学附属眼耳鼻喉科医院	Paediatr Anaesth	沈霞	陈英子
2012	上海交通大学医学院附属仁济医院	PLoS ONE.	Zhengyu He and Yuan Gao	Xiangrui Wang
2012	上海交通大学医学院附属仁济医院	Anesthesiology.	Jian-gang Song and Hong-hai Li	Wang XR

续表

年份	医院	刊物	第一作者	通讯作者
2012	上海交通大学医学院附属仁济医院	J Manipulative Physiol Ther.	Xiaojie Yu	Xiangrui Wang
2012	上海交通大学医学院附属仁济医院	CNS Neurosci Ther.	Zheng YJ	Wang XR
2012	上海交通大学医学院附属仁济医院	J Surg Res.	Zhe Liu	Xiangrui Wang
2012	上海交通大学医学院附属仁济医院	PLoS One.	Diansan Su and Yanxing Zhao	Xiangrui Wang
2012	上海东方肝胆外科医院	Eur J Pain	吴镜湘	俞卫锋
2012	上海东方肝胆外科医院	Int J Clin Exp Patho.	吴飞翔	俞卫锋
2012	上海东方肝胆外科医院	Int J Clin Exp Pathol	吴飞翔	俞卫锋
2012	上海东方肝胆外科医院	J Anesth	李志	俞卫锋
2012	上海东方肝胆外科医院	J Biomed Biotechnol	吴飞翔	俞卫锋
2012	上海东方肝胆外科医院	J Crit Care	李志	俞卫锋
2012	上海市第六人民医院	PLOS ONE	崔德荣，王莉	江伟
2012	上海市第六人民医院	JOURNAL OF NEURAL TRANSMISSION	张昕	杜冬萍
2012	上海市第六人民医院	BRAIN RESEARCH	周全红，薛瑛	江伟
2012	上海市第六人民医院	EUROPEAN JOURNAL OF PHARMACOLOGY	许涛，陈默曦	江伟
2012	上海市第六人民医院	ACTA ANAESTHESIOLOGICA SCANDINAVICA	李颖川，奚才华	周明
2012	上海市第六人民医院	ACTA ANAESTHESIOLOGICA SCANDINAVICA	李颖川	周明
2012	上海市第六人民医院	ACTA PHARMACOLOGICA SINICA	江伟，杨震波	王莉
2012	上海市第六人民医院	INJURY-INTERNATIONAL JOURNAL OF THE CARE OF THE INJURED	王爱忠，马青霞	王爱忠
2012	上海市第六人民医院	ACTA BIOCHIMICA ET BIOPHYSICA SINICA	王学敏	江伟
2012	上海市第六人民医院	JOURNAL OF TRAUMA AND ACUTE CARE SURGERY	江伟，赵达强	王爱忠
2012	上海交通大学医学院附属瑞金医院	Crit Care Med.	Zhuang L，Yang T	Ma D
2012	上海交通大学医学院附属瑞金医院	Int Immunopharmacol.	Peng Z	Yu B
2012	上海交通大学医学院附属瑞金医院	Neuroscience	Wang WY	Yu BW

续表

年份	医院	刊物	第一作者	通讯作者
2012	上海交通大学医学院附属瑞金医院	Neurol Res.	Gu W	Yu B
2012	上海交通大学医学院附属第九人民医院	J Neurochem	姜虹	李启芳
2012	上海交通大学医学院附属第九人民医院	Acta Pharmacol Sin	姜虹	李启芳
2012	上海交通大学医学院附属第九人民医院	Brain Res	李启芳	姜虹
2012	上海交通大学医学院附属第九人民医院	Eur J Anaesthesiol	陆艺	姜虹
2012	上海长征医院	Injury	He XY	Shi XY
2012	上海长征医院	Anesthesiology	Cao JP，He XY	Shi XY
2011	上海儿童医学中心	Acta Anaesthesiol Scand	Lin L	Zhang MZ
2011	上海长海医院	Med Sci Monit	薄禄龙	邓小明
2011	上海长海医院	Crit Care	张燕	邓小明
2011	上海长海医院	Crit Care	薄禄龙	邓小明
2011	上海长海医院	Shock	许平波	邓小明
2011	上海长海医院	Clin Exp Pharmacol Physiol	刘毅	邓小明
2011	上海长海医院	J Surg Res	王飞	邓小明
2011	上海长海医院	Chest	王飞	邓小明
2011	上海长海医院	World J Gastroenterol	薄禄龙	邓小明
2011	上海长海医院	Med Sci Monit	许涛	朱文忠
2011	上海长海医院	Brain Res	ZhiMin Kang	刘毅
2011	复旦大学附属儿科医院	Anaesthesia	庄培钧	王炫
2011	复旦大学附属华山医院	J Anesth	Zhiyong He	Jun Zhang
2011	复旦大学附属华山医院	Front Biosci	Hailian Wang	Yanqin Gao
2011	复旦大学附属华山医院	Front Biosci	Qiong Yu	Yanqin Gao
2011	复旦大学附属华山医院	Antioxid Redox Signal	Peiying Li, Xiaoming Hu	Jun Chen
2011	复旦大学附属华山医院	Front Biosci	Zhang WT	Yanqin Gao
2011	复旦大学附属华山医院	J Cardiothorac Vasc Anesth	Jun Zhang	Jun Zhang
2011	复旦大学附属华山医院	Med Hypotheses	Jun Zhang	Jun Zhang
2011	复旦大学附属中山医院	Proteins & Cells	方琰	方琰
2011	复旦大学附属中山医院	J Neurosurg Anesthesiol	梁超	薛张纲
2011	复旦大学附属中山医院	Acta Anaesthesiol Scand	梁超	薛张纲

年份	医院	刊物	第一作者	通讯作者
2011	复旦大学附属中山医院	circulation journal	黄海琼	姜桢
2011	复旦大学附属中山医院	J Neurosurg Anesthesiol	梁超	薛张纲
2011	复旦大学附属中山医院	Mol Cell Biochem	梁超	薛张纲
2011	复旦大学附属中山医院	Acta Anaesthesiol Scand	梁超	薛张纲
2011	复旦大学附属中山医院	Oncol Rep	王志明, 崔越宏	刘天舒
2011	复旦大学附属中山医院	Cell Biochemistry and Biophysics	孙少潇	缪长虹
2011	复旦大学附属眼耳鼻喉科医院	LARYNGOSCOPE	谭放	陈莲华
2011	复旦大学附属眼耳鼻喉科医院	Pediatric Anesthesia	张旭	李文献
2011	复旦大学附属妇产科医院	Int J Obstet Anesth	詹琼慧	黄绍强
2011	上海交通大学医学院附属仁济医院	World J Gastroenterol.	Lv X and Song JG	Wang XR
2011	上海交通大学医学院附属仁济医院	PLoS One.	Diansan Su and Yanxing Zhao	Wang X
2011	上海交通大学医学院附属仁济医院	Anesth Analg.	Tian J	Wang X
2011	上海交通大学医学院附属仁济医院	Eur J Pharmacol.	Shuyan Wang and Yale Duan	Wang X and Zheng Zhao
2011	上海交通大学医学院附属仁济医院	Acta Anaesthesiol Scand.	D. SU and Y. ZHAO	Wang X
2011	上海东方肝胆外科医院	J Cancer Res Clin Oncol	杨田	俞卫锋, 杨立群
2011	上海东方肝胆外科医院	J Anesth	李志	俞卫锋
2011	上海东方肝胆外科医院	Anesth Analg	宋金超	俞卫锋
2011	上海东方肝胆外科医院	Anaesth Intensive Care	李志	俞卫锋
2011	上海东方肝胆外科医院	Anesthesiology	杨立群	俞卫锋
2011	上海东方肝胆外科医院	BMC Gastroenterol	吕欣	吴飞翔
2011	上海东方肝胆外科医院	BMC Gastroenterol	任红梅	俞卫锋
2011	上海东方肝胆外科医院	Brain Res	何焱	俞卫锋
2011	上海东方肝胆外科医院	Brain Res	黄章翔	陆智杰
2011	上海东方肝胆外科医院	Eur J Trauma Emerg Surg	王振猛	俞卫锋
2011	上海东方肝胆外科医院	Int J Med Sci	吕欣	俞卫锋
2011	上海东方肝胆外科医院	Med Hypotheses	王振猛	俞卫锋
2011	上海东方肝胆外科医院	PLoS One	陶坤明	俞卫锋
2011	上海东方肝胆外科医院	World J Surg	杨田	俞卫锋

续表

年份	医院	刊物	第一作者	通讯作者
2011	上海市第六人民医院	NEUROSCIENCE	张昕，汪静	杜冬萍
2011	上海市第六人民医院	NEUROIMMUNOMODULATION	吴军珍，徐永明	杜冬萍
2011	上海市第六人民医院	NEUROREPORT	王华	江伟
2011	上海交通大学医学院附属瑞金医院	Neurosci Lett.	Zhang F	Yu B
2011	上海交通大学医学院附属瑞金医院	J Mol Neurosci.	Liu J	Yu B
2011	上海交通大学医学院附属第九人民医院	Anaesthesia	陆艺	姜虹
2010	上海长征医院	Spinal Cord.	H Yuan，S Xu	X Shi
2010	上海长征医院	Neurochem Res.	Chengwen Chen	Hongbin Yuan, Xuejun Sun
2010	上海长征医院	J Neurosci Res.	Hongbin Yuan	Xueyin Shi
2010	上海长海医院	Crit Care	张燕	邓小明
2010	上海长海医院	Acta Pharmacol Sin	徐波	邓小明
2010	上海长海医院	Eur J Pharmacol	杨涛	邓小明
2010	上海长海医院	Brain Res	廖兴志	熊源长
2010	上海长海医院	Medical Science Monitor	王嘉锋	朱科明
2010	上海长海医院	Anaesthesia	王嘉锋	朱科明
2010	上海长海医院	Biochemical and Biophysical Research Communications	王嘉锋	朱科明
2010	上海长海医院	Arch Med Sci	马宇	朱文忠
2010	上海长海医院	Blood Pressure	马宇	朱文忠
2010	复旦大学附属儿科医院	Anaesthesia and Intensive Care	王炫	郑珊
2010	复旦大学附属华山医院	J Neurosurg Anesthesiol	Huiqiao	Jun Zhang
2010	复旦大学附属华山医院	Front Biosci	Hong Shi	Yanqin Gao
2010	复旦大学附属华山医院	Stroke	Weimin Liang	Jun Chen
2010	复旦大学附属华山医院	Front Biosci	Qiong Yu	Weimin Liang
2010	上海市同济医院	Anesthesia & Analgesia	刘健慧	张晓庆
2010	复旦大学附属中山医院	transplantation proceedings	曾真	姜桢
2010	复旦大学附属中山医院	Biomedicine & Pharmacotherapy	张鹏	孙爱军
2010	复旦大学附属眼耳鼻喉科医院	Pediatric Anesthesia	陈佳瑶	李文献
2010	复旦大学附属眼耳鼻喉科医院	Acta Anaesthesiol Scand	陈佳瑶	李文献

续表

年份	医院	刊物	第一作者	通讯作者
2010	复旦大学附属眼耳鼻喉科医院	Otorhinolaryngology	李绍清	陈莲华
2010	复旦大学附属眼耳鼻喉科医院	Pediatric Anesthesia	李绍清	陈莲华
2010	奉贤区中心医院	Anesth Analg	Hao Weng	Dai-Sun Liu
2010	上海交通大学医学院附属仁济医院	Neurol Sci.	Su Diansan, Zhang Shifen	Wang Xiangrui
2010	上海交通大学医学院附属仁济医院	Anesth Analg.	Diansan Su and Yang Gu	Xiangrui Wang
2010	上海交通大学医学院附属仁济医院	Int J Clin Pharmacol Ther.	Xiao J	X.-R. Wang
2010	上海东方肝胆外科医院	Anesth Analg	李志	俞卫锋
2010	上海东方肝胆外科医院	Anesth Analg	宋金超	俞卫锋
2010	上海东方肝胆外科医院	Acta Anaesthesiol Scand	杨立群	俞卫锋
2010	上海东方肝胆外科医院	BMC Cancer	缪雪蓉	俞卫锋
2010	上海东方肝胆外科医院	Int J Med Sci	吴飞翔	俞卫锋
2010	上海东方肝胆外科医院	J Trauma	李志	俞卫锋
2010	上海东方肝胆外科医院	Med Hypotheses	陶坤明	俞卫锋
2010	上海东方肝胆外科医院	Neuroreport	陆智杰	俞卫锋
2010	上海市第六人民医院	BRITISH JOURNAL OF ANAESTHESIA	王莉,吴滨	江伟,王莉
2010	上海市第六人民医院	REGIONAL ANESTHESIA AND PAIN MEDICINE	王爱忠	王爱忠
2010	上海市第六人民医院	CARDIOVASCULAR THERAPEUTICS	曾真,李颖川	曾真
2010	上海市第六人民医院	MEDICAL SCIENCE MONITOR	张俊峰	张晓丽
2010	上海市第六人民医院	EUROPEAN JOURNAL OF ANAESTHESIOLOGY	王莉	王莉
2010	上海市第六人民医院	TRANSPLANTATION PROCEEDINGS	曾真（署名外院）	外院
2010	奉贤区中心医院	Anesth Analg	Hao Weng	Dai-Sun Liu
2010	上海交通大学医学院附属瑞金医院	Anesth Analg.	Xue Q	Zheng M
2010	上海交通大学医学院附属瑞金医院	Int Immunopharmacol.	Feng X	Yu B
2010	上海交通大学医学院附属瑞金医院	Cell Mol Neurobiol.	Zhang X	Yu B

续表

年份	医院	刊物	第一作者	通讯作者
2010	上海交通大学医学院附属瑞金医院	Neurobiology of Learning and Memory	Liu XS	Yu BW
2010	上海交通大学医学院附属瑞金医院	Clinical Applied Thrombosis Hemostasis.	Shan-liang JIN	Bu-wei YU
2010	上海交通大学医学院附属瑞金医院	Surg Laparosc Endosc Percutan Tech.	Zhu Q	Yu B
2010	上海交通大学医学院附属瑞金医院	Neurosci Biobehav Rev.	Huang D	Yu B
2010	上海交通大学医学院附属瑞金医院	Neuropathology.	Gu W	Yu B
2010	上海交通大学医学院附属第九人民医院	Acta Biochim Biophys Sin	姜虹	李启芳
2010	上海交通大学医学院附属第九人民医院	Eur J Anaesthesiol	孙宇	姜虹
2010	上海交通大学医学院附属第九人民医院	Am J Physiol Lung Cell Mol Physiol	姜虹	李启芳
2010	上海交通大学医学院附属第九人民医院	Pediatr Anesth	刘锦星	姜虹
2010	上海交通大学医学院附属第九人民医院	Injury-Int J Care In	耿桂启	朱也森
2009	上海长海医院	Clin Exp Pharmacol Physiol	许华	邓小明
2009	上海长海医院	Brain Res	张伟时	邓小明
2009	上海长海医院	Brain Res	毛燕飞	熊源长
2009	上海长海医院	Eur J Pharmacol	毛燕飞	熊源长
2009	复旦大学附属儿科医院	Anaesthesia	贺琳	贺琳
2009	上海长征医院	Free Radic Res.	Xingfeng Zheng	Xuejun Sun，Hongbin Yuan
2009	复旦大学附属华山医院	J Clin Anesth	Peiying Li	Weimin Liang
2009	复旦大学附属华山医院	Br J Anaesth	Peiying Li	Weimin Liang
2009	复旦大学附属中山医院	Asian Journal of Andrology	冒海蕾	陈德桂
2009	复旦大学附属中山医院	Journal of Proteome Research	冒海蕾	冒海蕾，邓小明
2009	复旦大学附属中山医院	Am J Clin Pathol	居旻杰	汤钊猷
2009	复旦大学附属中山医院	J Gastroenterol	居旻杰	汤钊猷
2009	复旦大学附属中山医院	Cancer Science	居旻杰	汤钊猷
2009	复旦大学附属眼耳鼻喉科医院	ANESTHESIA & ANALGESIA	陈莲华	张天宇

续表

年份	医院	刊物	第一作者	通讯作者
2009	T 复旦大学附属眼耳鼻喉科医院	Chinese Medical Journal	蔡一榕	陈莲华
2009	上海交通大学医学院附属仁济医院	Eur J Pain.	Jie Tian and Yiwen Gu	Xiangrui Wang
2009	上海交通大学医学院附属仁济医院	Brain Res.	Sun Ke and Su Dian-san	Xiang-rui W
2009	上海交通大学医学院附属仁济医院	Cancer Sci.	Xiang-Rui Wang and Zeng-Qiang Qu	Ping He
2009	上海东方肝胆外科医院	Curr Drug Deliv	宋金超	俞卫锋
2009	上海东方肝胆外科医院	Acta Anaesthesiol Scand	宋金超	俞卫锋
2009	上海东方肝胆外科医院	Anesthesiology	宋建钢	俞卫锋
2009	上海东方肝胆外科医院	Histochem Cell Biol	徐学武	俞卫锋
2009	上海市第六人民医院	NEUROSCIENCE LETTERS	刘金变	江伟
2009	上海市第六人民医院	ACTA BIOCHIMICA ET BIOPHYSICA SINICA	梁梦凡,王学敏	江伟
2009	上海市第六人民医院	JOURNAL OF CLINICAL ANESTHESIA	王爱忠	王爱忠
2009	上海交通大学医学院附属瑞金医院	J Laparoendosc Adv Surg Tech A.	Zhu Q	Li J
2009	上海交通大学医学院附属瑞金医院	Biochem Biophys Res Commun.	Lu H	Yu B
2009	上海交通大学医学院附属瑞金医院	Eur J Pharmacol.	Feng X	Yu B, Xu J
2009	上海交通大学医学院附属第九人民医院	Eur J Anaesthesiol	孙宇	姜虹
2009	上海交通大学医学院附属第九人民医院	Anesth Analg	李启芳	姜虹
2009	上海交通大学医学院附属第九人民医院	Acta Pharmacol Sin	李启芳	姜虹
2009	上海交通大学医学院附属第九人民医院	J Recept Signal Transduct Res	何征宇	姜虹
2009	上海交通大学医学院附属第九人民医院	Resp Res	何征宇	姜虹
2009	上海交通大学医学院附属第九人民医院	Eur J Anaesthesiol	姜虹	姜虹
2009	上海交通大学医学院附属第九人民医院	Pediatr Anesth	刘锦星	姜虹

续表

年份	医院	刊物	第一作者	通讯作者
2009	上海交通大学医学院附属第九人民医院	Pediatr Anesth	孙宇	姜虹
2008	复旦大学附属儿科医院	World Journal of Pediatrics	王炫	王炫
2008	复旦大学附属儿科医院	Pediatric Anesthesia	邓萌	邓萌
2008	复旦大学附属中山医院	neuroscience letters	张晓光	薛张纲, 孙安阳
2008	上海交通大学医学院附属仁济医院	Neurosci Lett.	Yi-Wen Gu and Dian-San Su	Xiang-Rui Wang
2008	上海市第六人民医院	BRAIN RESEARCH	马柯, 周全红	江伟
2008	上海市第六人民医院	JOURNAL OF TRAUMA-INJURY INFECTION AND CRITICAL CARE	王爱忠	江伟
2008	上海市第六人民医院	JOURNAL OF NEUROSURGICAL ANESTHESIOLOGY	王莉	王莉
2008	上海市第六人民医院	NEUROSCIENCE LETTERS	许涛	江伟
2008	上海市第六人民医院	INTERNATIONAL JOURNAL OF CLINICAL PRACTICE	马柯	杜冬萍
2008	奉贤区中心医院	Anesth Analg	David T	Jin Liu.
2008	上海交通大学医学院附属瑞金医院	Anesthesiology.	Luo Y	Yu B
2008	上海交通大学医学院附属瑞金医院	Anesthesiology	Ren Y	Bu-Wei Yu
2008	上海交通大学医学院附属瑞金医院	Anaesthesia Intensive Care	Y Ren	B. W. Yu
2008	上海交通大学医学院附属瑞金医院	Med Hypotheses	Huang D	Yu B
2008	上海交通大学医学院附属第九人民医院	Acta Biochim Biophys Sin	李启芳	姜虹
2008	上海交通大学医学院附属第九人民医院	Brain Res	李启芳	姜虹
2007	奉贤区中心医院	Journal of Cardiothoracic and Vascular Anesthesia	Hao Weng	Jin Liu.
2007	上海交通大学医学院附属仁济医院	Eur J Anaesthesiol	Zhang MZ	Zhang MZ
2007	复旦大学附属中山医院	Acta Chimica Sinica	冒海蕾	邓小明, 林东海
2007	上海交通大学医学院附属仁济医院	Med Hypotheses.	Ning QM	Wang XR
2007	上海交通大学医学院附属仁济医院	Respiration.	Ning QM	Wang XR.

年份	医院	刊物	第一作者	通讯作者
2007	上海交通大学医学院附属仁济医院	Neurosci Lett.	Su DS	Wang Xiang-rui
2007	上海交通大学医学院附属仁济医院	Eur J Anaesthesiol.	Zhang MZ	Zhang MZ
2007	上海交通大学医学院附属仁济医院	Respirology.	Ning Q	Wang X
2007	上海市第六人民医院	NEUROSCIENCE LETTERS	许涛	江伟
2007	上海交通大学医学院附属瑞金医院	Anesthesiology	Lu Z	Yu B
2006	复旦大学附属中山医院	Clinical Biochemistry	冒海蕾	王惠民
2006	上海交通大学医学院附属仁济医院	Cell Res.	Qi Fang LI	Xiang Rui Wang
2006	上海交通大学医学院附属仁济医院	CAN J ANESTH.	Su Dian-San	Wang Xiang-Rui
2006	上海交通大学医学院附属仁济医院	Anesthesiology.	Li QF	Xiang Rui Wang
2006	上海交通大学医学院附属仁济医院	Anesth Analg.	Ting-Jie Zhang	Yan-Nan Hang
2006	上海交通大学医学院附属瑞金医院	Anesth Analg.	Lu Z	Yu B
2005	上海交通大学医学院附属仁济医院	Acta Anaesthesiol Scand.	D. S. SU	D. S. SU
2005	上海交通大学医学院附属仁济医院	Critical Care.	Xiang-rui Wang	Xiang-rui Wang
2005	上海东方肝胆外科医院	World J Gastroenterol	李泉	俞卫锋
2005	上海东方肝胆外科医院	Anesthesiology	宋金超	俞卫锋
2005	上海市属第六人民医院	PANCREAS	王学敏	王学敏
2005	上海交通大学医学院附属瑞金医院	Neurosci Lett.	Zhao X	Xu J.
2004	上海交通大学医学院附属瑞金医院	Anesthesiology.	Lu Z	Yu B
2004	上海交通大学医学院附属瑞金医院	Acta Pharmacologica Sinica.	Xue QS	Chen HZ
2003	上海交通大学医学院附属仁济医院	Acupunct Electrother Res.	Wang XR	Wang XR
2003	上海东方肝胆外科医院	World J Gastroenterol.	杨立群	俞卫锋
2002	上海交通大学医学院附属瑞金医院	Chin Med J（Engl）.	Xu H	Yu B

附录三　各医院奖励汇总

年份	医院	课题名称	完成人	奖励名称	等级
2016	上海长征医院	颈动脉内膜斑块切除术的麻醉优化策略	李永华	军队科技进步奖	三等奖
2016	上海交通大学医学院附属第九人民医院	头颈颌面部手术麻醉策略与围术期脏器保护的研究和应用	姜虹等	上海市科技进步奖	一等奖
2015	上海长征医院	TLR4 依赖的 CX3CR1 内吞触发脓毒症免疫抑制的机制研究	邹最	上海市青年科技启明星	上海市
2015	上海长征医院	冷休克蛋白对巨噬细胞凋亡的影响及机制	何星颖	上海市浦江人才	上海市
2015	上海市同济医院	新型神经阻滞针及其引导的术后镇痛技术	余斌等	上海医学科技奖	三等奖
2014	上海长征医院	麻醉期重要脏器保护的理论、临床策略和风险评价体系的建立和应用	石学银、袁红斌、徐海涛等	2014年上海市科技进步奖	二等奖
2014	上海长征医院	麻醉期重要脏器保护的理论、临床策略和风险评价体系的建立和应用	石学银，袁红斌，徐海涛等	教育部医疗成果奖	二等奖
2014	上海长海医院	全身麻醉术后恢复期安全质量提升的相关因素	王嘉锋	军队医疗成果	三等奖
2014	上海市同济医院	新型内窥镜鼻面罩	余斌等	上海市优秀发明选拔赛职工技术创新成果	银奖
2013	上海长征医院	CD1d 调控 TLR 及 RIG-I 触发的天然免疫应答效应及机制研究	李盈科	上海市青年科技启明星	上海市
2013	上海市同济医院	应用阻力变化定位的神经阻滞留置导管针及测压显示装置	余斌等	上海优秀发明选拔赛职工技术创新成果	银奖
2013	上海市同济医院	新型内镜鼻罩	余斌等	上海市医务工会医务职工科技创新星光计划	二等奖
2013	上海交通大学医学院附属瑞金医院	精确麻醉管理在术后认知功能障碍防治中的应用及机制研究	于布为	上海医学科技奖	二等奖
2011	上海市同济医院	周围神经阻滞留置导管针	余斌等	上海市优秀发明选拔赛优秀发明	铜奖
2010	上海长海医院	气道管理新技术在围术期困难气道处理中的应用	邓小明	军队医疗成果	二等奖
2009	上海长海医院	吸入麻醉药行控制性低血压在复杂脊柱手术中的应用	邓小明	军队医疗成果	二等奖
2008	上海交通大学医学院附属仁济医院	低氧耐受及呼吸道压力生物学效应与术后肺部并发症的关系	王祥瑞等	第7届上海市医学科技奖	三等奖
2007	上海长征医院	平战时脊髓损伤后心血管功能可塑性的研究	邹最	中国人民解放军总后勤部	二等奖

续表

年份	医院	课题名称	完成人	奖励名称	等级
2007	上海长海医院	连续血液净化用于危重病人的救治	朱科明	军队医疗成果	三等奖
2007	上海交通大学医学院附属仁济医院	手术病人循环功能调控新策路	王祥瑞等	上海市科技进步奖	三等奖
2006	上海交通大学医学院附属仁济医院	针麻心脏手术心肺保护作用及机制研究	王祥瑞等	首届中国针灸学会科学技术奖	二等奖
2006	东方肝胆外科医院	疾患围术期血液内环境紊乱机制	俞卫锋等	军队科技进步奖	三等奖
2006	上海交通大学医学院附属第九人民医院	围术期困难气道的研究	朱也森,姜虹等	中华医学奖	三等奖
2006	上海交通大学医学院附属第九人民医院	围术期困难气道的研究	朱也森,姜虹等	上海市科技进步奖	二等奖
2005	上海交通大学医学院附属仁济医院	复合针刺技术对围手术期缺血心肌保护作用及其机制研究	王祥瑞等	第4届上海市医学科技奖	三等奖
2005	上海交通大学医学院附属第九人民医院	围术期困难气道的研究	朱也森,姜虹等	上海医学奖	三等奖
2004	上海长征医院	阿片类药物外周镇痛机理及应用	袁红斌	总后勤部军队医疗成果奖	三等奖
2004	上海交通大学医学院附属仁济医院	老年病人麻醉药的药代学和药效学研究	杭燕南等	第3届上海市医学科技奖	三等奖
2004	东方肝胆外科医院	吸入麻醉的研究	刘进,俞卫锋,张辑,周建新,曹云飞,张文胜,王振彬,朱涛,刘明政,陆智杰	国家科学技术进步奖	二等奖
2002	东方肝胆外科医院	吸入麻醉药肝毒性机理研究	俞卫锋,陆智杰,郑唯强,王景阳,刘树孝,缪明永,冯伟华	军队科学技术进步奖	二等奖
2001	上海交通大学医学院附属仁济医院	围术期急性呼吸衰竭的防治	杭燕南等	上海市科技进步奖	三等奖
2001	上海交通大学医学院附属仁济医院	针刺麻醉听神经瘤的规范化研究	王祥瑞等	教育部科技成果奖	三等奖
1999	上海长海医院	异丙酚保护缺血再灌注心肌和胃肠蠕动功能的实验研究	朱科明	军队科技进步奖	三等奖
1999	上海交通大学医学院附属仁济医院	心脏病人麻醉	杭燕南等	上海第二医科大学医疗成果奖	成果奖
1998	上海长海医院	成人纤维支气管镜和导引管用于小儿困难气管插管	朱科明	军队医疗成果	三等奖
1998	上海交通大学医学院附属仁济医院	针刺与硬膜外复合麻醉用于胆囊切除术与单纯连硬麻醉比较研究	孙大金等	上海市卫生局中医药科技进步奖	三等奖
1997	上海长海医院	二氧化碳气腹对循环、呼吸和中枢的影响的临床研究	朱科明	军队医疗成果	三等奖
1976	上海交通大学医学院附属仁济医院	血液稀释和电解质平衡液代血浆临床应用	孙大金等	上海市重大科技成果	三等奖

附录四　各医院专利汇总

年份	医院	名称	发明人	类型
2017	复旦大学附属眼耳鼻喉科医院	气管插管用管芯以及气管插管系统	李杰，李文献	实用新型
2017	上海市浦东医院	一种口咽通气道	胡宝吉，赵晓红，段宏伟	发明专利
2016	复旦大学附属眼耳鼻喉科医院	出血计量器	李文献，李杰	实用新型
2016	复旦大学附属眼耳鼻喉科医院	一种纤维支气管镜训练箱	汪鼎鼎，李文献，李卫星，李杰	实用新型
2016	复旦大学附属眼耳鼻喉科医院	三管喉罩	李卫星，谭放，李文献	实用新型
2016	上海儿童医学院中心	一次性使用硬质软垫儿童麻醉护牙套	陈怡绮，张侃，李波，陈华林，金立红，张马忠	实用新型
2016	上海儿童医学院中心	一种具有前端照明功能的气管导管专用导芯装置	孙彦俊，孙琦，朱丽敏，白洁，张马忠，刘锦纷	实用新型
2016	上海长征医院	一种输注泵的多速调节装置	梁宵，周苗，邹最，王冶，蓝云娇	实用新型
2016	上海市同济医院	一种多媒体宣教的系统及方法	庞启颖	发明专利
2016	上海市同济医院	一种多媒体宣教的机器人	庞启颖	实用新型
2016	上海中医药大学附属曙光医院	气管支气管导管，CN204484993U	袁岚	实用新型
2016	上海中医药大学附属曙光医院	一种超声穿刺引导装置，ZL 201620514869.2	王剑	实用新型
2016	上海市浦东医院	一种带有过滤功能的三通阀以及静脉注射组合装置	张南南，胡宝吉，段宏伟，郭晓翠	实用新型
2015	复旦大学附属中山医院	一种气管插管引导的可视装置	葛峰	实用新型
2015	复旦大学附属眼耳鼻喉科医院	一种带测压装置的深静脉穿刺针	李杰	实用新型
2015	中国福利会国际和平妇幼保健院	带三通的输液器	马瑞	实用新型
2015	上海长海医院	声门保护型气管导管（201520193812.2）	薄禄龙	实用新型
2015	上海长征医院	动脉留置血气分析针	李永华	实用新型
2015	上海长征医院	抽拉式无痛胃肠镜肘臂固定架	李永华，袁红斌	实用新型
2015	上海长征医院	无痛肠镜麻醉专用检查床	李永华，袁红斌	实用新型
2015	上海长征医院	电子痛觉测定笔	顾小飞，邹最，夏建华，石学银	发明专利

续表

年份	医院	名称	发明人	类型
2015	上海长征医院	测痛装置	吴量,石学银,徐丰瀛,邹最,马宇尘,周苗,刘珍秀,梁宵	发明专利
2015	上海长征医院	一种通过内穿钢针输液的新型留置针	蓝云娇,王冶,邹最,梁宵,周苗	实用新型
2015	上海长征医院	一种输液变速器	周苗,徐丰瀛,邹最,蓝云娇,王冶,房尚萍,梁宵	实用新型
2015	上海长征医院	气管导管位置判断器	徐丰瀛,邹最,王冶,黄荧,陈原丽	实用新型
2015	上海长征医院	一种新型胃管固定器	蓝云娇,王冶,邹最,梁宵,徐丰瀛,周苗	实用新型
2015	上海市第一妇婴保健院	疼痛评估装置	刘志强,徐振东,赵青松	实用新型
2015	上海市第一妇婴保健院	宫缩自评估装置	刘志强,徐振东,赵青松	实用新型
2015	上海中医药大学附属曙光医院	多方位供氧的吸氧鼻导管,CN204484975U	袁岚	实用新型
2015	上海中医药大学附属曙光医院	一种能控制导引钢丝方向的穿刺针,CN20-4484253U	袁岚	实用新型
2015	上海市浦东医院	新型气导 - 光电引导气管插管装置	段宏伟,胡宝吉,易靓,吴一鸣,宋颖,赵晓红,张艳	实用新型
2015	上海市浦东医院	输液器	胡宝吉,段宏伟,张艳	实用新型
2015	上海市浦东医院	一种口咽通气道	胡宝吉,赵晓红,段宏伟	实用新型
2015	上海交通大学医学院附属同仁医院	骨科牵引床用脚套	张键	实用新型
2015	同济大学附属杨浦医院	桡动脉穿刺练习模型	嵇承栋	实用新型
2015	上海交通大学医学院附属仁济医院	锁骨下静脉置管术中导引钢丝定位导向装置	皋源,邢顺鹏等	发明专利
2015	东方肝胆外科医院	一种干扰 TLR4 受体的小 RNA 及其应用	俞卫锋	发明专利
2015	东方肝胆外科医院	可基因整合的重组腺相关病毒载体的构建方法	俞卫锋	发明专利
2014	复旦大学附属眼耳鼻喉科医院	一种经胸腔通气的呼吸机	李杰	实用新型
2014	复旦大学附属中山医院	一种带内导流槽的新型气管导管	钟鸣,诸杜明,黄俊峰,何义舟	实用新型
2014	复旦大学附属华山医院	七氟烷在制备促进神经再生药物中的用途	余琼,李丽,梁伟民,赛音贺西格	发明专利
2014	复旦大学附属华山医院	一种可监测呼气末二氧化碳分压的双孔鼻导管吸氧装置	高蕾,徐振东,杨旅军	实用新型

年份	医院	名称	发明人	类型
2014	复旦大学附属华山医院	一种提供可视操作的经食道心脏超声检查探头	许迎华，张音佳，陈悦，杨旅军	实用新型
2014	上海长海医院	早期预测术后认知功能障碍的 MicroRNA-572 试剂盒及检测方法	余喜亚	发明专利
2014	上海长征医院	一种新型结构和功能的动、静脉穿刺针	石学银，邹最	发明专利
2014	上海长征医院	动脉定位器	邹最，石学银	发明专利
2014	上海长征医院	可持续判断内穿刺针及外套管尖端位置的穿刺针套件	邹最，顾小飞，石学银	发明专利
2014	上海长征医院	一种指扣型麻醉面罩	顾小飞，邹最，石学银	发明专利
2014	上海市同济医院	利于超声引导的神经阻滞装置	余斌等	实用新型
2014	上海市东方医院	气管导管口内固定器	刘圣，孙继雄，陆慧红	实用新型
2014	上海中医药大学附属曙光医院	解剖型视频咽喉镜，CN204049605U	傅国强	实用新型
2014	上海交通大学医学院附属第九人民医院	治疗慢性疼痛的药物组合及其应用	李启芳，康华，姜虹	发明专利
2014	上海交通大学医学院附属第九人民医院	寻针器	沈龙	实用新型
2013	上海长海医院	双腔通气型内镜外套管（201320173120.2）	熊源长	实用新型
2013	上海长海医院	一次性鼻导管气管导管接头（201320173692.0）	熊源长	实用新型
2013	上海长海医院	透皮照射逆行光引导气管插管的装置（201010187397.1）	杨涛	发明专利
2013	上海长海医院	内镜用套管型口咽通气道（201320173649.4）	王嘉锋	实用新型
2013	上海长海医院	防返流弹簧型内镜外套管（201320173655.X）	王嘉锋	实用新型
2013	上海长海医院	内镜型口咽通气道（201320173675.7）	杨宇光	实用新型
2013	上海长征医院	生理盐水瓶铝盖易拉结构	袁红斌	实用新型
2013	第二军医大学长征医院	医用血管留置针	邹最，贺永琴，石学银，夏建华	发明专利
2013	第二军医大学长征医院	一种具有医用回血观察功能的穿刺结构组件	邹最，马宇尘	发明专利
2013	第二军医大学长征医院	桡动脉穿刺专用手型固定架	傅海龙等	实用新型
2013	上海市第一妇婴保健院	一种硬膜外腔脉冲给药式分娩镇痛泵使用方法	刘志强	发明专利
2013	上海市长宁区中心医院	手术用约束带	戴健如	实用新型
2013	上海交通大学医学院附属第九人民医院	疼痛治疗松解针	姜虹	实用新型
2013	上海交通大学医学院附属第九人民医院	软组织疼痛松解针	李启芳	实用新型
2012	复旦大学附属中山医院	一种新型通气面罩中央面板	钟鸣，诸杜明，何义舟，黄俊峰	发明专利

续表

年份	医院	名称	发明人	类型
2012	复旦大学附属华山医院	丙酮酸乙酯在制备药物中的用途	施宏，梁伟民	发明专利
2012	上海长海医院	一种综合性麻醉急救箱（202198751U）	侯炯	发明专利
2012	上海长海医院	一种食管气管联合导管（ZL201120228032.9）	杨涛	发明专利
2012	上海长海医院	外套式吸痰装置（ZL201120228033.3）	杨涛	发明专利
2012	上海长海医院	一种呼吸监测装置（L20112 228026.3）	杨涛	发明专利
2012	上海市同济医院	一种具有阻力测量装置的神经阻滞留置导管针	余斌等	发明专利
2012	上海市同济医院	一种新型内镜鼻罩	余斌等	发明专利
2012	上海市同济医院	一种利于超声引导的神经阻滞装置	余斌等	发明专利
2012	上海市同济医院	一种防打折神经阻滞留置导管针	余斌等	发明专利
2012	上海市同济医院	具有阻力测量装置的神经阻滞留置导管针	余斌等	发明专利
2012	上海市同济医院	新型内镜鼻罩	余斌等	发明专利
2012	上海中医药大学附属曙光医院	尾翼弯针，CN202776492U	傅国强	实用新型
2012	东方肝胆外科医院	一种人鼠同源性 NMDA 受体 NR2B 的小 RNA 及其应用	俞卫锋，吴飞翔	发明专利
2011	上海长海医院	一种用于胃镜操作的喉罩（ZL 2010 2 0209452.8）	杨涛	发明专利
2011	上海市同济医院	一种用于麻醉机的氧流量控制装置	张晓庆等	发明专利
2011	上海市同济医院	具有气压式止血功能的监护仪	张晓庆等	发明专利
2011	上海市同济医院	麻醉平面测试纸条	余斌等	发明专利
2011	上海中医药大学附属曙光医院	组合式双腔支气管导管，CN202387080U	傅国强	实用新型
2010	上海长海医院	一种鼻黏膜保护管（ZL 2009 2 0077984.8）	杨涛	发明专利
2010	上海市同济医院	一种改进的防漏气面罩	张晓庆等	发明专利
2010	上海市同济医院	一种经鼻喉罩	张晓庆等	发明专利
2010	上海市同济医院	一种应用比色法迅速定位气管导管的装置	余斌等	发明专利
2010	上海市同济医院	一种可调节卡入式输液挂兜	余斌等	发明专利
2010	上海市同济医院	可调节卡入式输液挂兜	余斌等	发明专利
2010	上海中医药大学附属曙光医院	侧壁可喷雾气管导管，CN201618280U	傅国强	实用新型
2010	上海中医药大学附属曙光医院	带弧形侧翼管的网状防移位支气管导管，CN201618281U	傅国强	实用新型
2010	上海中医药大学附属曙光医院	支气管导管用导芯，CN201791212U	傅国强	实用新型

续表

年份	医院	名称	发明人	类型
2009	复旦大学附属中山医院	一种可调节模拟肺	罗哲，徐梁，薛张纲，林志品	发明专利
2009	复旦大学附属中山医院	一种可视气管插管导引装置	葛峰，徐梁，薛张纲，林志品	发明专利
2009	复旦大学附属眼耳鼻喉科医院	一种新型气管插管发光管芯	李文献，李卫星	发明专利
2009	上海市同济医院	改良型周围神经阻滞留置套管针	余斌等	发明专利
2009	上海市同济医院	逆行气管插管引导管	张晓庆等	发明专利
2009	上海市同济医院	口面部支撑装置	张晓庆等	发明专利
2009	上海市同济医院	一种防漏气面罩	张晓庆等	发明专利
2009	上海中医药大学附属曙光医院	网状防移位支气管导管，CN201404566	傅国强	实用新型
2009	上海中医药大学附属曙光医院	医用弧形穿刺注射针，CN201404276	傅国强	实用新型
2009	上海交通大学医学院附属仁济医院	用于气管插管的引导装置	王祥瑞，郑拥军，徐欢，曹晶	实用新型
2009	东方肝胆外科医院	一种用于戒毒的生物新方法	俞卫锋	发明专利
2008	上海市同济医院	周围神经阻滞留置套管针	余斌等	发明专利
2008	上海市同济医院	示压气囊气管导管	张晓庆等	发明专利
2008	上海中医药大学附属曙光医院	可注药式气管导管，CN201223615	傅国强	实用新型
2008	上海交通大学医学院附属仁济医院	支气管内环境微型无创压力温度监测系统	王祥瑞，郑拥军	发明专利
2008	上海交通大学医学院附属仁济医院	经气道无创监测混和静脉血氧饱和度气管导管	王祥瑞，郑拥军	发明专利
2007	上海交通大学医学院附属仁济医院	电针调控人体循环生物信息伺服装置	王祥瑞，朱训生，杨华元	实用新型
2007	上海交通大学医学院附属仁济医院	针刺镇痛生物信息整合与反馈装置	王祥瑞，朱训生，杨华元	实用新型
2007	上海交通大学医学院附属仁济医院	人体疼痛生物信息多参数整合即时评估装置	王祥瑞，朱训生，杨华元	实用新型
2007	上海交通大学医学院附属仁济医院	呼吸道高压氧气喷射给药装置	王祥瑞，郑拥军，王震虹	实用新型
2006	复旦大学附属中山医院	氧化还原纳米药物量子点构成室温超导量子比特网络的方法	方琰	发明专利
2006	上海中医药大学附属曙光医院	皮下隧道导引器，CN201105079	傅国强	实用新型

续表

年份	医院	名称	发明人	类型
2006	上海交通大学医学院附属仁济医院	气管插管牙齿保护套	王祥瑞,郑拥军,周洁	实用新型
2006	上海交通大学医学院附属仁济医院	支气管内环境微型无创 pH 值监测装置	王祥瑞,郑拥军,王震虹	实用新型
2006	上海交通大学医学院附属仁济医院	经气道无创监测混合静脉血氧饱和度气管导管	王祥瑞,郑拥军	实用新型
2005	复旦大学附属中山医院	纳米药物自导向自组装量子化电导结及其制备方法	方琰	发明专利
2005	复旦大学附属中山医院	纳米药物自组装双稳态量子线阵列及其制备方法	方琰,吴荣	发明专利
1995	上海交通大学医学院附属第九人民医院	盲探插管装置	朱也森,姜虹	实用新型